U0876963

合成大麻素类物质的分析检测与质谱确证

Analysis, Detection and Mass Spectrometric Confirmation of Synthetic Cannabinoids

吕建霞 蒋力维 杨 哲 吴成豪 等编著

化学工业出版社

·北 京·

内容简介

《合成大麻素类物质的分析检测与质谱确证》一书是国内第一部关于合成大麻素类物质的分析检测技术和质谱确证的专著。全书共分为3章，第1章对合成大麻素的发展历史、现状及危害，管制情况，缩略名命名规则进行了概述；第2章介绍了合成大麻素的常用分析检测技术；第3章重点列出了常见合成大麻素的气相色谱-质谱、液相色谱-质谱的特征离子和谱图，为该领域的科技工作者提供了丰富的参考信息。

本书主要面向从事毒品检验鉴定工作的专业技术人员和公安机关禁毒工作人员，对各类高等学校、研究机构的相关研究人员和从事化学分析的广大师生也有借鉴作用。

图书在版编目（CIP）数据

合成大麻素类物质的分析检测与质谱确证 / 吕建霞等编著. -- 北京：化学工业出版社，2025. 10.

ISBN 978-7-122-48886-2

Ⅰ. R996

中国国家版本馆 CIP 数据核字第 2025SZ6449 号

责任编辑：卢萌萌　窦　臻

文字编辑：王云霞

责任校对：宋　夏

装帧设计：史利平

出版发行：化学工业出版社

(北京市东城区青年湖南街 13 号　邮政编码 100011)

印　　装：北京天宇星印刷厂

787mm×1092mm　1/16　印张 18½　字数 418 千字

2026 年 1 月北京第 1 版第 1 次印刷

购书咨询：010-64518888　　售后服务：010-64518899

网　　址：http://www. cip. com. cn

凡购买本书，如有缺损质量问题，本社销售中心负责调换。

定　　价：198. 00 元

版权所有　违者必究

《合成大麻素类物质的分析检测与质谱确证》编著者名单

主　编：吕建霞　蒋力维　杨　哲
　　　　吴成豪

编著者（按姓氏笔画排序）：
　　　　王　晨　吕建霞　李婧瑄
　　　　杨　哲　吴一荻　吴成豪
　　　　赵一哲　蒋力维　潘　腾

序

新精神活性物质，是通过化学结构修饰所得到的毒品类似物。目前全球已出现的逾千种新精神活性物质，其中半数以上为新的种类。合成大麻素是模拟大麻植物主要活性成分四氢大麻酚的化学作用而人工合成的一类化合物。合成大麻素通常能使人产生更为强烈的兴奋、致幻等效果，具有更大成瘾性，危害人类健康，影响社会稳定。合成大麻素成分复杂，分子结构高度多样化，自从第一代合成大麻素出现后，合成大麻素便在非法药物市场上迅速蔓延，已成为目前世界上涵盖物质种类最多、滥用最为严重的新精神活性物质之一。

毒品分析检测技术在防止毒品滥用中发挥了重要作用，为可疑缴获物的检验鉴定、吸毒者的认定、吸毒成瘾的认定、戒毒治疗过程的监测以及回归社会后的管控提供了科学依据。合成大麻素种类繁多、更新速度快，给其检验、鉴定带来巨大挑战。2021 年 7 月，我国正式对合成大麻素类物质实行整类列管，在禁毒执法实践中，亟须提高对各基质样品（可疑毒品缴获物、人体生物检材、城市生活污水等）中合成大麻素的检测、鉴定能力。

本书作者从合成大麻素分析检测的角度出发，组织科研团队编著了此书，内容主要包括合成大麻素概述、合成大麻素的检测、合成大麻素检测方法参数及谱图信息三大部分。本书是我国出版的第一本专门针对合成大麻素类物质的图书，也是首次将大量合成大麻素的检测分析信息以及谱图信息展现出来，供研究者学习和参考。

本书内容丰富，逻辑线条清晰。第 1 章概述了合成大麻素的发展历史、现状及危害，汇总了国内外对合成大麻素的管制情况，并介绍了合成大麻素的缩略名命名规则。第 2 章对合成大麻素的常用分析检测技术进行了介绍，包括应用于不同基质样品的前处理方法，以及常用仪器分析技术的原理及应用。根据该章内容，读者也可以对合成大麻素的检测有较为全面的了解。本书的重点在第 3 章，即检测方法参数及谱图信息。在该章中提供了合成大麻素的检测方法参数和谱图信息，可为相关合成大麻素的分析方法构建提供可靠的技术参考，以实现对多场景、多基质中的合成大麻素的高通量筛查、精准定性和定量分析。

本书作者吕建霞、蒋力维、杨哲、吴成豪等具备较丰富的合成大麻素分析鉴定的实践经验，提供的合成大麻素的检测结果与谱图是科研团队众学者集体努力、协力攻关的结果。希望能够为法庭科学、公共卫生、禁毒技术、新精神活性物质研究等相关领域的技术人员和科研人员工作提供参考。

开卷有益，希望本书的出版能够起到抛砖引玉的作用，引导大家专注业务，贡献于保护人类健康的伟大事业。

江桂斌
中国科学院院士
2025 年 5 月于北京

前言

合成大麻素（synthetic cannabinoids，SCs）是一类药理作用、生理作用与天然大麻的主要活性成分四氢大麻酚（tetrahydrocannabinol，THC）相似的新精神活性物质。该类物质主要通过与大麻受体 CB_1 和/或 CB_2 结合，从而在体内产生与四氢大麻酚相似甚至更强的生理作用、药理作用。我国政府高度重视新精神活性物质治理，强调依法加强新精神活性物质管控，既是我们提前防范和应对化解新型毒品问题带来的风险危害、保障人民群众身心健康的重要举措，也是我们参与全球毒品治理、维护世界安全稳定的重要体现。2021 年 7 月，我国正式对合成大麻素类物质实行整类列管。

作为全球第一个对合成大麻素类物质实行整类列管的国家，我国相关检测分析技术仍然存在短板和不足，亟须建立系统性的合成大麻素实验室检测技术及现场快检技术。在北京市科学技术委员会、中关村科技园区管理委员会的支持下，我单位（北京市禁毒科技中心）对合成大麻素开展系统的研究工作。在课题研究过程中，发现关于合成大麻素的研究在覆盖物质种类、适用基质等方面存在局限性，并且商业谱库中该类物质的谱图欠缺，影响该类物质检验鉴定的准确性和全面性，进而影响基层执法办案时效和警务执法效能。北京市禁毒科技中心作为一家专门为禁毒警务执法提供专业技术支持的公益事业单位，依托北京市科学技术委员会科技计划课题，分别在气相色谱-质谱联用仪、液相色谱-质谱联用仪以及高分辨质谱仪上建立了 100 多种合成大麻素的质谱库，为禁毒工作者提供重要参考信息，为国家整类列管合成大麻素提供强有力的技术支撑。

笔者基于毒品检验鉴定的一线工作经验和研究基础，阐述了合成大麻素的发展历史和缩略名命名规则，介绍了对不同样品基质的前处理方法，并且重点列出了各物质的多仪器谱图。本书第 1 章由吕建霞、杨哲和潘腾撰写；第 2 章由吴成豪、赵一哲和吴一荻撰写；第 3 章由蒋力维、杨哲、吴成豪、王晨和李婧瑄撰写。全书最后由吕建霞统稿并定稿。

本书撰写得到了江桂斌院士、王亚韡研究员、蔡亚岐研究员、花镇东研究员、陈捷研究员、徐鹏研究员、郑珲研究员和其他同仁的大力支持和帮助，也得到了北京市科技计划课题“人体及环境中合成大麻素的快速分析及溯源”（Z221100005222006）的资助。对此，谨表示最衷心的感谢。

最后，我还要感谢我的同事及其相关家属的支持和理解，大家在极度繁忙的情况下牺牲很多休息时间完成了有关章节的写作。

限于编著时间及水平，书中难免有不足与疏漏之处，敬请广大读者不吝指正。

吕建霞
2025 年 5 月

目　录

第 1 章

合成大麻素概述

合成大麻素（synthetic cannabinoids，SCs）指人工合成的内源性大麻素 CB_1 和 CB_2 受体的激动剂，是一类药理作用、生理作用与天然大麻的主要活性成分四氢大麻酚（tetrahydrocannabinol，THC）相似的化合物。SCs 类物质结构通式如图 1-1 所示。

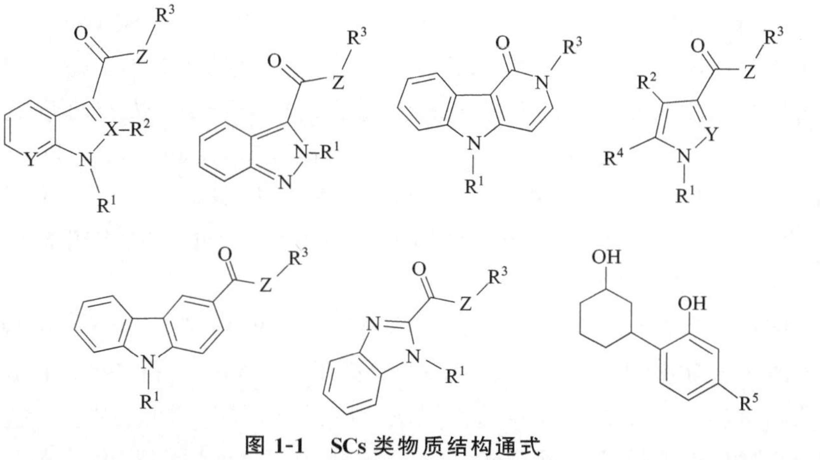

图 1-1　SCs 类物质结构通式

其中：

R^1 代表取代或未取代的 C_3～C_8 烃基；取代或未取代的含有 1～3 个杂原子的杂环基；取代或未取代的含有 1～3 个杂原子的杂环基取代的甲基或乙基。

R^2 代表氢或甲基或无任何原子。

R^3 代表取代或未取代的 C_6～C_{10} 的芳基；取代或未取代的 C_3～C_{10} 的烃基；取代或未取代的含有 1～3 个杂原子的杂环基；取代或未取代的含有 1～3 个杂原子的杂环基取代的甲基或乙基。

R^4 代表氢；取代或未取代的苯基；取代或未取代的苯甲基。

R^5 代表取代或未取代的 C_3～C_{10} 的烃基。

X 代表 N 或 C。

Y 代表 N 或 CH。

Z 代表 O 或 NH 或无任何原子。

1.1 合成大麻素的发展历史、现状及危害

1.1.1 合成大麻素的发展历史、现状

SCs 的出现始于 20 世纪 60 年代，其初始合成目的是探索内源性大麻素系统，从而开发没有精神活性但具有镇痛或抗炎作用的药物。然而，还没等其进入临床应用阶段，SCs 类物质就被发展成了“第三代毒品”。

早期的 SCs，如 HU-210、大麻隆（nabilone）、屈大麻酚（dronabinol）等，都是在 THC 的基础上进行结构微调得到的，与 THC 分子结构相似，可归为“传统大麻素”。直到 1994 年，John W. Huffman 等最早合成了与 THC 分子结构不同的“非传统大麻素”，即以萘甲酰吲哚类为主的系列化合物，主要包括萘甲酰吲哚类、萘甲酰吡咯类、萘甲茚类和苯乙酰吲哚类等，这些 SCs 以 John W. Huffman 名字命名为 JWH 系列化合物，如 JWH-018、JWH-073、JWH-210 等。2000 年前后，SCs 第一次以草药的形式出现在非法药物市场上，但此时并未获得社会关注。至 2007 年，随着 SCs 类物质的种类和滥用量在非法药物市场上的占比逐渐增大，SCs 开始引发社会广泛关注。2008 年，欧洲毒品和毒瘾监测中心（European Monitoring Centre for Drugs and Drug Addiction，EMCDDA）首次公布了 SCs 的滥用监测信息，鉴定出“非传统大麻素”JWH-018、CP-47497 和 CP-47497-C8 的结构。2010 年，我国首次公开报道从缴获物中检出 JWH-018 和 JWH-073。

此后，围绕 7 类核心骨架结构，具有不同取代基的新型 SCs 不断出现，使得 SCs 类物质迅速成为全球出现种类数目最多、涉及滥用范围最广的新精神活性物质。仅仅数年，非法药物市场上流行的 SCs 就从萘甲酰吲哚类（JWH-018、JWH-073 等）逐渐发展为萘甲酰吲唑类（THJ、5F-THJ 等）、吲唑类（ADB-BUTINACA、MDMB-4en-PINACA 等）、吲哚甲酰胺类（5F-MDMB-PICA、4F-MDMB-BUTICA 等）和吲唑酰胺类（AB-CHMINACA、AB-PINACA 等）。美国国家法医实验室信息系统（National Forensic Laboratory Information System，NFLIS）数据显示，在 2016～2018 年间，共有 340 余份样品检出吲哚甲酰胺类 5F-MDMB-PICA。2019 年，瑞典向 EMCDDA 预警系统（early warning system，EWS）报道了吲唑类 ADB-BUTINACA 的存在。2020 年，欧洲海关在缴获物中检出吲唑类 MDMB-4en-PINACA。我国禁毒部门一直保持对 SCs 类物质的高度关注，《中国毒情形势报告》指出，自 2015 年开始，我国 SCs 滥用问题逐渐突出，迅速成为涉毒案件中主要的新精神活性物质类别。

近年来，由于世界范围内针对 SCs 的监管力度加大、分子修饰空间减小，新增 SCs 种类呈现下降趋势。现阶段 SCs 呈现吸食载体多样化、隐蔽性增强、产品外观接近常见合法商品等新特点，监管难度进一步加大。除难以及时监管外，相比传统毒品，SCs 具有侦查难度更大、易吸食、难检测等新的问题，对可疑生物检材和非生物检材的快速

检验需求增加。

1.1.2　合成大麻素的危害

在毒品市场，SCs 以“小树枝”“电子烟油”“娜塔莎”等名称贩卖（图 1-2），吸食者以青年群体为主，主要滥用方式是溶于电子烟油或喷涂于烟丝、花瓣等植物表面吸食，或者与氯胺酮、大麻等其他毒品混合，一般通过直接吞吐吸食的方式摄入。与天然大麻相比，SCs 能够与大麻素受体完全结合，产生与 THC 相似甚至更强的生理作用、

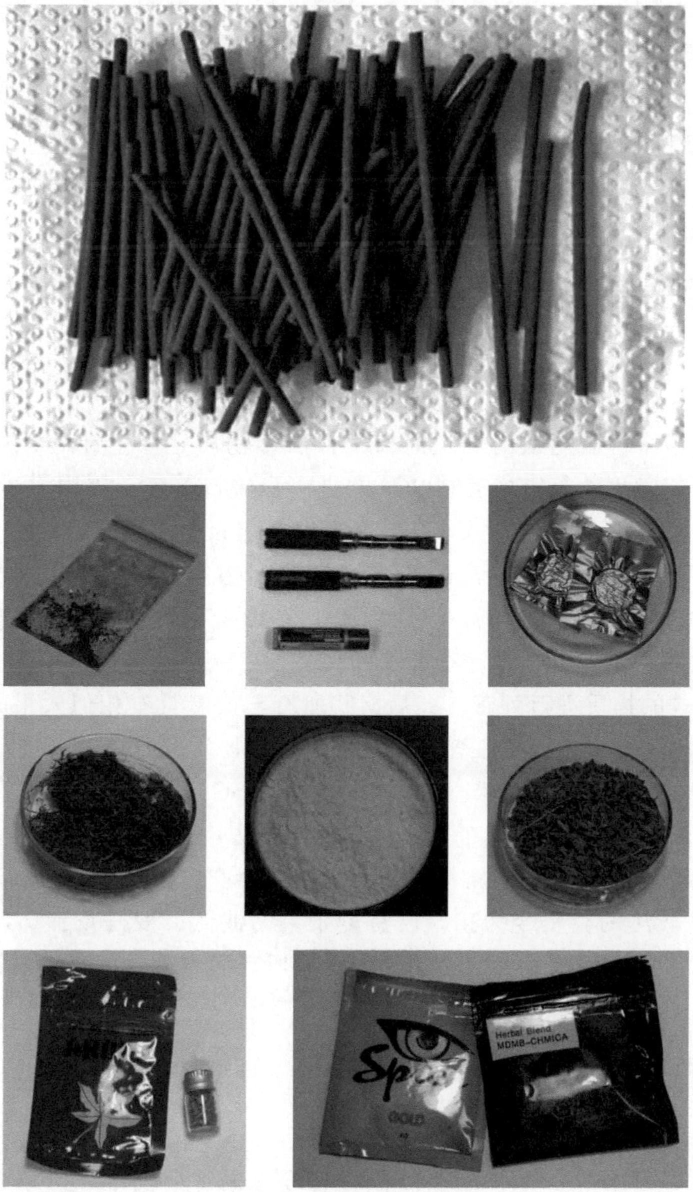

图 1-2　SCs 常见贩卖形式

药理作用。人类大量吸食 SCs 后，会出现高血压、焦虑、麻木、癫痫、口齿不清等中毒症状。如若摄入过量 SCs，会导致急性肾损伤，心力衰竭，甚至死亡。2014 年，俄罗斯发生超 60 起 MDMB-FUBINACA 中毒事件，共造成 15 人死亡。2015 年，波兰发生多起 MDMB-CHMICA 中毒事件，其中至少 3 起致死事件。

SCs 成瘾性远高于天然大麻植物中的 THC。同样质量下，某些 SCs 的毒性和成瘾性甚至比海洛因大。根据国家禁毒委员会办公室发布的 SCs 类物质与传统毒品海洛因的折算比（见附录 1），1g 4F-MDMB-BUTICA 相当于 5g 海洛因，1g 5F-ADB 甚至相当于 14g 海洛因，表明这些 SCs 类物质具有更严重的危害性。

作为天然大麻的替代品，SCs 还具有作用时间长、易用性、易得性等诸多特点。这表明它们具有巨大的潜在危害，其滥用不仅会危害个人健康，还会对公共安全造成威胁，严重危害社会秩序。

1.2 国内外合成大麻素的管制情况

1.2.1 国际列管现状

自联合国毒品和犯罪问题办公室 2009 年开始监测新精神活性物质以来，SCs 已成为涵盖物质种类最多、滥用最为严重的新精神活性物质之一。针对 SCs 的滥用现状与危害，各个国家通过立法等措施遏制 SCs 的进一步流行蔓延。美国、澳大利亚、日本、德国、英国等国家将部分 SCs 列入非法或管制药品名录。

美国最早于 2011 年 3 月将 5 种 SCs 类物质列入《管制物质法案》（Controlled Substances Act）附表一进行管制。澳大利亚于 2012 年 2 月将具有苯甲酰吲哚、环己基苯酚、二苯并吡喃、萘甲酰吲哚、萘甲基吲哚、萘甲酰基吡咯、萘甲基茚、苯乙酰吲哚 8 种化学结构通式的物质进行列管，此后又将所有与大麻具有相似效果的化学合成物质进行管制。日本于 2013 年 3 月将萘基吲哚类 SCs 类物质进行整类列管。2016 年，德国推出“打击新精神活性物质传播”立法草案，禁止 SCs 类、苯乙胺类及卡西酮类物质的生产和传播。2016 年，英国颁布《精神活性物质法》，采用单行立法模式应对新精神活性物质的滥用，全面禁止英国新精神活性物质的生产、分配、销售和供应，并规定生产和拥有 SCs 是非法的。至今为止，已有爱尔兰、波兰、罗马尼亚、新西兰、澳大利亚和英国等国家采用通用或全面禁令立法，管制所有尚未列管的精神活性物质。

1.2.2 国内列管现状

2013 年 11 月 11 日，国家食品药品监督管理总局、公安部、国家卫生和计划生育委员会联合发布公告，将 5 种 SCs 类物质列入《精神药品品种目录（2013 年版）》第一类精神药品进行管制，公告自 2014 年 1 月 1 日起施行。

2015 年 9 月 24 日，公安部、国家食品药品监督管理总局、国家卫生和计划生育委员会、国家禁毒委员会办公室联合发布公告，将 40 种 SCs 类物质列入《非药用类麻醉药品和精神药品管制品种增补目录》进行管制，公告自 2015 年 10 月 1 日起施行。

2018 年 8 月 16 日，公安部、国家卫生健康委员会和国家药品监督管理局联合发布公告，将 8 种 SCs 类物质列入《非药用类麻醉药品和精神药品管制品种增补目录》，公告自 2018 年 9 月 1 日起施行。

2021 年 5 月 11 日，公安部、国家卫生健康委员会和国家药品监督管理局联合发布《关于将合成大麻素类物质和氟胺酮等 18 种物质列入〈非药用类麻醉药品和精神药品管制品种增补目录〉的公告》，正式整类列管 SCs 类新精神活性物质，并科学界定了 SCs 类物质的法律定义，既保证了管制范围的广泛性、可扩充性，又确保了最大限度地减少对医疗、科研等合法用途的影响。这是继 2019 年我国整类列管芬太尼类物质后，再次整类列管一类新精神活性物质。公告自 2021 年 7 月 1 日起施行，我国成为全球首个整类列管 SCs 类物质的国家。与以往的管制手段相比，整类列管采用了骨架式整类列管的方法，在列管方法中规定具有图 1-1 所示 7 种化学结构通式和相关取代基团的物质为 SCs 类物质。定义人工 SCs 的结构通式，可以从根本上消除不法分子继续“策划”新的人工 SCs 的可能性，从而达到遏制这一类毒品继续泛滥的目的。

1.3　合成大麻素的缩略名命名规则

SCs 的化学名严格按照国际纯粹与应用化学联合会（International Union of Pure and Applied Chemistry，IUPAC）制定的规则命名，但此名称对于日常的交流和分析来说过于复杂，因而在提起 SCs 时，其系列名称、俗称和系统缩略名反而更为常见。例如 1-戊基-3-(1-萘甲酰基)吲哚，系列名称为 JWH-018，其中“JWH”来自研究人员 John W. Huffman 名字的首字母；*N*-(1-金刚烷基)-1-戊基吲唑-3-甲酰胺，缩略名为 APINACA，俗名为 AKB-48，“AKB-48”来自日本某个流行女团；*N*-(1-金刚烷基)-1-戊基吲哚-3-甲酰胺，缩略名为 APICA，俗名为 2NE1，“2NE1”则是来自韩国流行女团的名字。

缩略名命名方法是目前最主流的命名方法，由 EMCDDA 于 2011 年首次实施，此后被世界卫生组织和联合国广泛采用。与俗名或系列名称相比，缩略名更能明确体现 SCs 的结构信息。本节重点介绍 SCs 的缩略名命名规则。

1.3.1　合成大麻素化学结构特征

为了更好地研究 SCs 的结构变化趋势，EMCDDA 创建了一种 SCs 类物质的结构模型，该模型由头部、连接基团、核心和尾部四部分组成。Blaazer 等将 JWH-018 的不同基团描述为取代基、接头、杂环核和侧链，分别对应了上述提到的四个基本结构（如图 1-3 所示）。

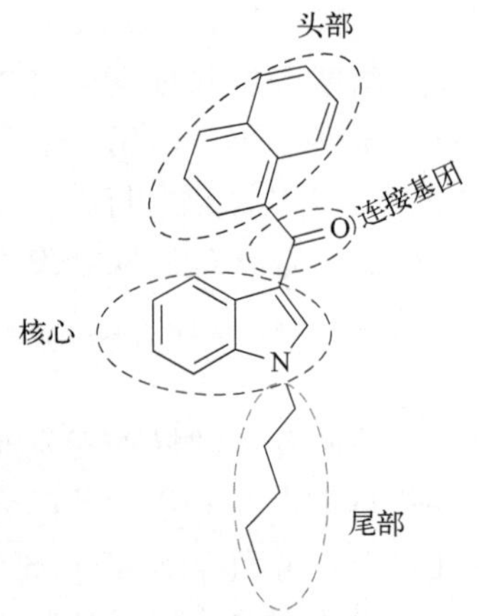

图 1-3　JWH-018 化学结构示意图

（1）头部

“头部”结构通常和“连接基团”相连。在 SCs 的四个基本结构中，“头部”的组成是最多种多样的。

在非法药物市场中流行的 SCs“头部”结构主要包括金刚烷基、萘基和取代的萘基、苯基和取代的苯基、喹啉基、苄基、2,2,3,3-四甲基环丙基、4-甲基哌嗪基、吡咯烷基、吡啶基、甲基丁酰胺基、二甲基丁酰胺基、甲基丁酸甲酯基、二甲基丁酸甲酯基、甲基丁酸乙酯基、二甲基丁酸乙酯基、二甲基丁酸基、苯丙酸甲酯基、丁酰胺基等（图 1-4）。其中，苄基是被取代修饰最多的基团。“头部”基团的变化对活性影响最大，二甲基丁酸甲酯和二甲基丁酰胺的活性较强，其次是甲基丁酸甲酯、甲基丁酰胺，然后是 3-苯基丙酰胺；金刚烷基会导致 SCs 的活性降低，而苯基丙-2-基始终具有高活性。

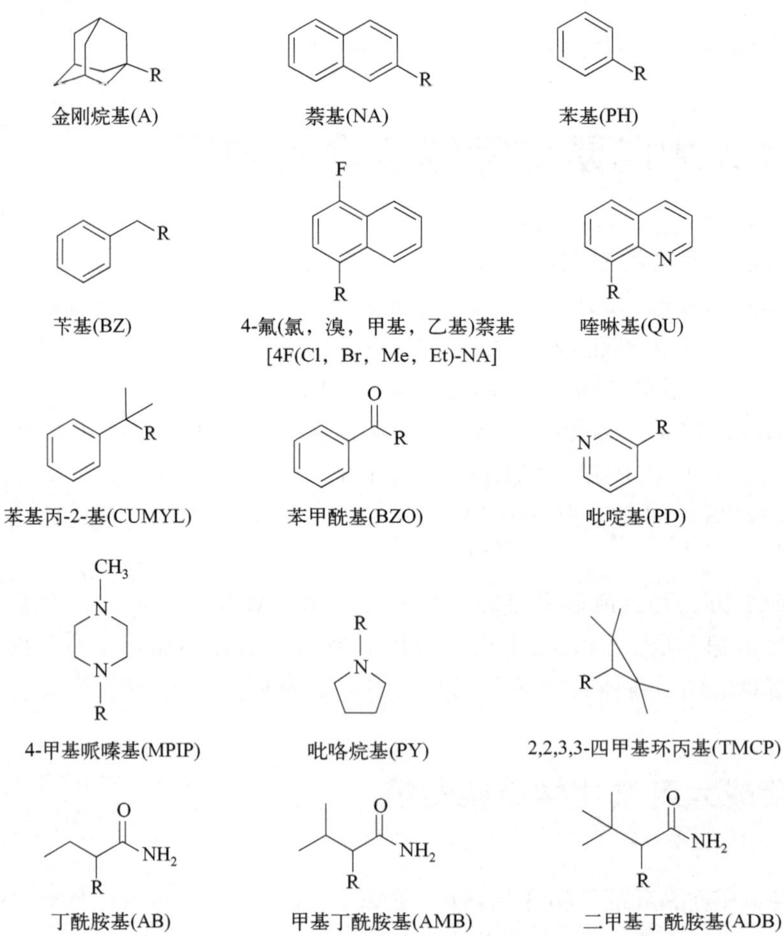

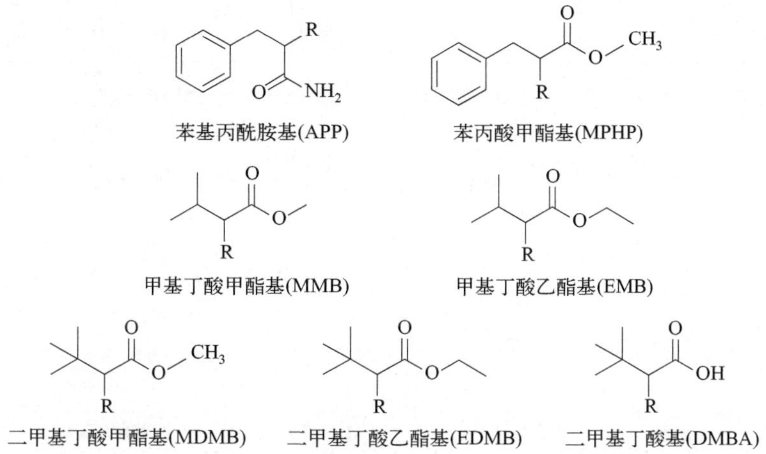

图 1-4　头部常见结构及其字母代码

（2）连接基团

一般来说，“头部”和“核心”通过“连接基团”连接。流行的 SCs“连接基团”结构主要包括甲酰基、甲酰胺基、羧酸酯基、乙酰基、酰肼基和磺胺基等（图 1-5）。在四个基本结构中，“连接基团”含有的元素组成和结构的多样性较低。除酰肼基和磺胺基外，其余的“连接基团”结构都含有羰基。这些基团中，羧酸酯结构对 SCs 活性的影响较强，其次是甲酰胺，甲酰基相对较低。

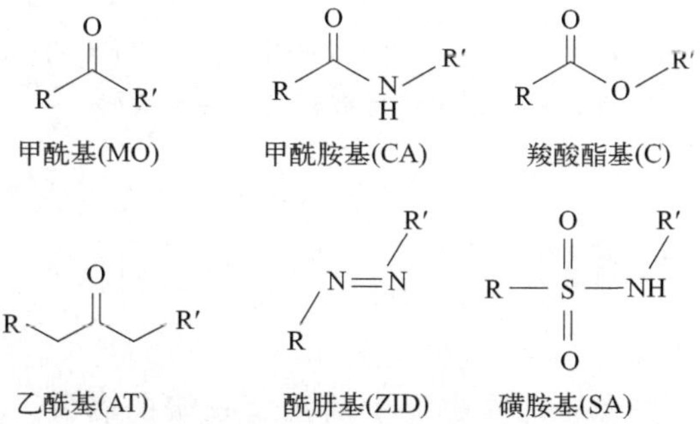

图 1-5　常见连接基团结构及其字母代码

（3）核心

“核心”连接着“尾部”和“连接基团”。在“核心”结构中，大部分分子类型是双环和三环芳香体系（图 1-6）。尽管这些芳香体系的组成各不相同，但它们与“尾部”和“连接基团”的连接都很简单。由于吲唑环和吲哚环的活性较强，且结构相对稳定，因而“核心”为吲哚环和吲唑环的 SCs 流行最广。

（4）尾部

在 SCs 结构中，“尾部”通常是跟“核心”相连接。大部分流行的 SCs“尾部”结构为戊基或氟、氯、溴、氰基取代的戊基；戊烯基、对氟苄基、环己基甲基、四氢吡喃甲基、丁基，以及氟、氰基取代的丁基也非常常见，少部分为对甲氧基苯基、吗啉基、

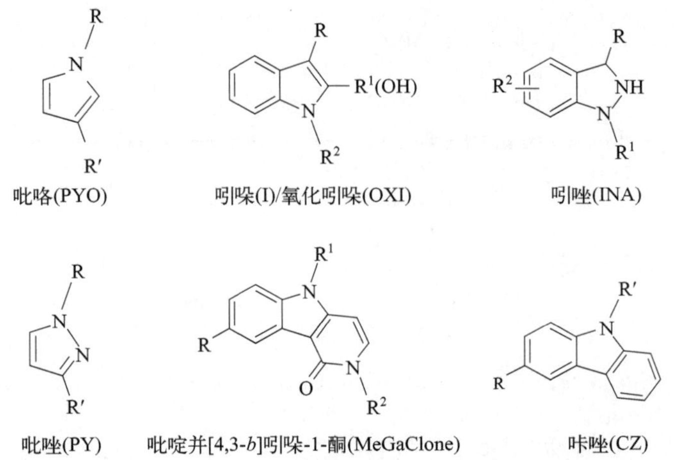

图 1-6　SCs 的核心结构分类

吗啉基乙基、甲基哌啶甲基、乙基、庚基等（图 1-7）。尾部碳链长度的减小或增大都会导致活性逐渐降低，以 5 个碳原子的烃基最为典型，而在 5 个碳原子的烃基中，4-戊烯基的活性较强。

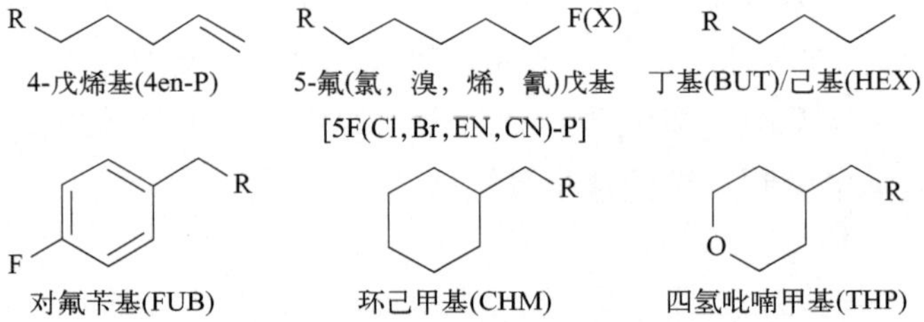

图 1-7　常见尾部结构及其字母代码

1.3.2　缩略名命名规则

EMCDDA 框架的首要目的是提供一个简洁、系统的名称，反映 SCs 的结构组成。其命名规则如下：将 SCs 各个部位的结构进行简写，按照头部—尾部—核心—连接基团的顺序将 4 组字母代码组合在一起，从而形成系统缩略名。各部分的字母代码可参照第 1.3.1 小节。下面以 AKB-48 和 2NE1 为例给予介绍。

（1） AKB-48

AKB-48 的结构式如图 1-8 所示。根据缩略名命名规则，其中头部为金刚烷基，取缩写 A；尾部为戊基，取缩写 P；核心为吲唑，取缩写 INA；连接基团为甲酰胺，取缩写 CA，组合后最终得到 APINACA 的缩略名。

（2） 2NE1

2NE1 的结构式如图 1-9 所示。根据缩略名命名规则，其中头部为金刚烷基，取缩写 A；尾部为戊基，取缩写 P；核心为吲哚，取缩写 I；连接基团为甲酰胺，取缩写 CA，组合后最终得到 APICA 的缩略名。

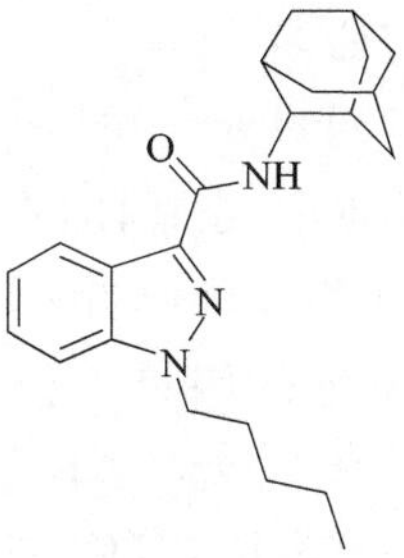

图 1-8　AKB-48（APINACA）化学结构示意图

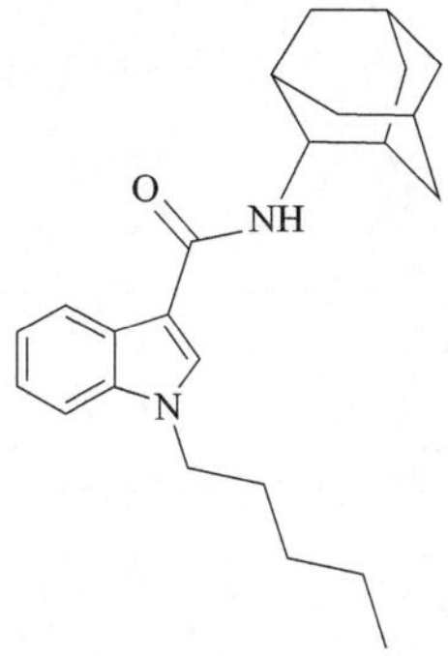

图 1-9　2NE1（APICA）化学结构示意图

SCs 的四个基本结构给结构修饰提供了多处变异位点，其中，最常见的是卤原子取代反应。当各基团有取代物时，命名时则将取代基简称直接置于各自构建块的字母代码之前。如图 1-10（a）、（b）所示，两物质的吲唑核心都在 5 位被 Br 取代，则此构建块的缩写可取为 5Br-INA，从而得出它们的缩略名分别为 ADB-P-5Br-INACA［图 1-10（a）］、ADB-4en-P-5Br-INACA［图 1-10（b）］。

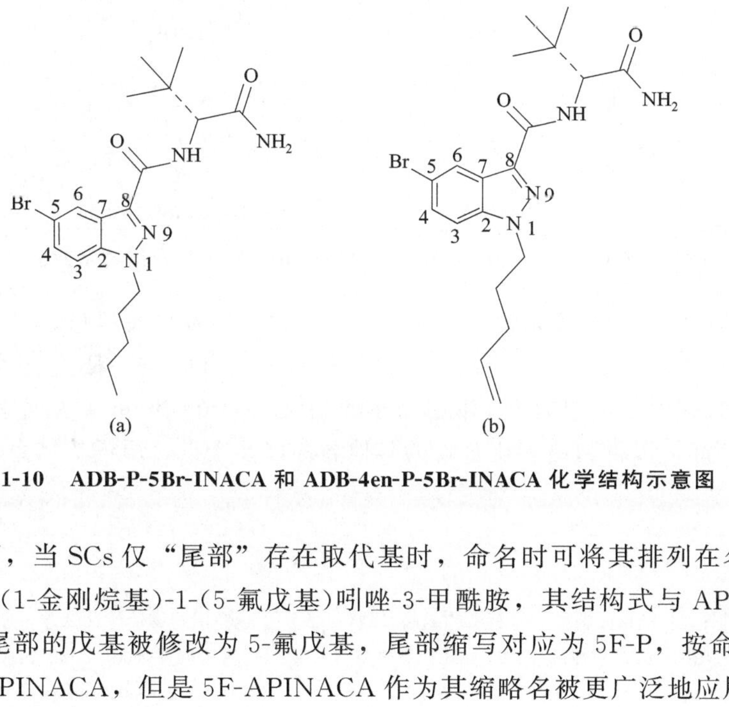

图 1-10　ADB-P-5Br-INACA 和 ADB-4en-P-5Br-INACA 化学结构示意图

通常情况下，当 SCs 仅“尾部”存在取代基时，命名时可将其排列在名称最前面。如图 1-11 的 *N*-(1-金刚烷基)-1-(5-氟戊基)吲唑-3-甲酰胺，其结构式与 APINACA（图 1-8）类似，仅尾部的戊基被修改为 5-氟戊基，尾部缩写对应为 5F-P，按命名规则其缩略名应为 A-5F-PINACA，但是 5F-APINACA 作为其缩略名被更广泛地应用。

1.3.3　缩略名命名规则的不足

缩略名的优势在于其能够比较系统地描述一些结构相似的物质，在鉴别新的 SCs 结构方面具有便利性。然而，随着越来越多 SCs 类物质的出现，部分基团可能会缺乏

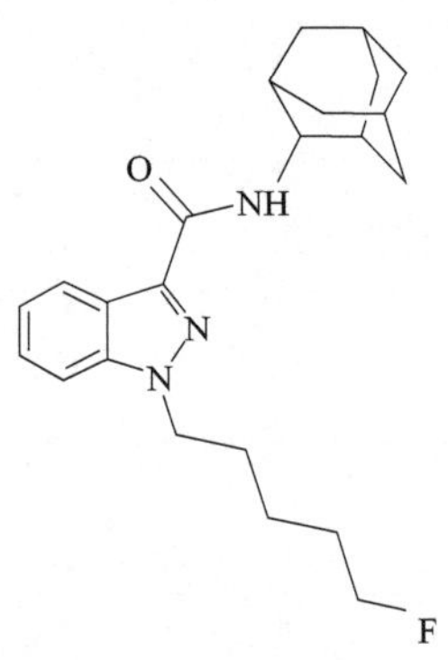

图 1-11　5F-APINACA 化学结构示意图

统一的缩写名称，例如 JWH-200 尾部的吗啉乙基，还有 JWH-030 的吡咯核心的衍生物（JWH-368、JWH-371）等，因此缩略名无法应用于所有 SCs 类物质的命名。

此外，由于最初采用的某些字母代码不能充分描述出相应基团的结构特征，因此 EMCDDA 对部分基团的字母代码进行了重新选定，导致某些基团的新旧字母代码并不一致，这给相关 SCs 类物质的结构辨别带来了一定的困难。如作为头部常见结构的“甲基丁酰氨基”，原字母代码为“AB”，经重新命名后，其字母代码变更为“AMB”，“AB”则代表“丁酰氨基”。虽然 EMCDDA 对“甲基丁酰氨基”赋予了新的字母代码，但是对于某些合成大麻素类物质，其缩略名仍沿用“AB”这一更为人熟知的字母代码，如 AB-CHMINACA［图 1-12（a）］、AB-FUBINACA［*N*-(1-氨甲酰基-2-甲基丙基)-1-(4-氟苄基)吲唑-3-甲酰胺］［图 1-12（b）］等，它们的缩略名并不能正确地映射出物质的结构特征。

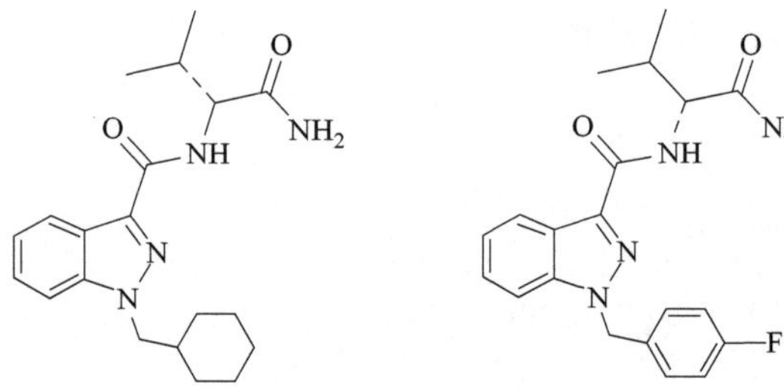

(a)　　(b)

图 1-12　AB-CHMINACA 和 AB-FUBINACA 化学结构示意图

SCs 因其化学结构的复杂性和命名方法的多样性导致相关信息难以获取，读者可以通过“头部—尾部—核心—连接基团”的命名规则，检索美国禁毒署管理的 SWGDRUG 数据库、美国国家生物技术信息中心的 PubChem 数据库和专门的新精神活性物质数据库，以得到更多化合物的其他名称以及光谱、质谱等信息。

参考文献

［1］付赵奎，陈帅锋．我国毒品整类列管制度的缘起、现状与思考[J]．中国药物依赖性杂志，2023,32(1)：22-26.

［2］周志刚．合成大麻素类新精神活性物质及其管制研究[J]．中国药物依赖性杂志，2022,31(5)：360-364.

［3］Spaderna M，Addy P H，D'Souza D C. Spicing things up：Synthetic cannabinoids[J]. Psychopharmacology，2013，228(4)：525-540.

［4］古锟山．新型合成大麻素代谢标志物的确定及其检验方法研究[D]．北京：中国人民公安大学，2023.

［5］杜宇，王优美，狄斌，等．合成大麻素结构特征分类及其命名问题分析[J]．刑事技术，2022,47(3)：310-316.

［6］EMCDDA. EMCDDA technical report on the new psychoactive substance methyl 3,3-dimethyl-2-{[1-(pent-4-en-1-yl)-1*H*-indazole-3-carbonyl]amino}butanoate(MDMB-4en-PINACA)［R/OL］. 2021-3-12.

［7］UNODC. The International drug control conventions-schedules of the convention on psychotropic substances of 1971[R/OL]. 2022-11-23.

[8] Shevyrin V, Melkozerov V, Endres G W, et al. On a new cannabinoid classification system: A sight on the illegal market of novel psychoactive substances[J]. Cannabis and Cannabinoid Research, 2016, 1(1): 186-194.

[9] Banister S D, Connor M. The chemistry and pharmacology of synthetic cannabinoid receptor agonists as new psychoactive substances: Origins[M]//New Psychoactive Substances. Cham: Springer International Publishing, 2018: 165-190.

[10] Potts A J, Cano C, Thomas S H L, et al. Synthetic cannabinoid receptor agonists: Classification and nomenclature[J]. Clinical Toxicology, 2020, 58(2): 82-98.

[11] Uchiyama N, Matsuda S, Kawamura M, et al. Two new-type cannabimimetic quinolinyl carboxylates, QUPIC and QUCHIC, two new cannabimimetic carboxamide derivatives, ADB-FUBINACA and ADBICA, and five synthetic cannabinoids detected with a thiophene derivative α-PVT and an opioid receptor agonist AH-7921 identified in illegal products[J]. Forensic Toxicology, 2013, 31(2): 223-240.

[12] Pulver B, Fischmann S, Gallegos A, et al. EMCDDA framework and practical guidance for naming synthetic cannabinoids[J]. Drug Testing and Analysis, 2023, 15(3): 255-276.

[13] Uchiyama N, Kawamura M, Kikura-Hanajiri R, et al. Identification of two new-type synthetic cannabinoids, *N*-(1-adamantyl)-1-pentyl-1*H*-indole-3-carboxamide (APICA) and *N*-(1-adamantyl)-1-pentyl-1*H*-indazole-3-carboxamide (APINACA), and detection of five synthetic cannabinoids, AM-1220, AM-2233, AM-1241, CB-13 (CRA-13), and AM-1248, as designer drugs in illegal products[J]. Forensic Toxicology, 2012, 30(2): 114-125.

[14] 周志刚. 合成大麻素类毒品的结构特征和快速识别方法[J]. 中国药物依赖性杂志，2023,32(5)：482-489.

第 2 章

合成大麻素的检测

2.1 样品前处理方法

在公安机关缴获的涉 SCs 样品中，电子烟油、香料、烟丝为主要添加基质。此外，胶囊、药片、粉末等药物基质，饮料、巧克力和软糖等食品基质也有涉案。SCs 经吸食后在生物体内发生转化，会以原药或代谢产物的形式随尿液和粪便排出，最终进入城市废水管网汇入污水处理厂。因此，不仅血液、毛发和尿液可被认定为吸毒违法行为的证据，生活污水也可在监测和评估 SCs 滥用方面为禁毒工作提供精准线索。

复杂多样的样品基质类型，给种类多样的 SCs 定性与定量分析带来极大挑战。不同的基质类型需要不同的样品前处理方法，以实现对 SCs 的有效提取、分离、净化和富集。目前 SCs 检测分析的样品前处理方法主要有溶剂直接提取法、沉淀蛋白法、液-液萃取法和固相萃取法。本节对文献报道用于 SCs 检测分析的前处理方法进行综述和总结。

2.1.1 非生物样品的前处理方法

2.1.1.1 溶剂直接提取法

在各类文献中，对香料、烟丝、电子烟油及各种药物基质的前处理方法均以溶剂直接提取法为主，即直接将溶剂加入样品中。此法是利用目标化合物在不同溶剂中的溶解情况，达到使目标化合物最大限度地溶于溶剂并减少干扰的目的，其步骤包括研磨/涡旋混匀、加入有机溶剂和超声提取。翟晚枫等用甲醇提取并使用高效液相色谱（HPLC）检测了香料中掺杂的 JWH-018、JWH-073、JWH-200 等 10 种 SCs，加标回收率为 98.2%～102.1%。苗翠英等对缴获的香料进行研磨后，加入甲醇超声提取，使用 HPLC 分析，检出了其中的 JWH-250，检出限为 0.1μg/mL，在 0.2～10μg/mL 范围内线性良好。刘彤彤和韩小燕将缴获的暗红色干花研磨成粉，加入乙酸乙酯超声提取，使用气相色谱-质谱联用法检出“AKB-48”和“AM-2201”两种 SCs。焦台风等取电子烟油加入甲醇并超声萃取，使用高效液相色谱-串联质谱法（HPLC-MS/MS）检出 CUMYL-PEGACLONE，该物质回收率范围为 93.5%～110.6%；而后又以此为基础，建立了快速测定电子烟油中 58 种 SCs 的 HPLC-MS/MS 法，58 种 SCs 在空白基质中高、中和低三个添加水平下的平均回收率为 89.9%～144.0%。

2.1.1.2 液-液萃取法

液-液萃取（liquid-liquid extraction，LLE）是用溶剂分离和提取液体混合物中的组分的过程。LLE 利用目标组分在溶剂中的不同溶解度而达到分离或提取目的，被广泛应用于各行业。González-Mariño 等在生活污水检材中加入氯化钠，用盐酸调节 pH 值至约等于 2，然后加入乙酸乙酯-正己烷（体积比为 1∶1）混合溶剂涡旋振荡 30s 进行提取，离心后取有机相进行检测分析，该前处理方法用于检测污水中的 1-(5-戊醇)-3-(1-萘甲酰基)吲哚[JWH-018 *N*-(5-hydroxypentyl) metabolite]、1-(5-戊酸)-3-(1-萘甲酰基)吲哚(JWH-018 *N*-pentanoic acid metabolite)、1-(4-丁醇)-3-(1-萘甲酰基)吲哚[JWH-073 *N*-(4-hydroxybutyl) metabolite]和 1-(5-戊醇)-3-(4-甲基-1-萘甲酰基)吲哚[JWH-122 *N*-(5-hydroxypentyl) metabolite]等 4 种 SCs 代谢物。Hur 等将香料样品均质化后，加入 0.1mol/L 的碳酸钠缓冲溶液（pH＝10）进行超声辅助提取，再加入乙酸乙酯进行 LLE 提取后取有机相进行分析，该方法可对 JWH-018、JWH-081、JWH-122、AM-694 等 13 种 SCs 进行筛查分析。Pandopulos 等向污水样品中加入 10%的盐酸将 pH 值调节至 2，之后加入 4.0g 氯化钠和 10mL 乙酸乙酯，采用 LLE 前处理方法分析污水中的 UR-144、JWH-018、JWH-073 等 13 种 SCs 和 1-(5-戊醇)-3-(2,2,3,3-四甲基环丙甲酰基)吲哚[UR-144 *N*-(5-hydroxypentyl) metabolite]、1-(5-戊醇)-3-(1-萘甲酰基)吲哚[JWH-018 *N*-(5-hydroxypentyl) metabolite]、1-(4-丁醇)-3-(1-萘甲酰基)吲哚[JWH-073 *N*-(4-hydroxybutyl) metabolite]等 11 种代谢产物，并将 LLE 前处理方法和固相萃取（SPE）前处理方法进行比较，发现 LLE 和 SPE 方法具有相似的检出限，但是 LLE 方法在准确度、精密度和线性相关系数三方面优于 SPE 方法。

2.1.1.3 固相萃取法

固相萃取（solid phase extraction，SPE）利用吸附剂有效分离目标物与样品基质中的干扰物，实现对目标物的富集和纯化。与普通固相萃取相比，分散固相萃取（dispersive solid phase extraction，d-SPE）通过将吸附相直接分散至样品中，能够显著缩短萃取时间。SPE 和 d-SPE 均常用于违禁药物的前处理，尤其是成分复杂的食品基质。

唐庆强等基于 SPE 建立了测定橄榄油、面包、蜂蜜、茶叶等多种食品基质中 9 种大麻素（包括 6 种 SCs）的分析方法，其中橄榄油在加入乙腈并超声、离心、取上清液后，使用增强型脂质去除固相萃取柱（EMR-lipid）进行富集和净化；其他基质样品经甲醇提取后，使用亲水亲油平衡（hydrophilic-lipophilic balance，HLB）固相萃取柱进行富集和净化，最终结果对 9 种大麻素类化合物的加标平均回收率为 65.2%～117.9%。郭思言等将饼干、蛋糕、饮料等食品基质样品经甲醇提取、沉淀蛋白后，提取液过 HLB 固相萃取柱净化，建立了多种新型 SCs 的定量分析方法，加标平均回收率为 75.1%～106.7%。史洪飞等基于 QuEChERS（quick，easy，cheap，effective，rugged，safe）的 d-SPE 技术，将巧克力检材通过甲醇超声提取后，取上清液加入 C_{18} 和 PSA 对样品中的非极性和极性杂质进行去除，有效降低了基质效应，建立的方法对 18 种 SCs 在 50μg/kg、100μg/kg、150μg/kg 加标水平下样品的回收率为 86.2%～104.0%。

此外，SPE 是目前最常用的生活污水前处理方法。O'Rourke 等采用 Oasis® MCX 固相萃取柱对生活污水中的 5F-MDMB-PICA、MAB-CHMINACA、AMB-FUBINACA 等 11 种 SCs 进行提取分离，建立的分析方法对 11 种 SCs 的检出限为 0.2～6.3ng/L，定量限为 0.7～21.0ng/L。Fan 等采用 HLB 固相萃取柱提取分离污水中的 ADB-BUTINACA、4F-MDMB-BUTICA、MDMB-4en-PINACA 等 8 种 SCs 及其 8 种代谢产物，建立的分析方法对 16 种目标物的检出限为 0.005～0.02ng/L，定量限为 0.04～0.25ng/L，加标回收率为 43.6%～126.0%。刘悦鑫等采用 SPE 法对城市生活污水中的 MDMB-4en-PINACA、ADB-BUTINACA 及其标志性代谢产物进行了提取分离，并考察了 4 种固相萃取柱（Oasis MAX 柱、Oasis PRiME MCX 柱、Cleanert S C_{18}-N-SPE 柱和 Oasis PRiME HLB 柱）的提取效果，结果表明 HLB 固相萃取柱的效果相对较好，建立的分析方法对 4 种目标化合物的不同浓度添加样品回收率在 90.20%～101.84%之间。

综上所述，含有 SCs 的非生物样品在种类上具有高度多样性，不同的前处理方式具有不同的优势。对于常见涉案固体和液体样品，超声波辅助甲醇直接提取步骤简单，萃取过程步骤少、速度快且成本较低，是目前最广泛使用的前处理方法。对于组成复杂的食品基质和污水样品，SPE 和 QuEChERS 因更强的净化能力，可有效地将目标物与干扰组分分离从而降低基质效应，提高 SCs 的回收率。

2.1.2　生物样品的前处理方法

2.1.2.1　溶剂直接提取法

溶剂直接提取的前处理方法主要应用于毛发检材。吸毒者在摄入毒品后，毒品及其代谢物会在毛发中积累，因此，通过检测毛发中 SCs 的含量可以间接地判断出吸毒者的吸毒史。首先，毛发检材需要使用溶剂洗涤以排除外部污染和其他杂质，常用的洗涤溶剂有水、丙酮、甲醇、乙醇等。将去污后的毛发检材剪成 1～3mm 的片段或者使用球磨机粉碎，以增大毛发检材和提取溶剂的接触面积，再利用超声作为辅助手段促进目标分析物的释放，以提高方法的回收率。Kim 等研究了 JWH-018、JWH-073 及其代谢物在头发中的积累，在提取前，依次用甲醇、蒸馏水、甲醇各清洗了 2 遍，经剪刀剪成 1～2mm 小块后，使用甲醇在 38℃下提取 SCs 及其代谢物，最终方法对于其不同浓度添加样品的回收率在 78%～101%之间。Shi 等对毛发样品依次使用异丙醇和水清洗后，考察了不同提取溶剂对 5F-MDMB-PICA 及其代谢物的提取效果，在甲醇、混合溶剂（甲醇、乙腈和 2mmol/L 甲酸铵）和正己烷-乙酸乙酯混合溶剂（体积比为 9：1）中，发现甲醇对目标物的提取回收率显著高于其他两种提取溶剂。Strano-Rossi 等采用 50 个真实头发样本来评估提取效率，用甲醇进行了连续的重复提取，结果表明，第一次提取出的 JWH-018 和 JWH-073 平均产率高达 80%，证实了使用甲醇提取的效果较好。

2.1.2.2 液-液萃取法

LLE 在法庭科学生物样品中目标物的提取和分析中有一定的应用历史，被广泛应用于毛发、血液和尿液样品的分析检测中，通常会在碱消解、缓冲溶液提取、酶水解等提取步骤后，使用 LLE 作为纯化方法，对提取液中的杂质进行有效去除。在 SCs 的分析方法中，碱消解法可破坏毛发结构，有助于从角蛋白基质中提取目标物；因碱性物质分子中存在氮原子的质子化，缓冲溶液例如磷酸盐缓冲液、硼酸盐缓冲液也能够有效地对碱性物质进行提取；因 SCs 在生物样品中多以代谢物形式存在，而其代谢物多以葡萄糖醛酸结合物形式存在，因此，通过酶水解法将葡萄糖醛酸苷代谢物水解回母体或以碱消解法断裂葡萄糖醛酸苷链，被认为可有助于 SCs 的分析检测。

Salomone 等使用二氯甲烷对毛发样品进行清洗以去除污染，使用氢氧化钠在 95℃下消解 10min，再使用体积比为 9∶1 的正己烷-乙酸乙酯混合溶液进行 LLE 流程，以分析包括 JWH-018、JWH-073、JWH-200 在内的多种 SCs。Larabi 等在毛发中加入磷酸盐缓冲液（pH=5.0），在 95℃下孵育 10min 后用体积比为 1∶1 的正己烷-乙酸乙酯混合溶液提取毛发中的 JWH-122、JWH-018 和 5F-PB-22。Arbouche 等用硼酸盐缓冲液（pH=9.5）于 40℃条件下孵育 15h，提取毛发样品中的 AB-PINACA 和 MAM-2201。

Dresen 等在血清样品中加入硼酸盐缓冲液（pH = 9）和体积比为 9∶1 的正己烷-乙酸乙酯混合溶液，建立的方法可对血清中氨烷基吲哚型 SCs 进行定量分析。Knittel 等在血液样品中加入 0.5mol/L 碳酸钠缓冲液（pH=9.3），再加入体积比为 99∶1 的正己烷-乙酸乙酯混合溶液，以提取血液样品中 15 种 SCs 成分；在尿液样品中加入 0.5mol/L 磷酸盐缓冲液（pH=6.8）和 β-葡萄糖醛酸酶并在 55℃下孵育 20min，冷却至室温后再加入盐酸（HCl）和氯丁烷，以提取尿液样品中的 2 种 SCs 及其 17 种代谢物成分并进行鉴定。Berg 等在尿液样品中加入乙酸盐缓冲液（pH=4.0）和 β-葡萄糖醛酸酶并在 60℃下孵育 45min，冷却后加入体积比为 7∶1 的正己烷-乙酸乙酯混合溶液以提取 2 种 SCs 及其 11 种代谢物成分。张佳丽等对尿液中 SCs 的酶水解方法中酶添加量、孵育温度、孵育时间进行了优化，最后选择的酶水解条件为：在 75℃条件下，添加 3μL 的 β-葡萄糖醛酸酶溶液（>100000U/mL）酶解 30min。

2.1.2.3 沉淀蛋白法

沉淀蛋白法是利用有机溶剂易使蛋白质变性的原理对生物样本进行前处理的一种常用手段，被广泛应用于血液、尿液等富含组织蛋白质的样品。

Tyndall 等在血浆和血清样品中加入体积比为 95∶5 的乙腈-甲醇混合溶液、在尿液样品中加入水和乙腈进行沉淀蛋白，再对其中的 AB-CHMINACA 及其代谢物进行分析。徐恩宇等在全血样品中加入乙腈并超声后，建立方法鉴定其中的 4 种 SCs（JWH-203、JWH-122、5F-APINACA 和 AB-CHMINACA）。陈跃等在血液和尿液样品中先加入超纯水混匀，再加入含有 0.1%（体积分数）甲酸的乙腈溶液进行前处理以分析

5F-CUMYL-PINACA、MDMB-4en-PINACA、ADB-4en-PINACA、ADB-BUTINACA、4CN-CUMYL-BUTINACA、5F-MDMB-PICA 和 4F-MDMB-BUTICA 共计 7 种 SCs，该研究考察了乙腈中甲酸含量变化对蛋白沉淀效果的影响，发现当甲酸含量增加至 0.5%时，未能使血液样品中的血红蛋白完全沉淀；在优化蛋白沉淀溶剂的用量时，发现与尿液样品相比，血液样品需要加入更大体积的沉淀蛋白溶剂才能达到较好的净化效果，这可能是由于血液样品中含有大量蛋白质、细胞、脂肪等，容易对检测结果产生干扰，结果 7 种合成大麻素类物质在血液中的平均回收率为 66.3%～104.8%，在尿液中的平均回收率为 69.1%～96.8%。

2.1.2.4　固相萃取法

SPE 过程可吸附干扰杂质，对基质的净化效果良好，在生物样品前处理中受到广泛关注，尤其是血液和尿液样品。

王冠翔等对吲唑酰胺类 SCs 的研究中，在血液样品中加入硼砂-硼酸缓冲液（pH＝9），上样至填充混合型强阳离子交换反相吸附剂的 Waters Oasis MCX 固相萃取柱，洗脱液使用含有 0.05%（体积分数）甲酸的甲醇溶液。徐秀明针对血清中的 JWH-203，建立并优化了固相萃取前处理方法，将血清样品加入超纯水稀释后再加入甲醇涡旋，离心取上清液作为 SPE 的上样液，选用填料材料表面带正电荷的华谱 60-C_{18} HCE 固相萃取柱以改善峰形，并采用含 0.2%（体积分数）甲酸的乙腈-水（体积比为 80∶20）作为洗脱液，结果表明洗脱效率显著高于常规 C_{18}-SPE 柱。林宽在对全血中 3 种 SCs（JWH-018、JWH-250 和 AM-2201）的研究中比较了 4 种常用的固相萃取柱，以回收率作为评价标准，从高到低依次为 Waters Oasis HLB 固相萃取柱＞ Agilent SAMPLIQ WCX 固相萃取柱＞Strata-X 固相萃取柱＞EVOLUTE ABN 50 固相萃取柱。

古锟山等建立了尿液中 3 种新型 SCs 及其 5 种代谢物的检验方法，使用固相萃取的前处理方法并优化了包括固相萃取柱、淋洗液和洗脱液在内的多种固相萃取条件，结果显示固相萃取柱的提取效果从高到低排序为：Waters Oasis HLB＞Waters Oasis MCX＞CNWBOND LC-C_{18}＞Waters Oasis MAX。淋洗液选择 3mL 体积比为 19∶1 的水-甲醇混合溶液，使目标物回收率较高的情况下尽可能洗去杂质干扰，减少基质效应；洗脱液选择 3mL 含 0.1%甲酸的甲醇溶液，具有较高的回收率、较小的基质效应，同时对目标物溶解效果更好。Gundersen 等在处理尿液样品时，先加入醋酸铵溶液和 β-葡萄糖醛酸酶在 60℃下孵育 1h，冷却至室温后进行固相萃取，固相萃取柱选择 Waters HLB PRiME，洗脱溶剂选用体积比为 1∶9 的甲醇-乙腈混合溶液，以此前处理方法为基础，对 SCs 代谢物在尿液中的筛查研究可兼顾灵敏度、选择性和稳健性。

以 QuEChERS 为代表的 d-SPE 技术因其针对性净化基质的能力，能有针对性地高效降低基质效应的影响，适用于基质复杂、所含待测物成分复杂的生物样品的提取检测。张志远等利用 QuEChERS 法对全血样本进行前处理，加入乙腈作为提取溶剂、无水硫酸镁（$MgSO_4$）作为脱水剂和盐析剂，结果表明 10 种 SCs 的加标回收率为 92.1%～115.0%，基质效应为 86.6%～115.0%。林宽等考察了沉淀蛋白法、改良后的 QuEChERS 法和固相萃取法对全血中 3 种 SCs 检测的效果，在 QuEChERS 法中使用乙腈作为提取溶剂、无水 $MgSO_4$ 作为脱水剂，3 种 SCs 回收率在 80.3%～108.6% 之间，基质效应在 65.1%～99.7%之间，结果发现综合来看，QuEChERS 方法是用于检验全血中 3 种 SCs 的最佳前处理方法。Dybowski 等基于 QuEChERS 法建立了尿液中 5F-ADB 的定量分析方法，优化后的方法为在尿液中加入氯化钠（NaCl）和无水 $MgSO_4$ 充分混合 1min，再加入乙腈进行提取，所得提取混合物经离心后取上清液加入 C_{18} 吸附剂混匀，再次离心后取上清液进行仪器分析。

综上所述，因生物样品基质成分复杂、差异大，前处理方法的选择对不同生物样品基质中 SCs 的研究至关重要。在前处理过程中，毛发样品的去杂质步骤至关重要。在剪碎的毛发样品中加入甲醇进行球形研磨或超声，能获得良好的提取回收率，与 LLE 相比节约时间且消耗溶剂更少。对于基质显著更复杂的血液和尿液样品，沉淀蛋白法操作简单且耗时较短，但净化效果较弱，干扰物质较多。与沉淀蛋白法相比，基于 SPE 和 QuEChERS 建立的分析方法具有显著更高的灵敏度和选择性。值得注意的是，SCs 在尿液样品中多以代谢物形式存在，因此对尿液样品进行的前处理方法需要考虑加入酶水解步骤。

2.2　色谱-质谱联用技术

色谱-质谱联用技术是将色谱仪的高效快速分离和质谱仪的快速鉴定结合起来组成的一种分离分析技术，不仅分析速度快，而且分析灵敏度高，是一种分离分析复杂有机混合物的有效手段。色谱-质谱联用仪是目前各种联用仪器中速度快、灵敏度高、选择性好、最为成熟的联用仪器之一，已被广泛地应用于化学、化工、石油、地质、生态环境、食品安全、法庭科学、天然产物、药物化学、农残检测等领域。

2.2.1　色谱-质谱联用仪的组成

色谱-质谱联用仪主要由色谱单元、接口和质谱单元三大部分组成。目标物经过色谱单元分离后，按保留时间顺序经接口依次进入质谱单元。气相色谱-质谱联用仪（gas chromatography-mass spectrometry，GC-MS）适合挥发性和半挥发性混合有机物的定性和定量分析，液相色谱-质谱联用仪（liquid chromatography-mass spectrometry，LC-MS）则适用于高极性、低挥发性和热稳定性差的化合物的分析测定。

2.2.1.1　色谱单元

（1）气相色谱单元

气相色谱单元的作用是将混合物样品分离成单个组分。气相色谱-质谱联用仪的气相色谱单元和一般色谱仪基本一样，包括载气系统、进样系统、色谱柱和柱箱等，但有两点不同：一是检测器为质谱仪，只有少数气相色谱-质谱联用仪为了某种专门的检测项目，会另配其他色谱检测器；二是载气为氦气，氦气具有安全、利于质谱保持真空、电离能级高、较难被电离，同时不影响离子的检测、不干扰样品谱图等优点。

① 载气系统　载气系统主要包括气源、气体净化和气体流速控制部件。由气源输出的载气通过装有催化剂或分子筛的净化器，以除去水、氧等有害杂质，净化后的载气经稳压阀或自动流量控制装置后，使流量按设定值恒定输出。一般来说，气相色谱-质谱联用仪使用氦气作为载气。

② 进样系统　色谱仪的进样系统主要包括分流/不分流进样装置和气化室。气体样品可通过注射器或定量阀直接进样，液体或固体样品可在稀释或溶解后经微量注射器进样。样品在气化室气化后由载气带入色谱柱，气化室主要是带O形垫圈的石英玻璃衬管。

③ 色谱柱和柱箱　色谱柱是色谱仪中最核心的部分，依靠色谱柱可以实现混合物各组分的分离。气相色谱单元主要依靠毛细管色谱柱进行样品分离，色谱柱入口端与进样系统的气化室相连，出口端经过一个传输线进入质谱仪。毛细管柱由柱管和固定相组成，在固定相相同的情况下，色谱柱越长，塔板数越多，分离效果越好。毛细管柱固定相可分为固体固定相和液体固定相两种，固体固定相是在管壁表面黏合很薄一层小颗粒物质，通常为苯乙烯衍生物或氯化铝、分子筛等，固体固定相分离是依靠待分离组分在固定相中吸附能力不同而实现的。液体固定相通常使用具有高稳定性的高沸点有机物，又称固定液，一般为聚硅氧烷类和聚乙二醇类物质，液体固定相的分离是依靠待分离组分在气液两相中分配系数不同而实现的。柱箱主要作用是为色谱柱提供一个适于有机物样品分离的温度。

（2）液相色谱单元

液相色谱单元与气相色谱单元的分离原理一样，都是利用物质在流动相和固定相中吸附或分配系数的微小差异达到分离的目的。但与气相色谱单元利用气体为流动相不同，液相色谱单元以液体为流动相。液相色谱单元包括输液泵、梯度淋洗装置、进样器和色谱柱等。

① 输液泵　在液相色谱单元中，由于使用了粒度很细的固定相和一定黏度的流动相，因此必须借助输液泵来施加压力，使流动相以一定的速度通过色谱柱。输液泵的性能直接影响分析过程的稳定性和检测结果的精度，一般要求输液泵输出流量恒定，脉冲小，流量在较大范围内可调，易于更换溶剂。按照液体输出的形式，输液泵可分为恒压泵和恒流泵两大类。

② 梯度淋洗装置　梯度淋洗是指载液中含有两种或两种以上不同极性的溶剂，在分离过程中按一定的程序连续改变载液中溶剂的配比和极性，通过载液极性的变化来改变分离组分的分离系数以提高分离效果。应用梯度淋洗可以缩短分析时间，提高分辨能力，改善峰形，提高检测灵敏度及定量分析的精度。

③ 进样器　进样器是将一定量的待分析样品送入液相色谱单元的装置，可分为手动进样阀和自动进样器两种形式。进样技术的影响因素包括进样体积、进样时间、样品浓度、选用的进样装置、进样方式和进样位置。进样体积过大会使柱效下降，峰变宽。进样时间越短越好，但较难控制，阀进样操作中进样时间受流动相的流速影响。进样过程需控制样品浓度，浓度过大易使柱头瞬间饱和，造成谱峰严重展宽，分离度下降。柱

头超载不仅与固定相有关，还与溶质及溶剂的性质有关。

④ 色谱柱 色谱柱是用于分离复杂混合物中化学分子的高效分离工具。液相色谱柱一般由塑料保护堵头、柱头螺栓、刃环、密封圈、筛板、色谱柱管和固定相组成。根据分离目的选择色谱柱的类型与构型，基于不同原理和角度，液相色谱固定相分类方式包括：按基质材料可分为聚合物、无机氧化物等主要类型；按结构和形状可分为全孔型和薄壳型，无定形和球形，整体柱等；按固定相表面改性与否可分为吸附型和化学键合型；按照分离模式可分为正相、反相、离子交换、疏水作用、体积排阻、亲和、手性等；按照分离规模及色谱柱的几何尺寸可分为制备柱、分析柱、微型柱等。色谱柱的主要性能指标包括理论塔板数、峰不对称因子、对两种不同溶质的选择性、色谱柱的反压、保留值的重现性、键合相浓度、色谱柱稳定性等。

2.2.1.2 接口

接口技术是色谱-质谱联用仪的关键技术。理想的接口不仅能除去全部载气或溶剂，而且可把待测物毫无损失地从色谱仪传输到质谱仪。

（1）气相色谱-质谱联用仪接口

由于气相色谱仪是在常压状态下操作，而质谱工作需要高真空，因此在气相色谱和质谱两者之间的接口是解决气相色谱-质谱联用技术的关键组件。

直接导入型接口方式是迄今为止最常用的一种技术。此法直接将毛细管色谱柱插入质谱仪的离子化室中，它仅靠金属导管、加热套、温度控制和测温元件等部件即可满足气相色谱-质谱联用技术的要求，适用于载气为氦气或氢气，且色谱柱出口流速小于2mL/min 的系统。此外，开口分流技术也可用于气相色谱-质谱联用仪接口。这一接口技术是将毛细管色谱柱出口与处于质谱单元内部的传输线毛细管对接，两段毛细管中间留有约 1mm 的缝隙，外面有氦气保护。采用开口分流技术的 GC 出口仍为常压状态，因而其对毛细管柱对接的要求极其严格。

（2）液相色谱-质谱联用仪接口

在液相色谱-质谱联用仪接口技术发展过程中，最早的是出现于 20 世纪 70 年代的直接进样（direct liquid introduction，DLI）、流动床技术，然后是出现于 20 世纪 80 年代的热喷雾（thermo spray interface，TSI）、高临界萃取、连续原子束快速轰击（continuous-flow fast atom bombardment，CF-FAB）技术，最后是出现于 20 世纪 90 年代后，也是当前应用最广泛的大气压下电离（atmospheric pressure ionization，API）接口技术，主要包括电喷雾离子化（electrospray ionization，ESI）、大气压化学离子化（atmospheric pressure chemical ionization，APCI）及大气压光离子化（atmospheric pressure photoionization，APPI）。

① 电喷雾离子化（ESI） 电喷雾的电离机理主要是离子蒸发机制与带电残基（分子）机制。离子蒸发机制是施加高压的毛细管针尖与反电极之间可产生强电场，并使毛细管针尖上的溶液表面的电荷数急剧增加，形成带高密度电荷的液滴，与此同时溶剂不断蒸发，当液滴电荷之间的库仑斥力大于其表面张力时，液滴即爆裂形成小雾滴，并在电场的作用下运动，小雾滴可在强电场中继续破裂，形成更小的带电雾滴，如此不断破

裂，最后形成气相离子化分子。带电残基（分子）机制首先是强电场使溶液带电，形成带电雾滴，带电的雾滴向带相反电势的电极方向运动，并迅速去溶剂，溶液中分子所带电荷在去溶剂时被保留在分子上，结果形成离子化分子。

ESI 源主要由五部分组成：流动相导入装置；真正的大气压离子化区域，通过大气压离子化产生离子；离子取样孔；大气压到真空的界面；离子光学系统，该区域的离子随后进入质量分析器。

ESI 技术的优点包括：离子化效率高；离子化模式多，正负离子模式均可分析；对蛋白质的分析分子量测定范围可达 10^5 以上；对热不稳定性化合物能够产生高丰度的分子离子峰；可与大流量的液相色谱联机使用；通过调节离子源电压可以控制离子的断裂，提供结构信息。

② 大气压化学离子化（APCI） APCI 是借助电晕放电启动一系列气相反应以完成离子化的过程。APCI 主要针对含酸基或碱基的样品，不适合于热不稳定性的样品分析，适合分析具有一定挥发性的中、低极性的小分子化合物，如醇、醚等。

APCI 技术的优点包括：形成单电荷的准分子离子，不会发生信号重叠、图谱清晰度降低的问题；适应高流量梯度洗脱的流动相；采用电晕放电使流动相离子化，可大大增加离子与样品分子的碰撞频率，比化学电离（chemical ionization，CI）的灵敏度高 3 个数量级。

③ 大气压光离子化（APPI） APPI 是在大气压下利用光化作用将气相分析物离子化的技术。其离子源包括加热的雾化气辅助样品溶液喷雾和去溶剂化，以及一个真空紫外灯或者紫外灯诱导离子化。

2.2.1.3 质谱单元

质谱是将分子（或原子）用一定方式裂解后生成的各种离子按其质荷比大小排列而成的图谱。通过样品的质谱来进行成分和结构分析的方法称为质谱法。质谱法的基本流程是样品通过进样系统进入离子源，采用一定的离子化手段使样品分子电离成各种不同质荷比的离子碎片，这些离子碎片被加速进入质量分析器，在质量分析器中按质荷比大小被分离并依次被检测器检测，经信号处理、记录得到样品的质谱。

（1）质谱单元组成

质谱仪主要由进样系统、离子源、质量分析器、检测器和真空系统组成。

① 进样系统 在色谱-质谱联用仪中，色谱单元可以看作是质谱的进样器。

② 离子源 离子源的作用是将待分析的分子或原子电离成离子，得到带有样品信息的离子。在气相色谱-质谱联用仪中，最常用的离子源有电子电离源（electron ionization，EI）和化学电离源（chemical ionization，CI）两种。

电子电离源也称电子轰击源，是通过电子束与样品分子碰撞使样品分子电离。有机化合物分子与电子碰撞产生离子，电离效率与样品浓度和电子能量有关，将灯丝与电子收集极之间的电压定为 70V（电子能量 70eV）可以获得较高且稳定的电离效率，谱图重现性好。目前所有标准谱图都是在电子能量为 70eV 的条件下得到的。在电子轰击下，样品可通过 4 种途径形成离子：a. 样品分子在电子碰撞下失掉一个电子，形成具有一定内能的分子离子；b. 分子离子进一步发生化学键断裂，形成碎片离子；c. 分子离子发生结构重排，形成重排离子；d. 通过分子-离子反应生成加合离子。这样，样品分子可以产生很多带有结构信息的离子，对这些离子进行质量分析和检测，可以得到带有丰富样品信息的质谱图。

化学电离源是另外一种常见的离子源。有些化合物稳定性差，用电子电离源不易得到分子离子，因而也就得不到分子质量。为了得到分子质量，可以采用化学电离源。化学电离源不是依靠电子直接轰击样品使其电离，而是通过离子-分子反应产生样品离子。因此它是一种“软”电离方式。化学电离源工作过程中要引进一种反应气（也称“试剂气”）。反应气的压强为 60Pa 左右。由于反应气的量比样品气要大得多，因而灯丝发出的电子主要是使反应气电离，产生反应气离子，然后反应气离子与样品分子进行离子-分子反应，并使样品分子电离。离子-分子反应的类型主要有质子转移反应、加合反应、电荷交换和电子捕获 4 种。

在液相色谱-质谱联用法中，离子源同时是液相单元和质谱单元之间的接口装置，常用的有电喷雾源（ESI）和大气压化学电离源（APCI）。

③ 质量分析器　质量分析器是使离子源产生的离子按质荷比（m/z）顺序分开的装置。四极杆（quadrupole rod，Q）质量分析器结构紧凑、价格低廉、性能稳定，是目前最为常用的质量分析器。四极杆质量分析器（图 2-1）由 4 根平行的圆柱形电极组成，电极分为两组，所加的电压由一个直流电压（U）和一个射频电压（$V\cos\omega t$，V 为射频电压最大值）组成。两对杆之间的交流成分正好相差 180°，当离子由电极间轴线方向进入电场后，会在极性相反的电极间产生振荡。只有质荷比在一定范围的离子才可以围绕电极间轴线做有限振幅的稳定振荡运动，因此在某一时刻，只有那些具有一定质荷比的离子可以通过并到达检测器，其他离子由于无法形成稳定振荡，振幅不断增大，直到碰到电极杆被中和湮灭。

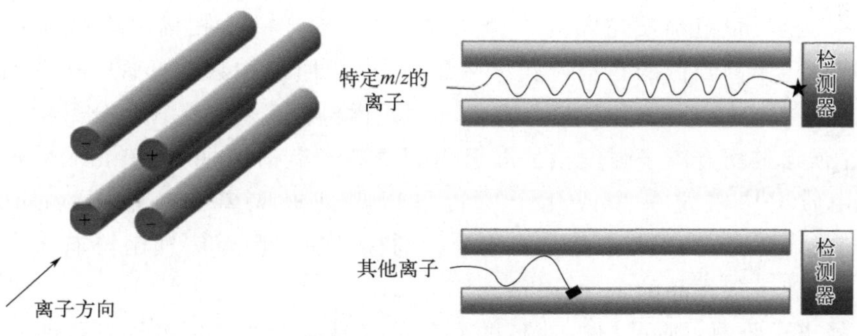

图 2-1　四极杆原理图

在实际使用过程中，常将多种质量分析器串联使用，即串联质谱法（tandem mass spectrometry，MS/MS），如三重四极杆质谱仪就是由 3 个四极杆质量分析器串联而成（图 2-2）。

④ 检测器　检测器的作用是接收并检测从质量分析器来的离子，使其变为电信号放大输出，离子通过质量分析器的分离，依次到达检测器，检测器对离子进行计数，进行面积归一化即可获得质谱图并用于分析。为了获得较高的灵敏度，必须对到达检测器

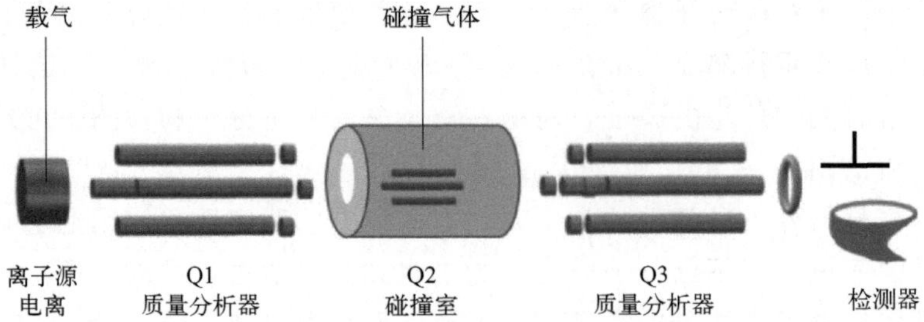

图 2-2 三重四极杆结构图

的离子数进行倍增（10^6～10^8 倍），使其获得可测定的宏观表征，即使微量的离子数也可被检出。四极杆质谱仪所用的检测器主要是电子倍增器和光电倍增器。

⑤ 真空系统　为了保证离子源中灯丝的正常工作，保证离子在离子源和分析器中正常运行，消减不必要的离子碰撞、散射效应、复合效应和离子-分子反应，减小本底与记忆效应，因此，质谱系统的离子源、质量分析器及检测系统都必须处于高真空状态。一般真空系统由机械真空泵和扩散泵或涡轮分子泵组成。扩散泵是最常用的高真空泵，其性能稳定可靠，但启动慢，从停机状态到仪器正常工作所需时间长；涡轮分子泵启动快，但使用寿命短于扩散泵，涡轮分子泵使用方便，没有油扩散污染问题，在现有质谱系统中应用广泛。

（2）质谱数据采集模式

在色谱-质谱联用仪中，色谱仪的作用是将混合物分离，其操作方式基本不变，但质谱仪可以有多种扫描方式，如全扫描、选择离子监测、子离子扫描、母离子扫描、中性碎片丢失扫描和多反应监测等。

① 全扫描　全扫描（full scan，SCAN）方式是在 U/V 比值不变的情况下，$U(V)$ 值由高到低连续阶梯式变化，使离子从高质量端到低质量端依次通过四极杆到达检测器，形成一张全质量范围质谱图的一种扫描过程。对于一次扫描（或得到一个全谱），仪器要完成电压由高到低的扫描（数据采集）、电压回复和数据处理三个过程。SCAN 是最常用的扫描方式，用这种扫描方式得到的质谱包含了待测化合物分子生成的所有离子。将每个质谱的所有离子强度相加即可得到总离子色谱图（total ion chromatogram，TIC），而由质谱中选定一个或几个质量可以得到提取离子色谱图（extracted ion chromatogram，EIC）。TIC 也是待测化合物的标准质谱图，信息比较丰富，可以进行库检索，适用于一般样品的定性分析。

② 选择离子监测　质谱扫描时 V 的变化可以是连续的，也可以是跳跃式的。所谓跳跃式扫描是只检测某些质量的离子，故称为选择离子监测（selected ion monitoring，SIM）。通常在待测化合物中选一个特征离子作为定量离子，选择 2～3 个特征离子作为定性离子，并且确定扫描时间窗口、质量窗口、扫描离子停留时间等，其余与 SCAN 类似，这样就消除了复杂基体的干扰。如果在目标物保留时间处定性离子全部出现而且离子丰度与目标物相同，即可对目标物定性。利用定量离子的质量色谱图可以定量分析。该模式灵敏度高，通过选择适当的离子可以消除其他组分的干扰，提高检测的选择性和灵敏度。因此 SIM 适合于目标化合物的检测和复杂化合物的定量分析。SIM 的灵

敏度比 SCAN 要高 1～2 个数量级，主要是因为在同样的扫描时间内，SCAN 可能要扫几百个质量，而 SIM 只扫几个质量，这样，平均到每一个质量的时间 SIM 要长得多。用 SIM 得到的质谱图不是标准质谱图，不能用于库检索。因此，进行有机物定性分析时，一般不采用 SIM。

③ 子离子扫描　子离子扫描（product ion scan）模式是利用质量分析器固定扫描电压，选择某一质量的母离子进入碰撞室，与碰撞室内的碰撞气体发生碰撞诱导裂解，另一个质量分析器进行全扫描，得到的所有碎片离子都是由选定的母离子产生的子离子。该模式主要用于化合物的结构分析。

④ 母离子扫描　母离子扫描（precursor ion scan）模式是第一个质量分析器选择母离子进入碰撞室，与碰撞室内的碰撞气体发生碰撞诱导裂解，另一个质量分析器固定扫描电压，只选择某一特征离子进行扫描，该特征离子是由所选择的母离子产生的，由此得到所有能产生该子离子的母离子质谱。该模式主要用于同系物分析。

⑤ 中性碎片丢失扫描　中性碎片丢失扫描（neutral loss scan）模式是第一个质量分析器选择所有离子进入碰撞室，与碰撞室内的碰撞气体发生碰撞诱导裂解，第二个质量分析器以与前者固定质量差联动扫描，检测丢失该固定质量中性碎片的离子对，得到中性碎片质谱。即一个质量分析器扫描丢失了中件碎片的母离子，另一个质量分析器扫描丢失了中性碎片的子离子。该模式主要用于中性碎片分析。

⑥ 多反应监测　多反应监测（multiple reaction monitoring，MRM）模式是第一个质量分析器选择一个或多个特征离子进入碰撞室，与碰撞室内的碰撞气体发生碰撞诱导裂解，另一个质量分析器进行选择离子扫描，只有符合特定条件的离子才能被检测到。用这种检测方式的好处是提高了选择性，即便是质量相同的离子同时通过了第一个质量分析器，仍然可以依靠其子离子的不同将其分开。实际上这种扫描方式对目标化合物进行了 3 次选择：a. 依靠色谱保留时间进行一次选择，去掉了色谱保留时间不同的大部分杂质；b. 依靠第一个质量分析器进行了第二次选择，去掉了色谱保留时间相近但分子质量（或主要碎片峰）不同的杂质；c. 依靠第二个质量分析器进行了第三次选择，去掉了分子质量相同（或所选特征母离子相同）但子离子不同的杂质。因此，MRM 模式选择性更强，信噪比更高，主要用于化合物定量分析。

2.2.2　色谱-质谱联用技术的应用

2.2.2.1　气相色谱-质谱联用仪在合成大麻素检测领域的应用

可疑样品缴获物中 SCs 的含量一般为万分之几至百分之几十，在一般实验室中的气相色谱-质谱联用仪即可满足定性定量分析测定需求。

刘翠梅等建立了电子烟油样品中 MDMB-4en-PINACA、4F-MDMB-BUTINACA、ADB-BUTINACA、4F-MDMB-BUTICA 和 5F-MDMB-PICA 共计 5 种 SCs 的 GC-MS 定性定量分析方法。通过将电子烟油样品用甲醇稀释后使用 GC-MS 进行分析，以特征碎片离子和保留时间对电子烟油中的 SCs 进行定性分析，在 SIM 模式下选用与目标物结构类似、出峰时间接近的合成大麻素 JWH-250 作为内标物，采用内标法对 SCs 进行定量分析。5 种 SCs 在 0.025～1.000mg/mL 浓度范围内线性相关系数均大于 0.998，定量限均为 0.025mg/mL，基质加标回收率为 94%～103%，日内精密度相对标准偏差（relative standard deviation，RSD）小于 2.5%，日间精密度 RSD 小于 4.0%。

宋辉针对电子烟油中的 MDMB-4en-PINACA、4F-MDMB-BUTINACA、5F-ADB、ADB-BUTINACA、ADB-4en-PINACA、ADB-FUBINACA、AMB-FUBINACA、ADB-BINACA 和 ACHMINACA 共计 9 种吲唑类新型 SCs 物质，以地西泮为内标物，建立了 GC-MS 同时定性定量分析方法。结果表明，9 种 SCs 能在 20min 内得到有效分离，并在 1.0～100.0μg/mL 范围内呈现良好的线性关系，相关系数均大于 0.997，检出限和定量限分别为 0.04～0.25μg/mL 和 0.15～0.85μg/mL，加标回收率为 95.1%～104%，日内 RSD 均小于 4.6%，日间 RSD 均小于 8.4%。

杨荣极等针对电子烟油和烟丝中的 4F-MMB-BUTINACA、MDMB-4en-PINACA、4F-MDMB-BUTINACA、5F-ADB、ADB-BUTINACA、5F-EMB-PINACA、AMB-4en-PICA、ADB-4en-PINACA、4F-MDMB-BUTICA、AMB-FUBINACA、MDMB-FUBINACA、5F-MDMB-PICA、5F-EMB-PICA、5F-EDMB-PICA、AMB-FUBICA、MDMB-FUBICA 和 4F-ABUTINACA 共计 17 种 SCs 建立了 GC-MS/MS 检测方法。该方法采用 GC-MS/MS 的 MRM 模式测定，以外标法定量。在 20min 内，除 5F-ADB 与 ADB-BUTINACA 色谱峰部分重叠，其余 15 种合成大麻素均被有效分离。17 种合成大麻素在浓度为 20～1000ng/mL 范围内线性关系良好，相关系数均大于 0.999，检出限为 4～6ng/mL，定量限为 12～20ng/mL，日内精密度 RSD 小于 5.5%，日间精密度 RSD 小于 8.5%，在烟油基质中的回收率为 83.2%～113.2%，在烟丝提取液基质中的回收率为 90.2%～116.8%。

2.2.2.2 液相色谱-质谱联用仪在合成大麻素检测领域的应用

相较于气相色谱-质谱联用仪，液相色谱-质谱联用仪的灵敏度更高，适用于低含量 SCs 类物质的筛查和定量测定。

黄钰等以 0.1% 甲酸水溶液和 0.1% 甲酸-乙腈溶液为流动相，采用 ACQUITY UPLC BEH C_{18} 色谱柱分离，在 MRM 模式下，建立了测定毛发中 112 种 SCs 的超高效液相色谱-三重四极杆质谱（UPLC-MS/MS）方法。112 种 SCs 的检出限为 0.5～5ng/g，线性相关系数均大于 0.9990。利用该方法对公安部门采集的 15 份疑似吸食 SCs 人员的毛发样品进行检测，检出 4CN-CUMYL-BUTINACA、MDMB-4en-PINACA、4F-MDMB-BUTICA、ADB-BUTINACA 和 5F-MDMB-PICA 共计 5 种 SCs 类物质，含量为 1.4～48.2ng/g。

杨哲等建立了同时检测电子烟油中 102 种 SCs 的液相色谱-三重四极杆质谱法（LC-MS/MS），一次进样即可实现 102 种 SCs 的筛查和定量。采用该方法 102 种 SCs 可在 18min 内分离，各物质在 1～100.0ng/mL 浓度范围内线性关系良好，相关系数不低于 0.9915，检出限为 0.01～0.30ng/mL，定量限为 0.04～0.99ng/mL。该方法可满足实际样品的相关鉴定工作需求。

蒋力维等建立了在线固相萃取/液相色谱-串联质谱（on-line SPE/LC-MS/MS）同

时测定自来水、地表水和污水中 71 种 SCs 及其 16 种代谢物的分析方法。该方法利用 HLB 固相萃取柱（30mm×2.1mm×20μm）净化和富集，以内标法定量。结果表明，87 种目标物在 1～200ng/L 范围内线性关系良好，相关系数均大于 0.990，定量限为 0.03～0.73ng/L。以自来水、地表水和生活污水为基质，在 2ng/L、75ng/L、150ng/L 加标水平下，除 SC-0862 和 *N*-(1-氨基-3,3-二甲基-1-氧代丁-2-基)-1-(4-丁酸)-1*H*-吲唑-甲酰胺(ADB-BUTINACA *N*-butanoic acid metabolite)这两种代谢物外，其余 85 种目标物的加标回收率为 60.4%～130%，相对标准偏差（RSD，$n=6$）为 0.20%～9.80%。

2.3　高分辨质谱技术

低分辨质谱由于分辨率低、扫描速率慢等问题，测定的化合物质荷比（m/z）精度仅能精确到整数位，因此在化合物定性分析中容易受到复杂基质的干扰。随着新型 SCs 的不断出现，对化合物结构鉴定准确性的需求增加，低分辨质谱已经难以满足分析的需求，高分辨质谱（HRMS）应用越来越广泛。HRMS 可测定化合物的精确质荷比（可精确到小数点后 4 位），获得准确元素组成，提供化合物结构信息，从而能够更彻底地排除基质干扰，将质量数非常接近的基质干扰物和目标物区分开，大幅度降低对色谱分离的要求。依据质量分析器的不同，在合成大麻素类物质的分析中常用的高分辨质谱主要分为飞行时间（time of flight，TOF）高分辨质谱和静电场轨道阱（orbitrap）高分辨质谱两类。

2.3.1　飞行时间高分辨质谱

基于动能相同而质荷比不同的离子在恒定电场中运动经过恒定距离所需时间不同的原理，飞行时间高分辨质谱（TOF HRMS）对目标化合物进行定性定量检测，每秒钟可得到 100 个质谱图，分辨率能达到 60000 FWHM（半峰全宽）。TOF HRMS 具备微秒级的快速扫描速度、高离子传输率、高灵敏度、高分辨率，以及理论上质量检测范围无上限等诸多优点，充分保证了一次扫描可同时筛查几百种甚至上千种化合物功能的实现。TOF HRMS 可与四极杆、离子阱质量分析器联用，其中离子阱-飞行时间质谱借助离子阱的多级质谱技术，主要应用于未知物分子的结构分析，在高通量检测中的应用往往受限较大。而四极杆-飞行时间高分辨质谱（Q-TOF HRMS）以四极杆作为质量过滤器，以飞行时间作为质量分析器，结合两者的优势，具有高灵敏度的二级质谱功能，能够实现对母离子、子离子的精确测定，在高通量快速检测领域应用广泛。

2.3.2　静电场轨道阱高分辨质谱

静电场轨道阱高分辨质谱（orbitrap HRMS）工作时，中心电极逐渐加上直流高压，在orbitrap HRMS内产生特殊几何结构的静电场。离子在静电场的作用下，在orbitrap HRMS的内部做螺旋状运动，沿中心内电极做水平和垂直方向的振荡。通过快速傅里叶变换来获取不同质量离子的频谱，转换为准确质荷比后得到精准的质谱图。相比于TOF HRMS，orbitrap HRMS在分辨率、质量准确度、灵敏度、线性范围和稳定性方面均具领先优势，分辨率在 $m/z=200$ 处可达1000000 FWHM，但其扫描速度较TOF HRMS慢得多。Orbitrap HRMS主要包括线性离子阱-静电场轨道阱组合高分辨质谱（LTQ orbitrap HRMS）和四极杆-静电场轨道阱组合高分辨质谱（Q-exactive orbitrap HRMS）。LTQ orbitrap HRMS将线性离子阱可以产生多级质谱的能力与静电场轨道阱质谱全扫描模式的高分辨率、高准确度的优势相结合，相比Q-TOF HRMS具有更灵敏的全扫描检测能力、更高的质量精密度和更宽的线性检测范围。Q-exactive orbitrap HRMS通过结合四极杆的高选择性离子过滤技术，几乎可同时获得全扫描质谱图和高分辨精确质量数的二级质谱图，为高通量检测提供了可能。

2.3.3　高分辨质谱常用数据采集模式

组合型高分辨质谱仪的出现，除了最常见的全扫描模式外，还提供了丰富多样的样品数据采集模式，给化合物的快速筛选和识别带来了契机。高分辨质谱的两种常见数据采集模式是数据/信息依赖性采集和数据非依赖性采集。

在数据/信息依赖性采集（data/information dependent acquisition，DDA/IDA）模式下，可同时获得样品的全扫描数据及其中部分化合物的二级质谱信息；在数据非依赖性采集（data independent acquisition，DIA）、全离子碎裂（all-ion fragmentation，AIF或 MS^E）或全景采集技术（sequential window acquisition of all theoretical，SWATH）模式下，可获得样品中所有化合物的二级质谱信息（图2-3）。

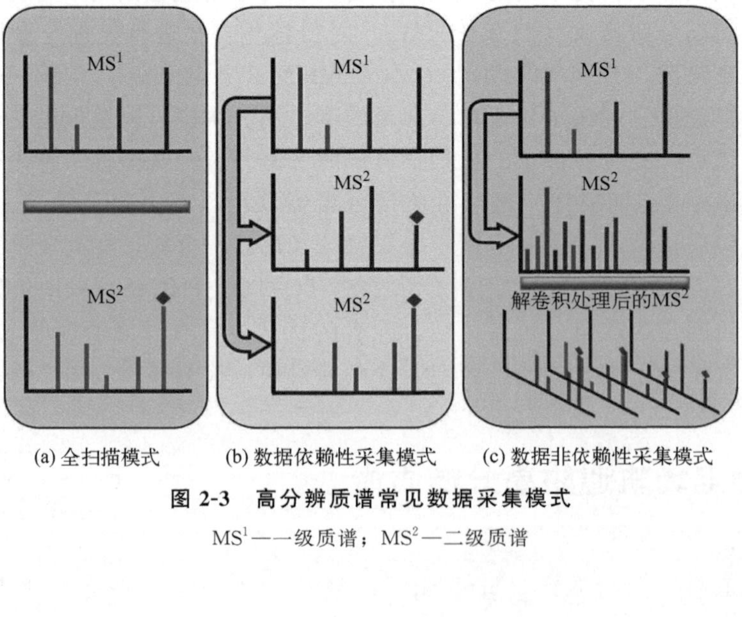

(a) 全扫描模式　(b) 数据依赖性采集模式　(c) 数据非依赖性采集模式

图2-3　高分辨质谱常见数据采集模式

MS^1—一级质谱；MS^2—二级质谱

2.3.4 高分辨质谱技术的应用

于维彪等通过 LC Q-TOF-MS 对电子烟油中新型合成大麻素 ADB-BUTINACA 和 MDMB-4en-PINACA 进行了定性分析，该研究使用全扫描模式分析了电子烟油样品的甲醇提取液，在 13.039min 和 16.143min 分别测到了与 ADB-BUTINACA 和 MDMB-4en-PINACA 的 $[M+H]^+$ 质谱图一致的离子峰。Gundersen 等基于 QTOF-MS，先使用全扫描模式采集尿液中合成大麻素代谢物的一级谱图信息，再从一级谱图中筛选目标质荷比，第二次进样进行碰撞诱导解离（collision induced dissociation，CID）碎裂分析，获取二级谱图，使用 MassHunter 数据处理软件将二级谱图与数据库匹配以确定物质。柯星等使用四极杆-静电场轨道阱组合 HRMS 对合成大麻素 5F-ADB、5F-MDMB-PICA 和 ADB-FUBINACA 的体外代谢物及代谢途径进行了研究，运用 DDA 的一级全扫描-自动触发二级（full MS/dd MS^2）模式进行数据采集，再结合 Compound Discoverer 和 Xcalibur 数据处理软件筛选和识别 3 种合成大麻素体外代谢物。Qin 等利用四极杆-静电场轨道 HF HRMS 的 full MS/dd MS^2 模式采集了人尿液、血清和毛发样品中 5F-MDMB-PICA 代谢物的一级和二级谱图信息，比较了 3 种基质代谢的差异，认为尿液样品是用于确认 5F-MDMB-PICA 滥用的首选生物样品，在尿液中共筛选识别到 47 种代谢物。Scheidweiler 等基于 Q-TOF HRMS 的 SWATH 模式建立了非靶向识别 47 种合成大麻素代谢物的分析方法，模式具体内容是，在 100～1000 质荷比范围内进行 TOF MS 的全扫描模式采集；在质荷比 228～408 范围内设置 30 个 SWATH MS/MS 的四极杆隔离窗口（宽度为 6Da），将 TOF MS 全扫描和 30 个 SWATH MS/MS 的总循环时间设置为 900ms，该方法对合成大麻素及代谢物的扩展性强，且采集得到的谱图数据可进行回溯分析，即若有新型合成大麻素及代谢物出现，可迅速更新数据处理方法重新进行评估。Bade 等利用 TOF HRMS 对澳大利亚进行了全国性的城市污水分析，基于包含近 200 种新精神活性物质的质谱数据库和建立的 SWATH 方法对所收集的污水样品进行分析，最终共筛选发现了 22 种新精神活性物质，在至少 1/2 的分析区域检测到了 5 种合成大麻素。

参考文献

[1] 翟晚枫，张春水，高利生. 高效液相色谱法同时测定新型香料毒品中的 10 种合成大麻素[J]. 分析测试学报，2014,33(8)：893-898.

[2] 苗翠英，邱志远，翟晚枫，等. 合成大麻素 JWH-250 的高效液相色谱分析方法研究[J]. 刑事技术，2015,40(5)：396-399.

[3] 刘彤彤，韩小燕. 合成大麻素检测方法的研究及应用[J]. 广东化工，2019,46(8)：93，92.

[4] 焦台风，李亚庆，康刚，等. 电子烟油和毛发中合成大麻素 CUMYL-PEGACLONE 的检测[J]. 法医学杂志，2022，38(5)：595-600.

[5] 焦台风，李亚庆，康刚，等. HPLC-MS/MS 法快速测定电子烟油中 58 种合成大麻素[J]. 刑事技术，2023，48(1)：62-69.

[6] González-Mariño I, Thomas K V, Reid M J. Determination of cannabinoid and synthetic cannabinoid metabolites in wastewater by liquid-liquid extraction and ultra-high performance supercritical fluid chromatography-tandem mass spectrometry[J]. Drug Testing and Analysis, 2018, 10(1): 222-228.

[7] Hur J, Lee W, Kim B H, et al. Comprehensive screening of multiclass illegal adulterants in herbal supplements and spice-type drugs using specific MS/MS fragmentations by UHPLC-Q/TOF-MS[J]. Analytical Methods, 2019, 11(41): 5260-5273.

[8] Pandopulos A J, Bade R, O'Brien J W, et al. Towards an efficient method for the extraction and analysis of cannabinoids in wastewater[J]. Talanta, 2020, 217: 121034.

[9] 唐庆强，夏林兵，曹丹，等. 固相萃取-气相色谱质谱法测定食品中 9 种大麻素[J]. 食品科学, 2022, 43(24): 357-364.

[10] 郭思言，蔡翔宇，郑文，等. 超高效液相色谱-高分辨质谱法分析不同食品基质中多种新型合成大麻素[J]. 质量安全与检验检测，2024,34(1)：8-15.

[11] 史洪飞，徐伯芃，徐成鑫，等. QuEChERS/高效液相色谱-四极杆-飞行时间质谱法测定巧克力中的 18 种合成大麻素[J]. 分析测试学报, 2023, 42(11): 1461-1468.

[12] O'Rourke C E, Subedi B. Occurrence and mass loading of synthetic opioids, synthetic cathinones, and synthetic cannabinoids in wastewater treatment plants in four U. S. communities [J]. Environmental Science & Technology, 2020, 54(11): 6661-6670.

[13] Fan X L, Zhang J H, Fu X F, et al. Analysis of synthetic cannabinoids in wastewater of major cities in China [J]. Science of The Total Environment, 2022, 827: 154267.

[14] 刘悦鑫，苏佳丽，李昕怡，等. UPLC-MS/MS 检测城市生活污水中的两种合成大麻素及其代谢产物[J]. 刑事技术, 2023, 48(3): 228-234.

[15] Kim J, In S, Park Y, et al. Deposition of JWH-018, JWH-073 and their metabolites in hair and effect of hair pigmentation[J]. Analytical and Bioanalytical Chemistry, 2013, 405(30): 9769-9778.

[16] Shi Y, Zhou L Y, Li L, et al. Detection of a new tert-leucinate synthetic cannabinoid 5F-MDMB-PICA and its metabolites in human hair: Application to authentic cases[J]. Frontiers in Chemistry, 2020, 8: 610312.

[17] Strano-Rossi S, Odoardi S, Fisichella M, et al. Screening for new psychoactive substances in hair by ultrahigh performance liquid chromatography-electrospray ionization tandem mass spectrometry [J]. Journal of Chromatography A, 2014, 1372: 145-156.

[18] Salomone A, Gerace E, D'Urso F, et al. Simultaneous analysis of several synthetic cannabinoids, THC, CBD and CBN, in hair by ultra-high performance liquid chromatography tandem mass spectrometry. Method validation and application to real samples[J]. Journal of Mass Spectrometry, 2012, 47(5): 604-610.

[19] Larabi I A, Fabresse N, Etting I, et al. Prevalence of New Psychoactive Substances(NPS) and conventional drugs of abuse(DOA) in high risk populations from Paris(France) and itssuburbs[J]. Drug and Alcohol Dependence, 2019, 204: 107508.

[20] Arbouche N, Raul J S, Garnier D, et al. Testing for AB-PINACA in human hair: Distribution in head hair versus pubic hair[J]. Drug Testing and Analysis, 2019, 11(4): 610-616.

[21] Dresen S, Kneisel S, Weinmann W, et al. Development and validation of a liquid chromatography-tandem mass spectrometry method for the quantitation of synthetic cannabinoids of the aminoalkylindole type and methanandamide in serum and its application to forensic samples[J]. Journal of Mass Spectrometry, 2011, 46(2): 163-171.

[22] Knittel J L, Holler J M, Chmiel J D, et al. Analysis ofparent synthetic cannabinoids in blood and urinary metabolites by liquid chromatography tandem mass spectrometry[J]. Journal of Analytical Toxicology, 2016, 40(3): 173-186.

[23] Berg T, Kaur L, Risnes A, et al. Determination of a selection of synthetic cannabinoids and metabolites in urine by UHPSFC-MS/MS and by UHPLC-MS/MS[J]. Drug Testing and Analysis, 2016, 8(7): 708-722.

[24] 张佳丽，王鑫，向平. 尿液中大麻及合成大麻素 MDMB-4en-PINACA、ADB-BUTINACA 酶水解条件研究[J].

中国法医学杂志，2024，39(1)：44-49.

[25] Tyndall J A，Gerona R，de Portu G，et al. An outbreak of acute delirium from exposure to the synthetic cannabinoid AB-CHMINACA[J]. Clinical Toxicology，2015，53(10)：950-956.

[26] 徐恩宇，张云峰，宋歌，等. 全血中 4 种新型合成大麻素的快速检测[J]. 法医学杂志，2019，35(6)：677-681.

[27] 陈跃，王忠娟，张兆宏，等. 高效液相色谱-串联质谱法测定血液和尿液中 7 种合成大麻素类物质[J]. 中国人民公安大学学报(自然科学版)，2024，30(3)：1-9.

[28] 王冠翔，张云峰，王瑞花，等. 血液中吲唑酰胺类合成大麻素的检验研究[J]. 分析试验室，2021，40(12)：1430-1436.

[29] 徐秀明. 高效液相色谱-三重四极杆质谱联用法检测血清中合成大麻素 JWH-203[J]. 中国刑警学院学报，2017，(5)：79-82.

[30] 林宽. 超高效液相色谱串联质谱技术检验体液中三种常见合成大麻素[D]. 北京：中国人民公安大学，2018.

[31] 古锟山，王继芬，张瑛，等. 尿液中新型合成大麻素及其代谢物的检验研究[J]. 分析试验室，2023，42(11)：1494-1501.

[32] Gundersen P O M，Spigset O，Josefsson M. Screening，quantification，and confirmation of synthetic cannabinoid metabolites in urine by UHPLC-QTOF-MS[J]. Drug Testing and Analysis，2019，11(1)：51-67.

[33] 张志远，宋辉，李想，等. QuEChERS 结合超高效液相色谱-四极杆/静电场轨道阱高分辨质谱法同时测定全血中 10 种新型合成大麻素[J]. 分析测试学报，2022，41(11)：1658-1663.

[34] 林宽，王继芬，吕昱帆，等. 超高效液相色谱串联质谱法检验全血中三种合成大麻素[J]. 分析试验室，2017，36(8)：894-899.

[35] Dybowski M P，Typek R，Dawidowicz A L，et al. On practical problems in precise estimation of 5F-ADB in urine samples[J]. Forensic Toxicology，2021，39(1)：213-221.

[36] 刘密新，金幼菊，李重九. ATC 016.1 气相色谱-质谱联用技术[M]. 北京：中国标准出版社，2022.

[37] 许国旺，侯晓莉，朱书奎. 气相色谱分析[M]// 王敏，曾秀琼，郭伟强. 分析化学手册(第 3 版). 北京：化学工业出版社，2016.

[38] 向平，沈敏，卓先义. 液相色谱-质谱联用技术在药物和毒物分析中的应用[M]. 上海：上海科学技术出版社，2009.

[39] 宓捷波，许泓. 液相色谱与液质联用技术及应用[M]. 北京：化学工业出版社，2018.

[40] 刘翠梅，贾薇，宋春辉，等. 可疑电子烟油中 5 种吲哚或吲唑酰胺类合成大麻素的 GC-MS 定性和定量分析[J]. 法医学杂志，2023，39(5)：457-464.

[41] 宋辉. 气相色谱-质谱联用法同时测定“电子烟油”中 9 种吲唑类新型合成大麻素[J]. 分析测试学报，2022，41(6)：858-864.

[42] 杨荣极，高煜婕，廖彩云，等. 气相色谱-串联质谱法同时测定电子烟油和烟丝中的 17 种合成大麻素[J]. 中国司法鉴定，2023(4)：45-51.

[43] 黄钲，张婷婷，胡爽，等. 超高效液相色谱-串联质谱法同时检测毛发中 112 种合成大麻素类物质[J]. 质谱学报，2022，43(4)：426-437.

[44] 杨哲，蒋力维，杨思瑶，等. 液相色谱-串联质谱法同时测定电子烟油中的 102 种合成大麻素类物质[J]. 色谱，2024，42(10)：943-953.

[45] 蒋力维，杨哲，吴一获，等. 在线固相萃取/液相色谱-串联质谱法测定水中合成大麻素及代谢物[J]. 分析测试学报，2024，43(12)：1873-1882.

[46] 胡明珠，孟宪双，王春，等. 质谱在高通量快速检测技术中的应用研究进展[J]. 分析测试学报，2018，37(2)：127-138.

[47] Leendert V，van Langenhove H，Demeestere K. Trends in liquid chromatography coupled to high-resolution mass spectrometry for multi-residue analysis of organic micropollutants in aquatic environments[J]. TrAC Trends in Analytical Chemistry，2015，67：192-208.

[48] Guo J，Huan T. Comparison of full-scan，data-dependent，and data-independent acquisition modes in liquid chromatography-mass spectrometry based untargeted metabolomics[J]. Analytical Chemistry，2020，92(12)：8072-8080.

[49] 于维彪，王涛，杨健，等. 一例电子烟油中新型合成大麻素类 ADB-BUTINACA 和 MDMB-4en-PINACA 的 Q-TOF LC/MS 检验分析[J]. 中国药物依赖性杂志，2023，32(4)：286-289.

[50] Gundersen P O M, Spigset O, Josefsson M. Screening, quantification, and confirmation of synthetic cannabinoid metabolites in urine by UHPLC-QTOF-MS[J]. Drug Testing and Analysis, 2019, 11(1): 51-67.

[51] 柯星，周善慧，卓晓聪，等. 基于超高效液相色谱-Q Exactive 质谱的合成大麻素 5F-ADB、5F-MDMB-PICA 和 ADB-FUBINACA 体外代谢研究[J]. 药物分析杂志，2023，43(1)：113-125.

[52] Qin S Y, Xin G B, Wei J N, et al. Metabolic profiles of 5F-MDMB-PICA in human urine, serum and hair samples using LC-Q exactive HF-MS[J]. Journal of Analytical Toxicology, 2022, 46(4): 408-420.

[53] Scheidweiler K B, Jarvis M J Y, Huestis M A. Nontargeted SWATH acquisition for identifying 47 synthetic cannabinoid metabolites in human urine by liquid chromatography-high-resolution tandem mass spectrometry[J]. Analytical and Bioanalytical Chemistry, 2015, 407(3): 883-897.

[54] Bade R, Tscharke B J, White J M, et al. LC-HRMS suspect screening to show spatial patterns of New Psychoactive Substances use in Australia[J]. Science of The Total Environment, 2019, 650: 2181-2187.

第 3 章

合成大麻素检测方法参数及谱图信息

3.1 检测方法参数

合成大麻素类物质种类多样、结构复杂，通常需采用高选择性、高灵敏度的色谱-质谱串联技术进行检测，包括气相色谱-单四极杆质谱法、气相色谱-高分辨质谱法、液相色谱-三重四极杆串联质谱法、液相色谱-高分辨质谱法等技术手段。不同检测技术适用于不同基质、不同含量的检材样品，例如，电子烟油检材基质较为简单，其中合成大麻素含量往往处于常量级别（质量分数超过 1%），气相色谱-单四极杆质谱法足以完成对其的定性鉴定；污水基质则高度复杂，其中合成大麻素含量为痕量甚至超痕量级别（质量分数低于 0.01%），需要利用具有更高灵敏度的液相色谱-三重四极杆串联质谱法和具有更高选择性的高分辨质谱法进行定性或定量分析。

以下为四种色谱-质谱串联技术的实际应用参数。

3.1.1 气相色谱-单四极杆质谱法

色谱柱：DB-5MS（30 m×0.25mm×0.25μm）。

升温程序：初始温度 180℃ 保持 2min，以 20℃/min 速率升温至 320℃，保持 16min。

进样体积：1μL。

进样口温度：280℃。

载气模式：高纯氦气，恒流模式，1.0mL/min。

进样模式：分流，分流比 20∶1。

传输线温度：250℃。

溶剂延迟：2min。

离子源模式：EI，SCAN，40～500Da。

离子源温度：230℃。

3.1.2　气相色谱-高分辨质谱法

色谱柱：SH-Rxi-5Sil MS（30 m×0.25mm×0.25μm）。

升温程序：初始温度 60℃ 保持 1min，以 20℃/min 速率升温至 300℃，保持 19min。

进样体积：1μL。

进样口温度：260℃。

载气模式：高纯氦气，恒流模式，1.0mL/min。

进样模式：不分流。

传输线温度：280℃。

溶剂延迟：3min。

离子源模式：EI，full MS，50～600Da。

离子源温度：280℃。

3.1.3　液相色谱-三重四极杆串联质谱法

色谱柱：Shim-pack GIST-HP C_{18} AQ（100mm×2.1mm×1.9μm）。

流动相：A 为 0.1%甲酸-水，B 为甲醇-乙腈（体积比为 1∶1）混合溶液。

梯度洗脱程序：0～8min，55%～15%A；8～15min，15%A；15～16min，15%～55%A；16～18min，55%A。

进样体积：1μL。

柱温：40℃。

流速：0.4mL/min。

离子源模式：ESI，正离子模式，MRM。

雾化气：氮气，流量 3.0 L/min。

干燥气：氮气，流量 10.0 L/min。

加热气：氮气，流量 10.0 L/min。

碰撞气：氩气。

脱溶剂管温度：200℃。

接口温度：350℃。

接口电压：1kV。

3.1.4 液相色谱-高分辨质谱法

色谱柱：ACQUITY UPLC® BEH C_{18}（100mm×2.1mm×1.7μm）。

流动相：A 为 0.1%甲酸-1mmol/L 甲酸铵水溶液，B 为乙腈。

梯度洗脱程序：0～2min，95%A；2～3.5min，95%～45%A；3.5～10min，45%A；10～18min，45%～15%A；18～19min，15%～5%A；19～21min，5%A；21～21.5min，5%～95%A；21.5～23min，95%A。

进样体积：1μL。

柱温：40℃。

流速：0.4mL/min。

离子源：电喷雾离子源（ESI），正离子模式，一级全扫描-自动触发二级（full MS-dd MS^2）模式；一级全扫描分辨率 70000 FWHM；AGC target $3e^6$；最大离子注入时间 100ms；扫描范围：m/z=50～500；自触发二极分辨率 17500 FWHM；AGC target $1e^5$；最大离子注入时间 50ms；每两次一级全扫描之间的二级采集次数 10；隔离窗口 m/z=1。

鞘气流速：55L/min。

辅助气流速：15L/min。

喷雾电压：3.5kV。

离子传输管温度：320℃。

辅助气加热温度：350℃。

离子漏斗电压设置：50%。

归一化碰撞能量（NCE）：15%，35%，55%。

数据依赖参数：最小 AGC target $5e^2$；顶峰触发 2～4s；动态排除设置 10s。

3.2 吲哚类合成大麻素谱图信息

3.2.1 AM-694

中文名称：[1-(5-氟戊基)-1*H*-吲哚-3-基](2-碘苯基)甲酮

CAS 号：335161-03-0

分子式：$C_{20}H_{19}FINO$

分子量：435.28

结构式：

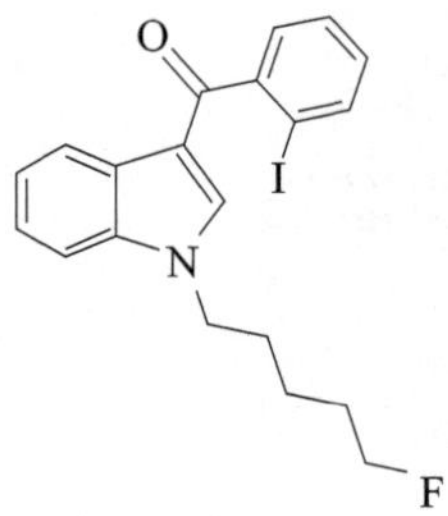

3.2.1.1 GC-MS 离子对/色谱图

AM-694 的 GC-MS 参考保留时间和质谱特征离子质荷比，见表 3-1。

表 3-1 AM-694 的 GC-MS 参考保留时间和质谱特征离子质荷比

化合物名称	保留时间/min	质谱特征离子质荷比(m/z)
AM-694	10.56	435*,232,220,144

注：* 表示基峰。

AM-694 的 EIC 谱图，见图 3-1。

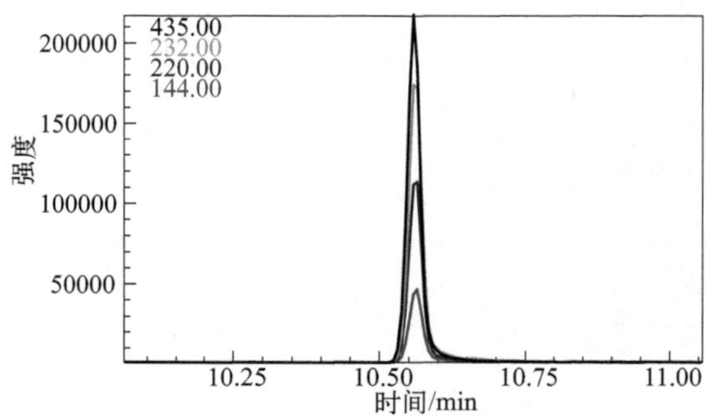

图 3-1 AM-694 的 EIC 谱图

3.2.1.2 GC-HRMS 图

AM-694 的 GC-HRMS 图，见图 3-2。

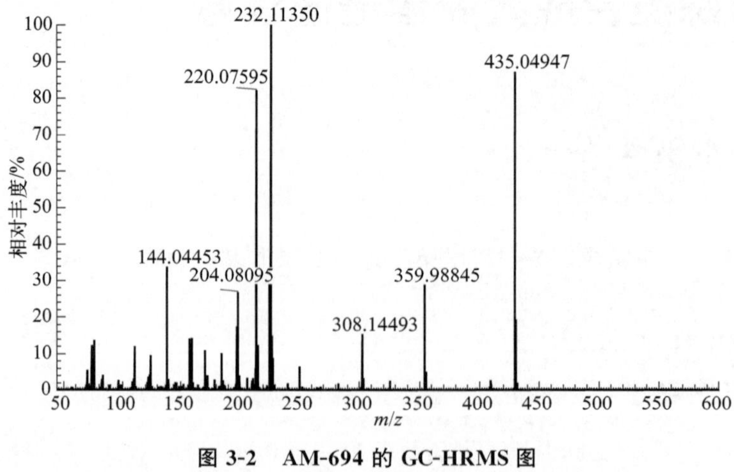

图 3-2 AM-694 的 GC-HRMS 图

3.2.1.3　LC-MS/MS 离子对/色谱图

AM-694 的 LC-MS/MS 采集参数，见表 3-2。

表 3-2　AM-694 的 LC-MS/MS 采集参数

化合物名称	保留时间/min	母离子质荷比(m/z)	子离子质荷比(m/z)(碰撞能量/eV)
AM-694	7.12	435.95	230.95(−28)
AM-694	7.12	435.95	202.95(−48)
AM-694	7.12	435.95	309.15(−22)

AM-694 的 MRM 谱图，见图 3-3。

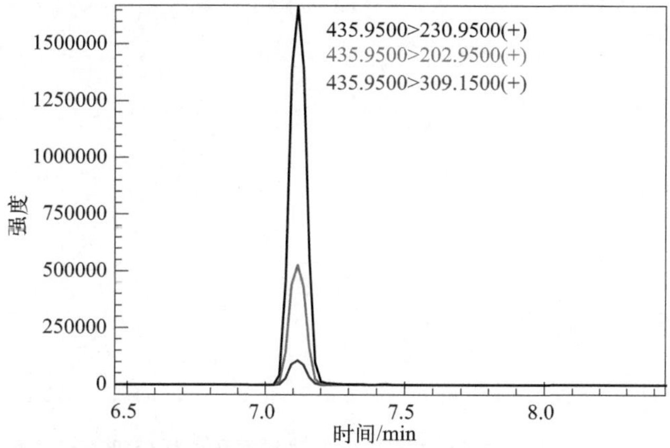

图 3-3　AM-694 的 MRM 谱图

3.2.1.4　LC-HRMS 质谱图

AM-694 的 LC-HRMS 谱图，见图 3-4。

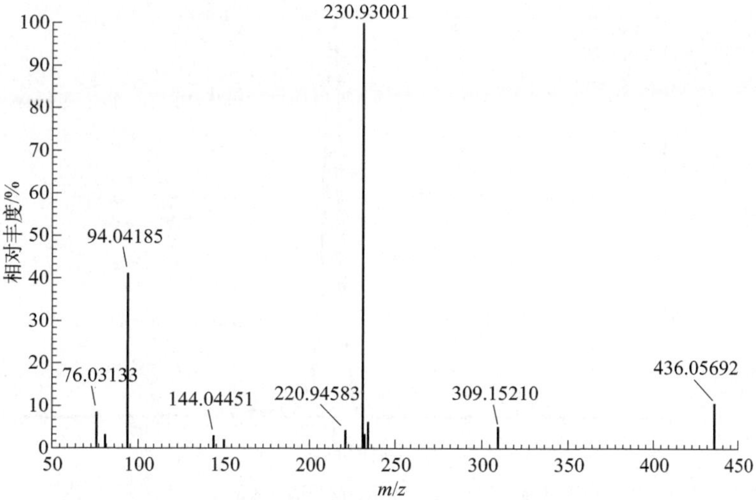

图 3-4　AM-694 的 LC-HRMS 谱图

3.2.2　AM-2201

中文名称：[1-(5-氟戊基)-1*H*-吲哚-3-基]-1-萘基甲酮

CAS 号：335161-24-5

分子式：$C_{24}H_{22}FNO$

分子量：359.44

结构式：

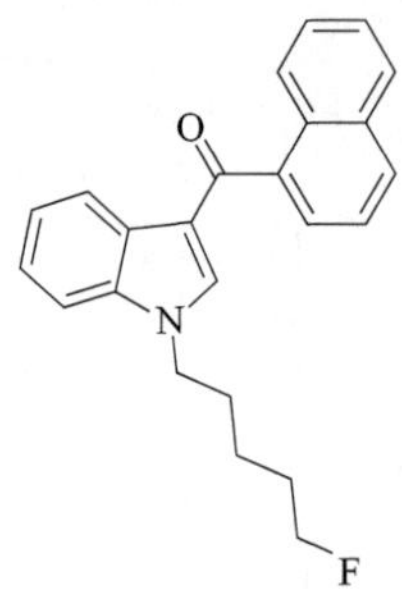

3.2.2.1　GC-MS 离子对/色谱图

AM-2201 的 GC-MS 参考保留时间和质谱特征离子质荷比，见表 3-3。

表 3-3　AM-2201 的 GC-MS 参考保留时间和质谱特征离子质荷比

化合物名称	保留时间/min	质谱特征离子质荷比(*m*/*z*)
AM-2201	11.73	359*,342,284,232

注：*表示基峰。

AM-2201 的 EIC 谱图，见图 3-5。

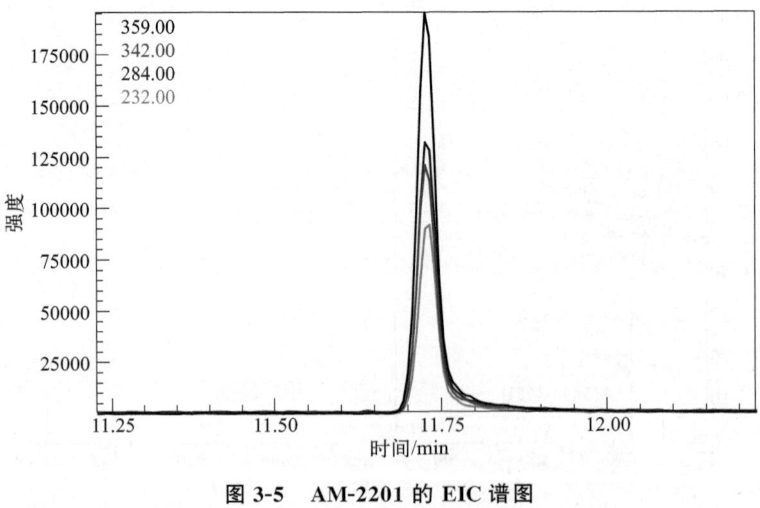

图 3-5　AM-2201 的 EIC 谱图

3.2.2.2 GC-HRMS 图

AM-2201 的 GC-HRMS 图，见图 3-6。

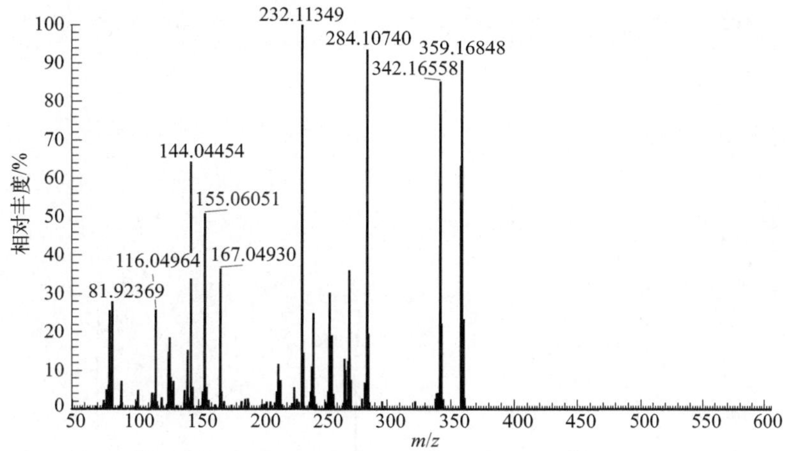

图 3-6　AM-2201 的 GC-HRMS 图

3.2.2.3 LC-MS/MS 离子对/色谱图

AM-2201 的 LC-MS/MS 采集参数，见表 3-4。

表 3-4　AM-2201 的 LC-MS/MS 采集参数

化合物名称	保留时间/min	母离子质荷比(m/z)	子离子质荷比(m/z)(碰撞能量/eV)
AM-2201	7.84	360.1	155.1(−25)
AM-2201	7.84	360.1	127.1(−49)
AM-2201	7.84	360.1	232.1(−24)

AM-2201 的 MRM 谱图，见图 3-7。

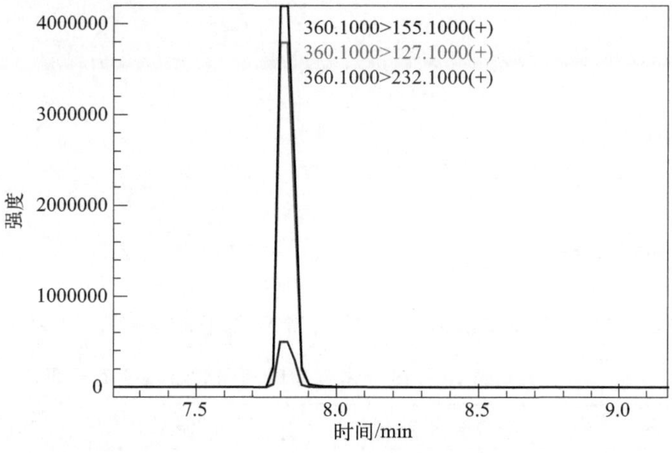

图 3-7　AM-2201 的 MRM 谱图

3.2.2.4 LC-HRMS图

AM-2201的LC-HRMS图，见图3-8。

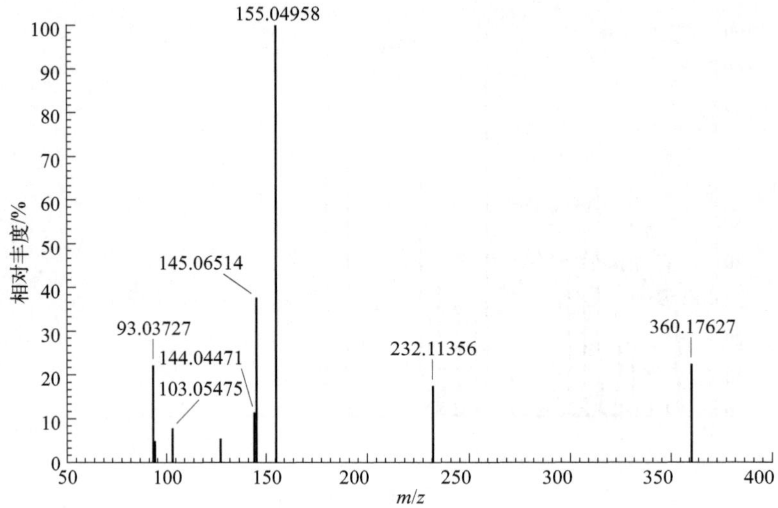

图3-8 AM-2201的LC-HRMS图

3.2.3 JWH-250

中文名称：2-(2-甲氧基苯基)-1-(1-戊基-1*H*-吲哚-3-基)乙酮

CAS号：864445-43-2

分子式：$C_{22}H_{25}NO_2$

分子量：335.45

结构式：

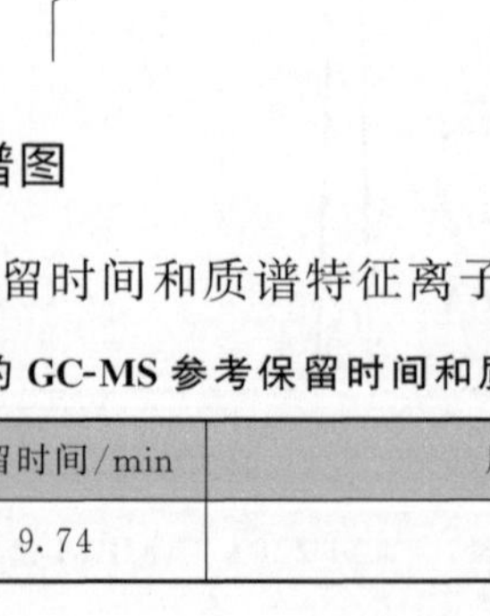

3.2.3.1 GC-MS离子对/色谱图

JWH-250的GC-MS参考保留时间和质谱特征离子质荷比，见表3-5。

表3-5 JWH-250的GC-MS参考保留时间和质谱特征离子质荷比

化合物名称	保留时间/min	质谱特征离子质荷比(m/z)
JWH-250	9.74	214*,144,116

注：*表示基峰。

JWH-250 的 EIC 谱图，见图 3-9。

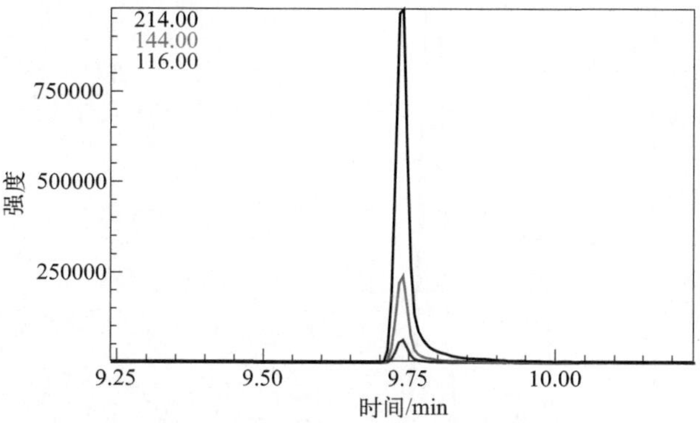

图 3-9　JWH-250 的 EIC 谱图

3.2.3.2　GC-HRMS 图

JWH-250 的 GC-HRMS 图，见图 3-10。

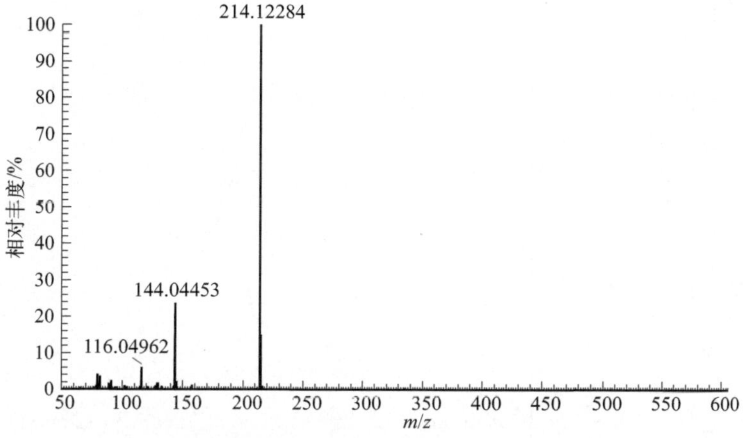

图 3-10　JWH-250 的 GC-HRMS 图

3.2.3.3　LC-MS/MS 离子对/色谱图

JWH-250 的 LC-MS/MS 采集参数，见表 3-6。

表 3-6　JWH-250 的 LC-MS/MS 采集参数

化合物名称	保留时间/min	母离子质荷比(m/z)	子离子质荷比(m/z)(碰撞能量/eV)
JWH-250	8.32	336.2	121.1(−21)
JWH-250	8.32	336.2	91(−41)
JWH-250	8.32	336.2	144(−34)

JWH-250 的 MRM 谱图，见图 3-11。

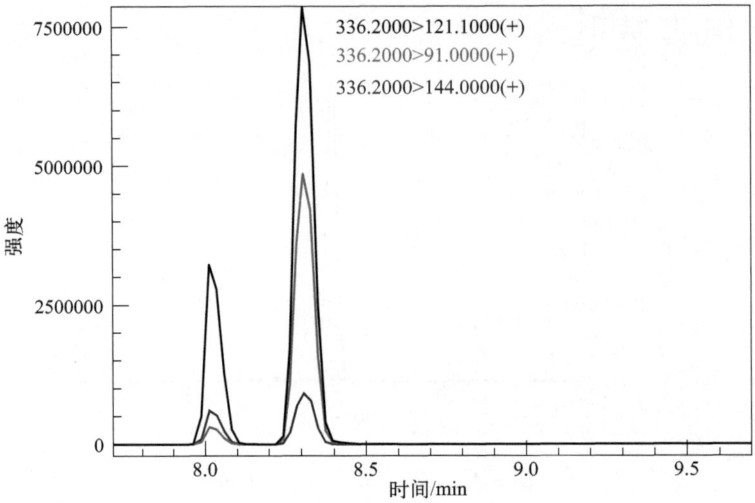

图 3-11 JWH-250 的 MRM 谱图

3.2.3.4 LC-HRMS 图

JWH-250 的 LC-HRMS 图，见图 3-12。

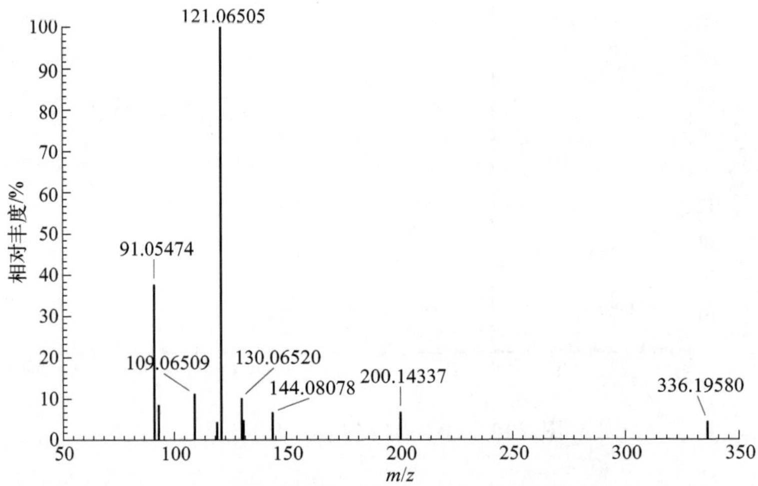

图 3-12 JWH-250 的 LC-HRMS 图

3.2.4 5F-ADBICA

中文名称：*N*-(1-氨甲酰基-2,2-二甲基丙基)-1-(5-氟戊基)吲哚-3-甲酰胺

CAS 号：1863065-82-0

分子式：$C_{20}H_{28}FN_3O_2$

分子量：361.46

结构式：

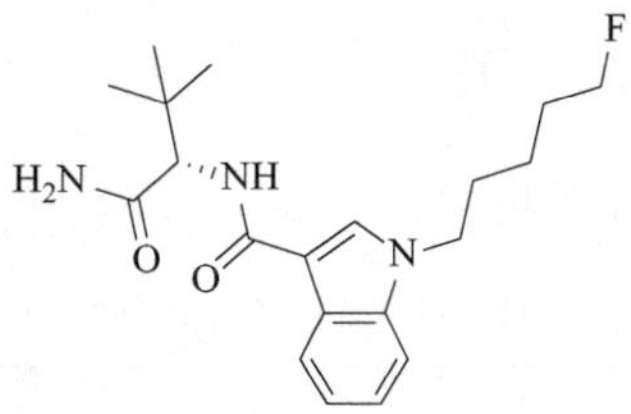

3.2.4.1 GC-MS 离子对/色谱图

5F-ADBICA 的 GC-MS 参考保留时间和质谱特征离子质荷比，见表 3-7。

表 3-7　5F-ADBICA 的 GC-MS 参考保留时间和质谱特征离子质荷比

化合物名称	保留时间/min	质谱特征离子质荷比(m/z)
5F-ADBICA	10.46	232*,317,144

注：* 表示基峰。

5F-ADBICA 的 EIC 谱图，见图 3-13。

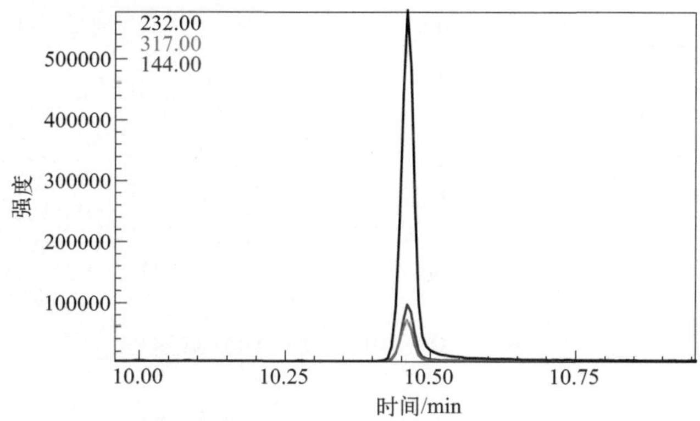

图 3-13　5F-ADBICA 的 EIC 谱图

3.2.4.2 GC-HRMS 图

5F-ADBICA 的 GC-HRMS 图，见图 3-14。

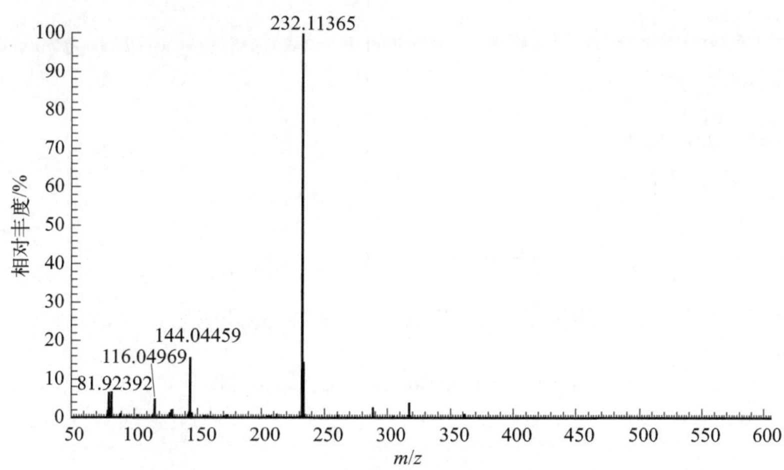

图 3-14　5F-ADBICA 的 GC-HRMS 图

3.2.4.3　LC-MS/MS 离子对/色谱图

5F-ADBICA 的 LC-MS/MS 采集参数，见表 3-8。

表 3-8　5F-ADBICA 的 LC-MS/MS 采集参数

化合物名称	保留时间/min	母离子质荷比(m/z)	子离子质荷比(m/z)(碰撞能量/eV)
5F-ADBICA	5.05	362.2	232.1(−23)
5F-ADBICA	5.05	362.2	345.2(−11)
5F-ADBICA	5.05	362.2	144.0(−41)

5F-ADBICA 的 MRM 谱图，见图 3-15。

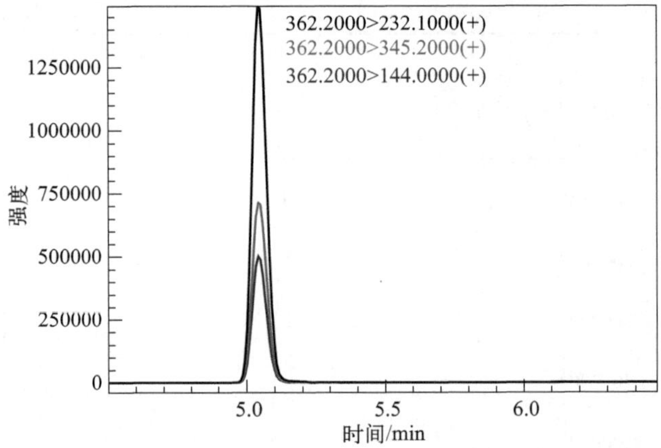

图 3-15　5F-ADBICA 的 MRM 谱图

3.2.4.4　LC-HRMS 图

5F-ADBICA 的 LC-HRMS 图，见图 3-16。

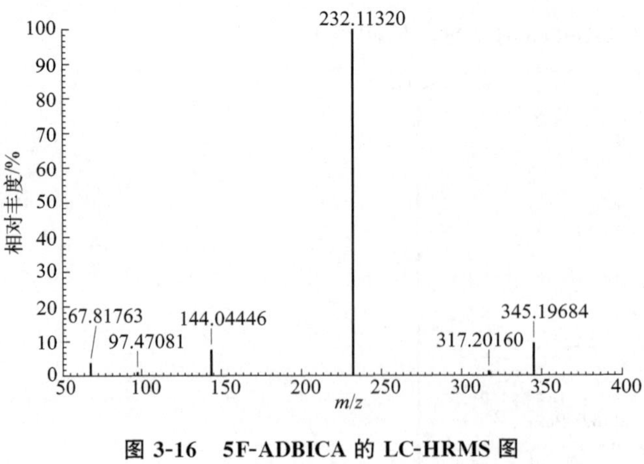

图 3-16　5F-ADBICA 的 LC-HRMS 图

3.2.5　A-796260

中文名称：1-[2-(*N*-吗啉基)乙基]-3-(2,2,3,3-四甲基环丙甲酰基)吲哚
CAS 号：895155-26-7
分子式：$C_{22}H_{30}N_2O_2$
分子量：354.49
结构式：

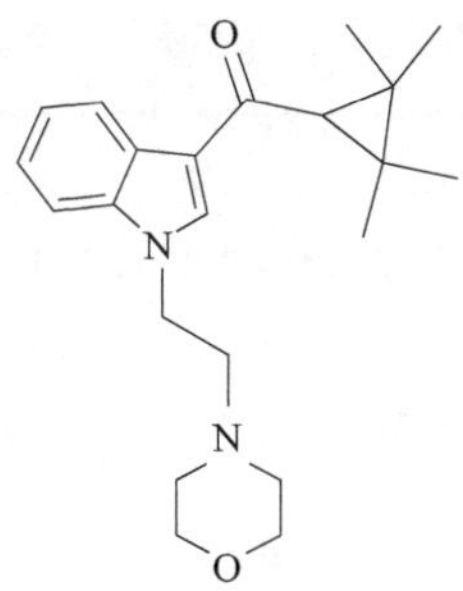

3.2.5.1　GC-MS 离子对/色谱图

A-796260 的 GC-MS 参考保留时间和质谱特征离子质荷比，见表 3-9。

表 3-9　A-796260 的 GC-MS 参考保留时间和质谱特征离子质荷比

化合物名称	保留时间/min	质谱特征离子(*m*/*z*)
A-796260	9.53	100*,354,257,114

注：* 表示基峰。

A-796260 的 EIC 谱图，见图 3-17。

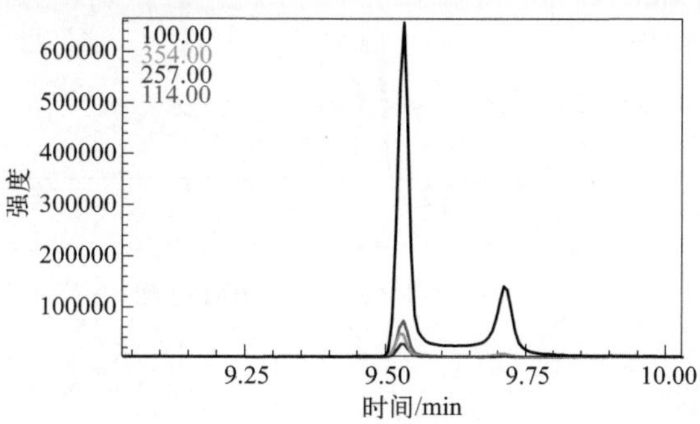

图 3-17　A-796260 的 EIC 谱图

3.2.5.2 GC-HRMS 图

A-796260 的 GC-HRMS 图，见图 3-18。

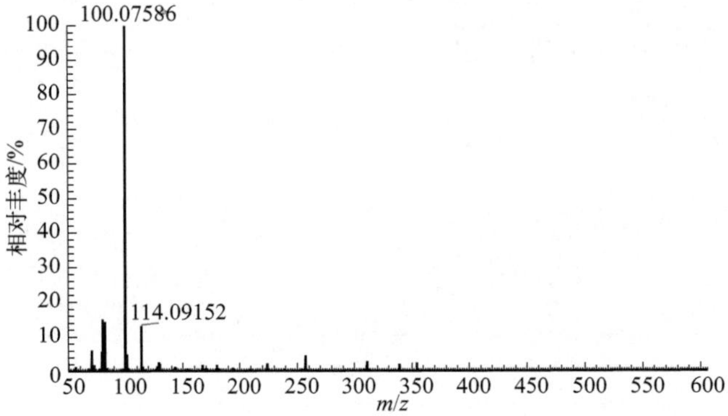

图 3-18 A-796260 的 GC-HRMS 图

3.2.5.3 LC-MS/MS 离子对/色谱图

A-796260 的 LC-MS/MS 采集参数，见表 3-10。

表 3-10 A-796260 的 LC-MS/MS 采集参数

化合物名称	保留时间/min	母离子质荷比(m/z)	子离子质荷比(m/z)(碰撞能量/eV)
A-796260	3.69	355.15	125.15(−20)
A-796260	3.69	355.15	114.15(−27)

A-796260 的 MRM 谱图，见图 3-19。

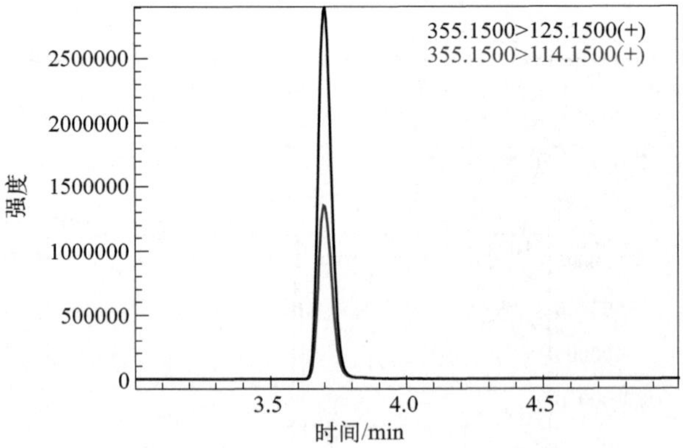

图 3-19 A-796260 的 MRM 谱图

3.2.5.4 LC-HRMS 图

A-796260 的 LC-HRMS 图，见图 3-20。

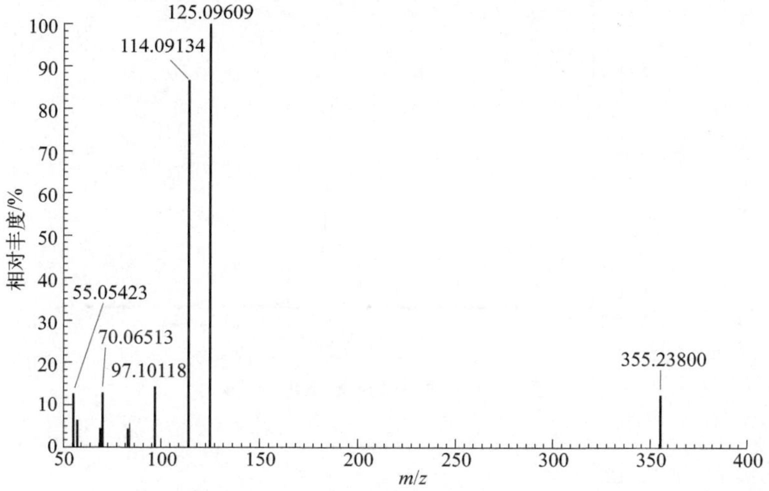

图 3-20　A-796260 的 LC-HRMS 图

3.2.6　AM-1248

中文名称：1-[(N-甲基-2-哌啶基)甲基]-3-(1-金刚烷基甲酰基)吲哚

CAS 号：335160-66-2

分子式：$C_{26}H_{34}N_2O$

分子量：390.57

结构式：

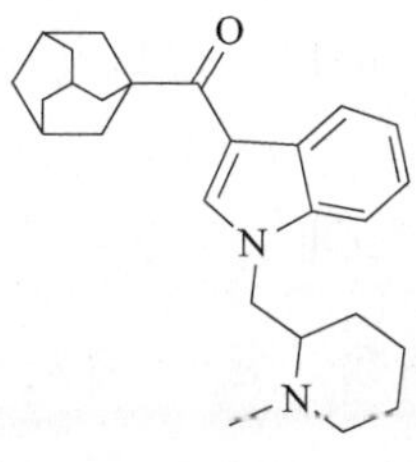

3.2.6.1　GC-MS 离子对/色谱图

AM-1248 的 GC-MS 参考保留时间和质谱特征离子质荷比，见表 3-11。

表 3-11　AM-1248 的 GC-MS 参考保留时间和质谱特征离子质荷比

化合物名称	保留时间/min	质谱特征离子质荷比(m/z)
AM-1248	13.47	98*,135,70

注：*表示基峰。

AM-1248 的 EIC 谱图，见图 3-21。

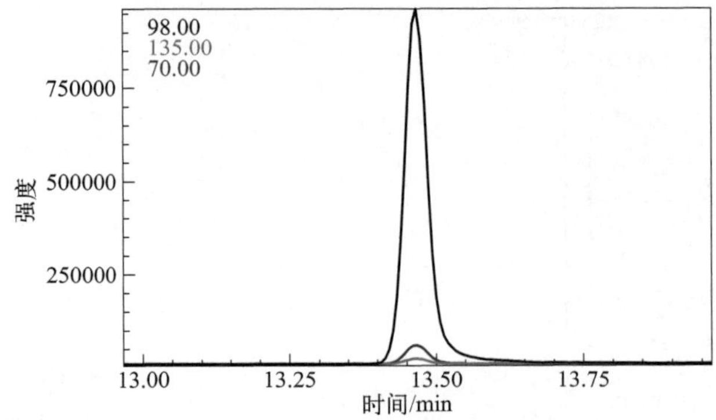

图 3-21 AM-1248 的 EIC 谱图

3.2.6.2 GC-HRMS 图

AM-1248 的 GC-HRMS 图，见图 3-22。

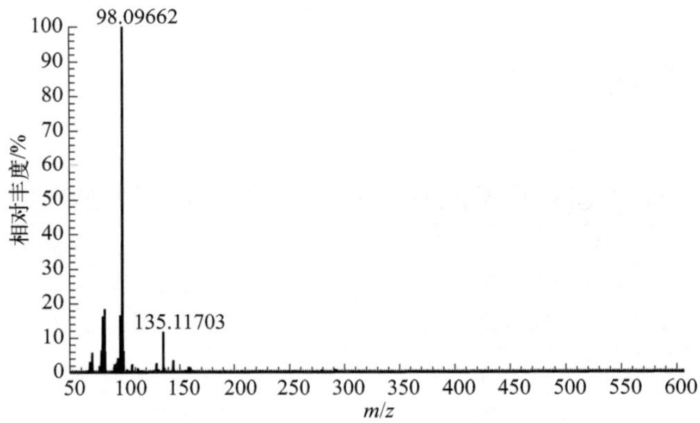

图 3-22 AM-1248 的 GC-HRMS 图

3.2.6.3 LC-MS/MS 离子对/色谱图

AM-1248 的 LC-MS/MS 采集参数，见表 3-12。

表 3-12 AM-1248 的 LC-MS/MS 采集参数

化合物名称	保留时间/min	母离子质荷比(m/z)	子离子质荷比(m/z)(碰撞能量/eV)
AM-1248	4.67	391.3	135.1(−28)
AM-1248	4.67	391.3	112.1(−30)
AM-1248	4.67	391.3	294.2(−29)

AM-1248 的 MRM 谱图，见图 3-23。

3.2.6.4 LC-HRMS 图

AM-1248 的 LC-HRMS 图，见图 3-24。

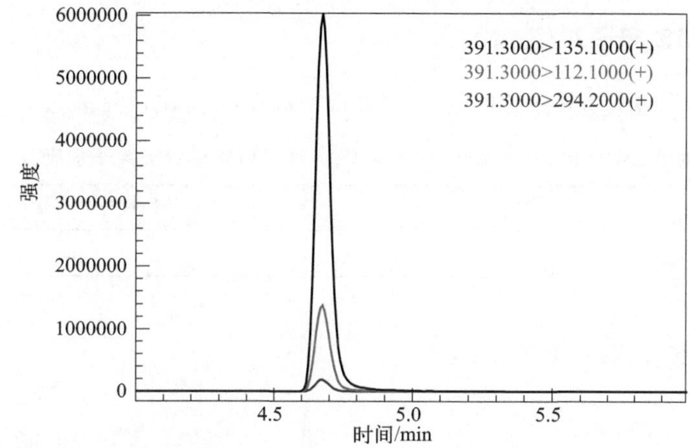

图 3-23　AM-1248 的 MRM 谱图

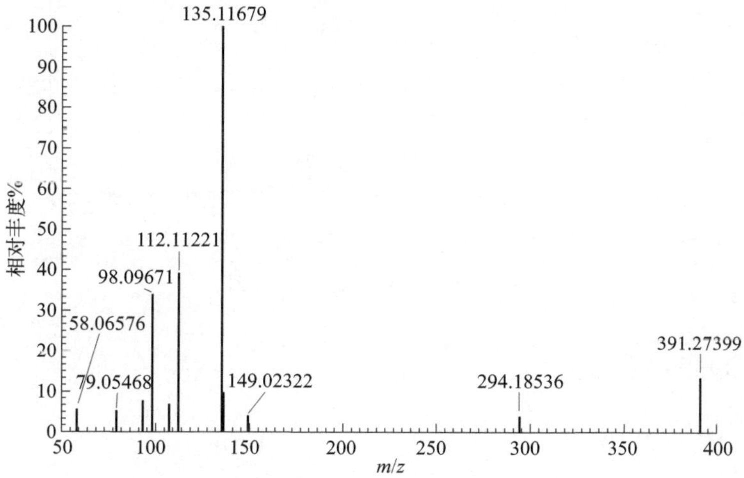

图 3-24　AM-1248 的 LC-HRMS 图

3.2.7　APICA

中文名称：*N*-(1-金刚烷基)-1-戊基吲哚-3-甲酰胺

CAS 号：1345973-50-3

分子式：$C_{24}H_{32}N_2O$

分子量：364.53

结构式：

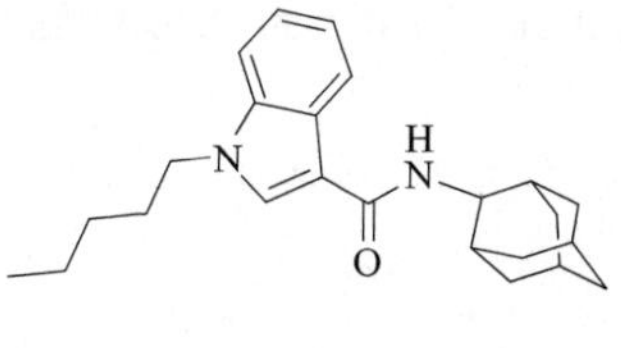

3.2.7.1 GC-MS 离子对/色谱图

APICA 的 GC-MS 参考保留时间和质谱特征离子质荷比，见表 3-13。

表 3-13 APICA 的 GC-MS 参考保留时间和质谱特征离子质荷比

化合物名称	保留时间/min	质谱特征离子质荷比(m/z)
APICA	12.30	214*,364,307,144

注：* 表示基峰。

APICA 的 EIC 谱图，见图 3-25。

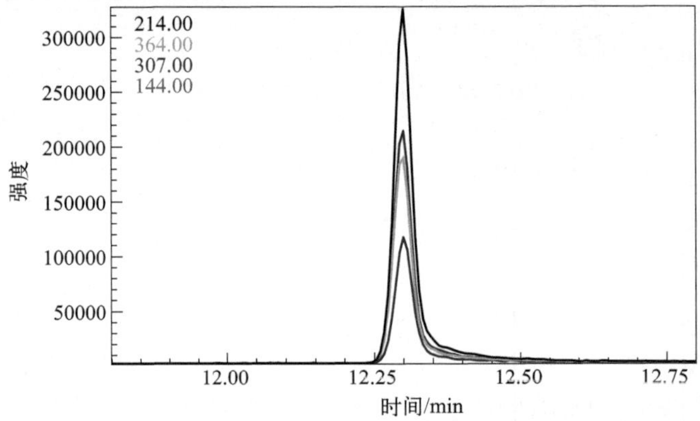

图 3-25 APICA 的 EIC 谱图

3.2.7.2 GC-HRMS 图

APICA 的 GC-HRMS 图，见图 3-26。

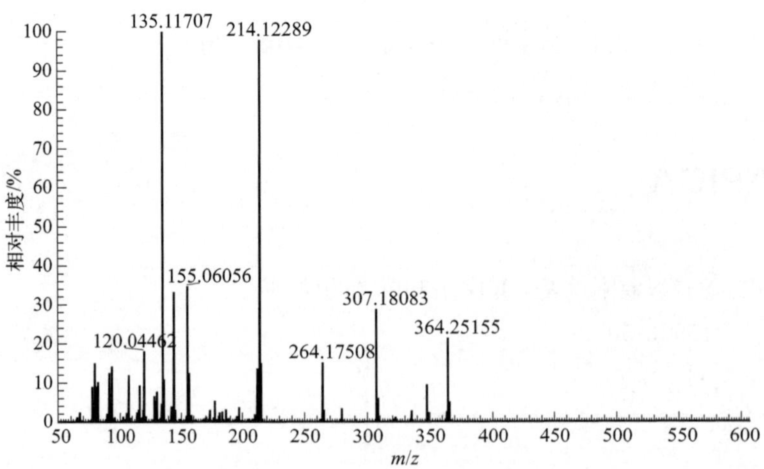

图 3-26 APICA 的 GC-HRMS 图

3. 2. 7. 3　LC-MS/MS 离子对/色谱图

APICA 的 LC-MS/MS 采集参数，见表 3-14。

表 3-14　APICA 的 LC-MS/MS 采集参数

化合物名称	保留时间/min	母离子质荷比(m/z)	子离子质荷比(m/z)(碰撞能量/eV)
APICA	9.96	365.3	135.1(−29)
APICA	9.96	365.3	214.1(−23)
APICA	9.96	365.3	107.0(−42)

APICA 的 MRM 谱图，见图 3-27。

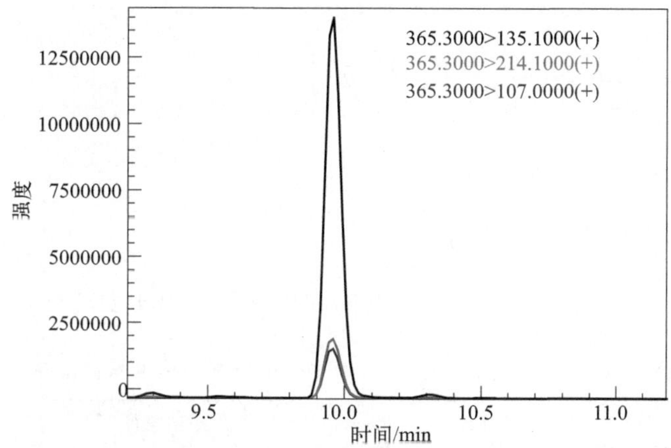

图 3-27　APICA 的 MRM 谱图

3. 2. 7. 4　LC-HRMS 图

APICA 的 LC-HRMS 图，见图 3-28。

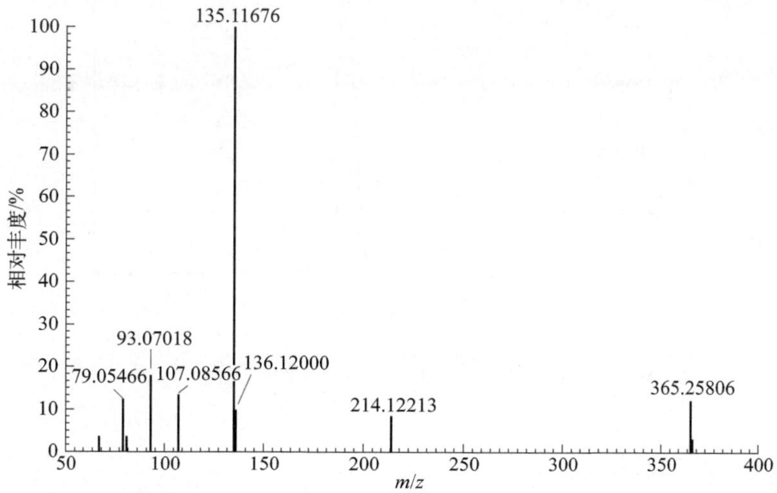

图 3-28　APICA 的 LC-HRMS 图

3.2.8 FUB-JWH-018

中文名称：1-(4-氟苄基)-3-(1-萘甲酰基)吲哚

CAS 号：2365471-45-8

分子式：$C_{26}H_{18}FNO$

分子量：379.43

结构式：

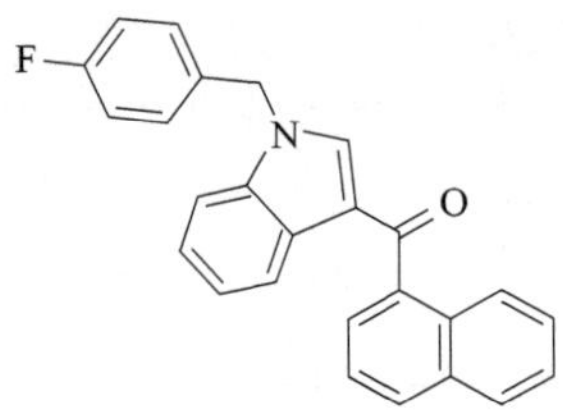

3.2.8.1 GC-MS 离子对/色谱图

FUB-JWH-018 的 GC-MS 参考保留时间和质谱特征离子质荷比，见表 3-15。

表 3-15 FUB-JWH-018 的 GC-MS 参考保留时间和质谱特征离子质荷比

化合物名称	保留时间/min	质谱特征离子质荷比(m/z)
FUB-JWH-018	13.19	109*,379,362,270

注：*表示基峰。

FUB-JWH-018 的 EIC 谱图，见图 3-29。

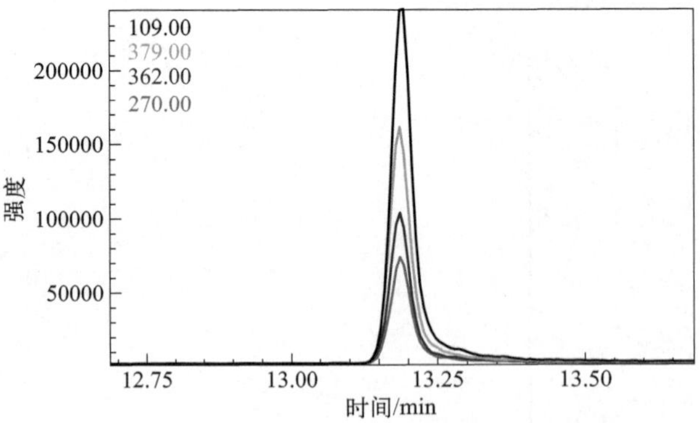

图 3-29 FUB-JWH-018 的 EIC 谱图

3.2.8.2 GC-HRMS 图

FUB-JWH-018 的 GC-HRMS 图，见图 3-30。

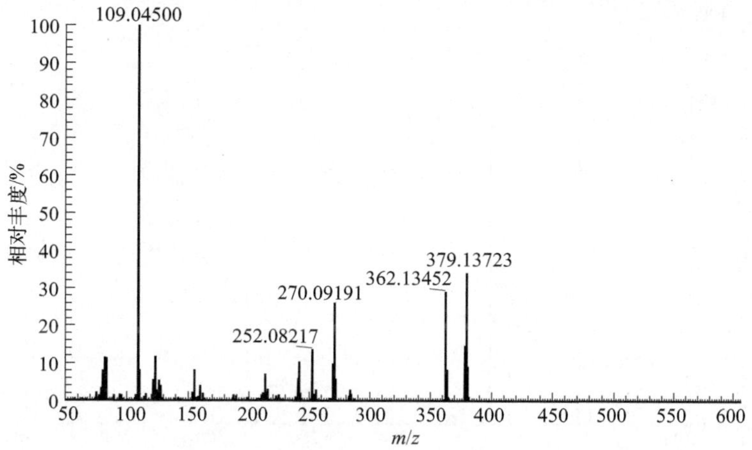

图 3-30　FUB-JWH-018 的 GC-HRMS 图

3.2.8.3　LC-MS/MS 离子对/色谱图

FUB-JWH-018 的 LC-MS/MS 采集参数，见表 3-16。

表 3-16　FUB-JWH-018 的 LC-MS/MS 采集参数

化合物名称	保留时间/min	母离子质荷比(m/z)	子离子质荷比(m/z)(碰撞能量/eV)
FUB-JWH-018	8.21	380.1	155.0(−24)
FUB-JWH-018	8.21	380.1	127.1(−44)
FUB-JWH-018	8.21	380.1	252.1(−22)

FUB-JWH-018 的 MRM 谱图，见图 3-31。

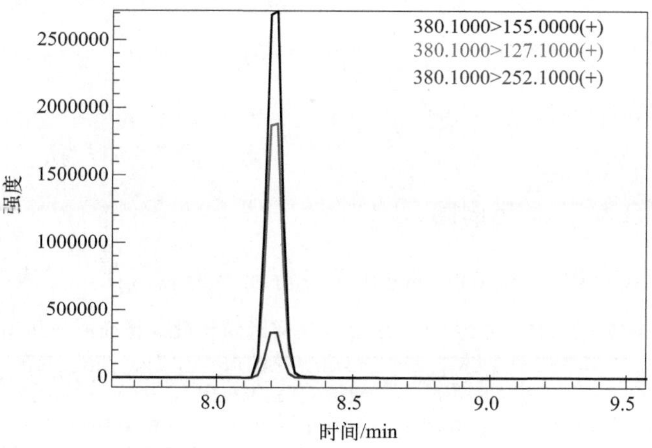

图 3-31　FUB-JWH-018 的 MRM 谱图

3.2.8.4　LC-HRMS 图

FUB-JWH-018 的 LC-HRMS 图，见图 3-32。

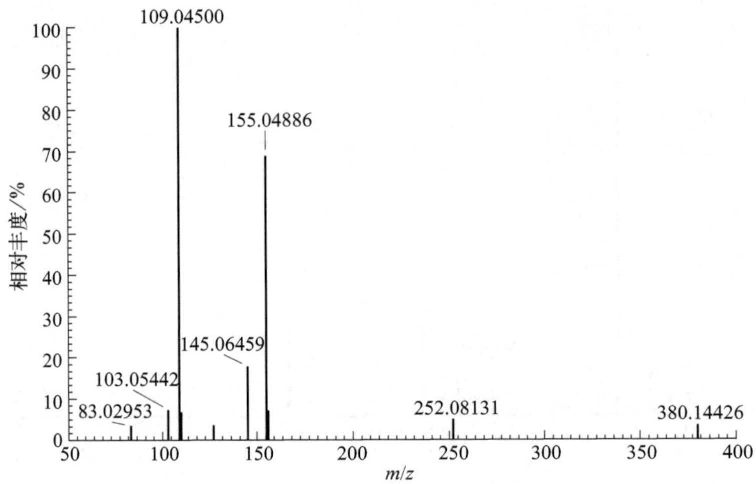

图 3-32 FUB-JWH-018 的 LC-HRMS 图

3.2.9 JWH-007

中文名称：2-甲基-1-戊基-3-(1-萘甲酰基)吲哚

CAS 号：155471-10-6

分子式：$C_{25}H_{25}NO$

分子量：355.48

结构式：

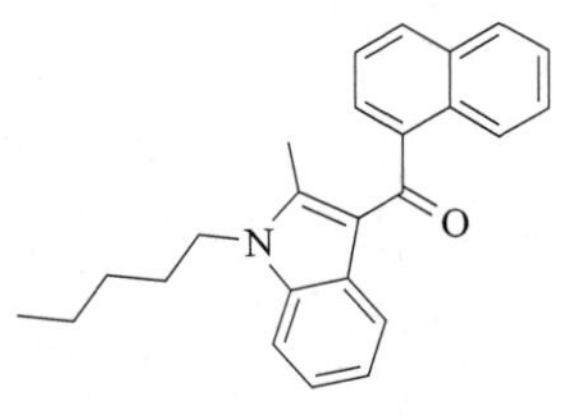

3.2.9.1 GC-MS 离子对/色谱图

JWH-007 的 GC-MS 参考保留时间和质谱特征离子质荷比，见表 3-17。

表 3-17 JWH-007 的 GC-MS 参考保留时间和质谱特征离子质荷比

化合物名称	保留时间/min	质谱特征离子质荷比(m/z)
JWH-007	11.25	355*,340,298,155

注：* 表示基峰。

JWH-007 的 EIC 谱图，见图 3-33。

3.2.9.2 GC-HRMS 图

JWH-007 的 GC-HRMS 图，见图 3-34。

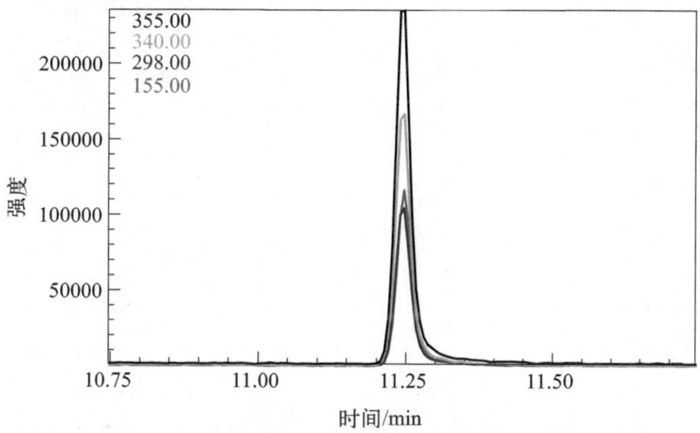

图 3-33 JWH-007 的 EIC 谱图

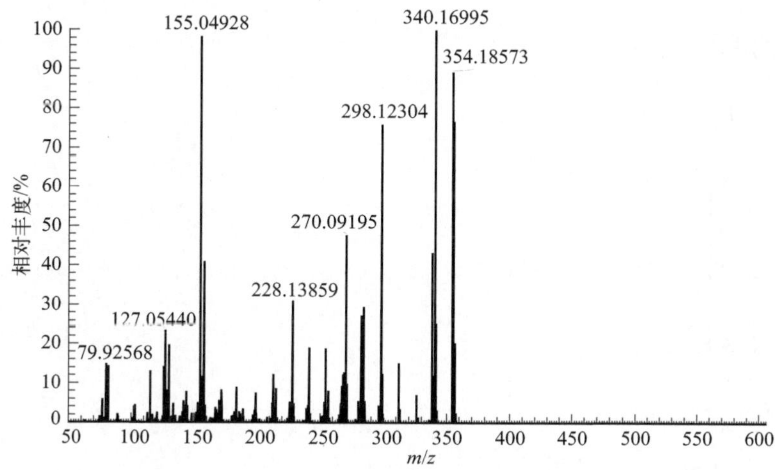

图 3-34 JWH-007 的 GC-HRMS 图

3.2.9.3 LC-MS/MS 离子对/色谱图

JWH-007 的 LC-MS/MS 采集参数，见表 3-18。

表 3-18 JWH-007 的 LC-MS/MS 采集参数

化合物名称	保留时间/min	母离子质荷比(m/z)	子离子质荷比(m/z)(碰撞能量/eV)
JWH-007	9.42	356.2	155.0(−23)
JWH-007	9.42	356.2	127.1(−47)
JWH-007	9.42	356.2	228.1(−25)

JWH-007 的 MRM 谱图，见图 3-35。

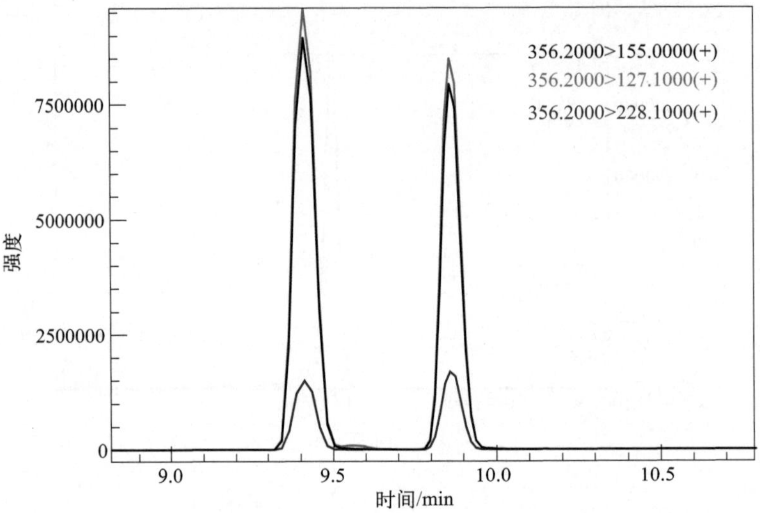

图 3-35　JWH-007 的 MRM 谱图

3.2.9.4　LC-HRMS 图

JWH-007 的 LC-HRMS 图，见图 3-36。

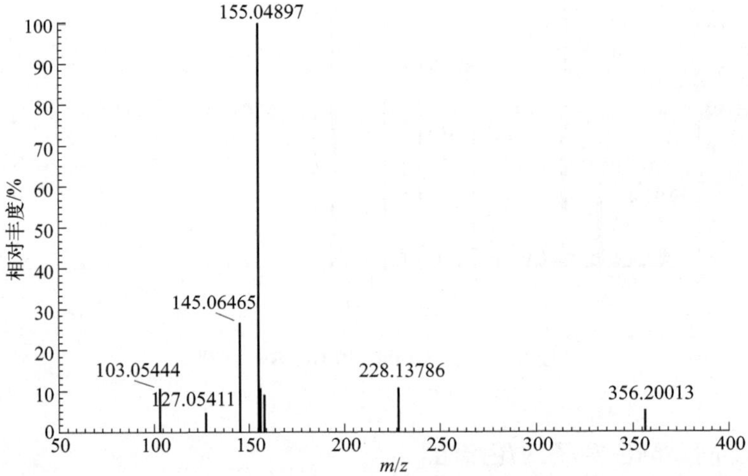

图 3-36　JWH-007 的 LC-HRMS 图

3.2.10　JWH-019

中文名称：1-己基-3-(1-萘甲酰基)吲哚

CAS 号：209414-08-4

分子式：$C_{25}H_{25}NO$

分子量：355.47

结构式：

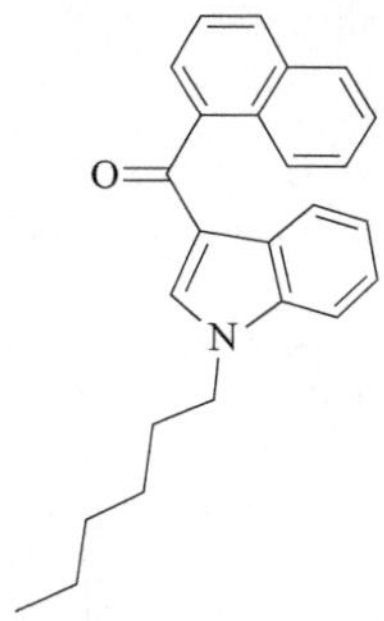

3.2.10.1　GC-MS 离子对/色谱图

JWH-019 的 GC-MS 参考保留时间和质谱特征离子质荷比，见表 3-19。

表 3-19　JWH-019 的 GC-MS 参考保留时间和质谱特征离子质荷比

化合物名称	保留时间/min	质谱特征离子质荷比(m/z)
JWH-019	11.59	355*,338,284,228

注：* 表示基峰。

JWII-019 的 EIC 谱图，见图 3-37。

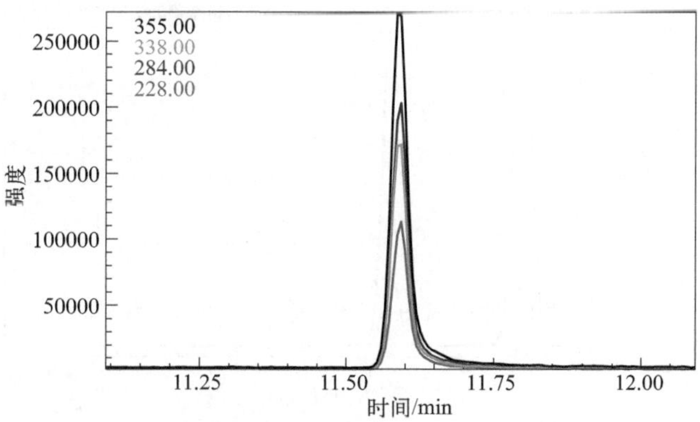

图 3-37　JWH-019 的 EIC 谱图

3.2.10.2　GC-HRMS 图

JWH-019 的 GC-HRMS 图，见图 3-38。

3.2.10.3　LC-MS/MS 离子对/色谱图

JWH-019 的 LC-MS/MS 采集参数，见表 3-20。

表 3-20　JWH-019 的 LC-MS/MS 采集参数

化合物名称	保留时间/min	母离子质荷比(m/z)	子离子质荷比(m/z)(碰撞能量/eV)
JWH-019	9.87	356.2	127.1(−47)
JWH-019	9.87	356.2	155.0(−26)
JWH-019	9.87	356.2	228.1(−24)

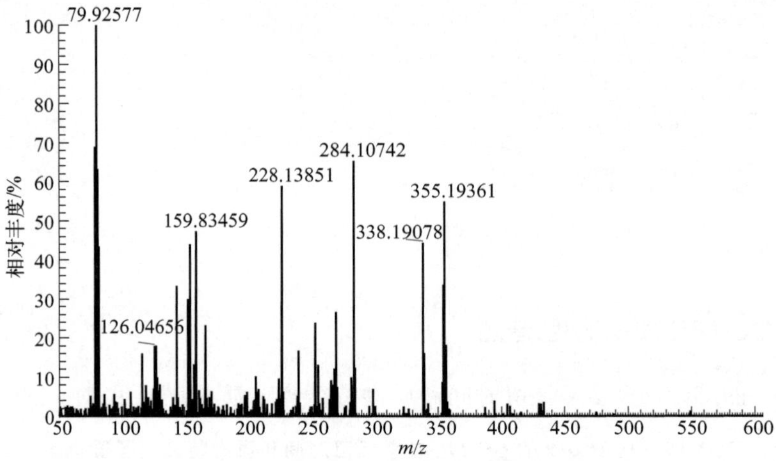

图 3-38　JWH-019 的 GC-HRMS 图

JWH-019 的 MRM 谱图，见图 3-39。

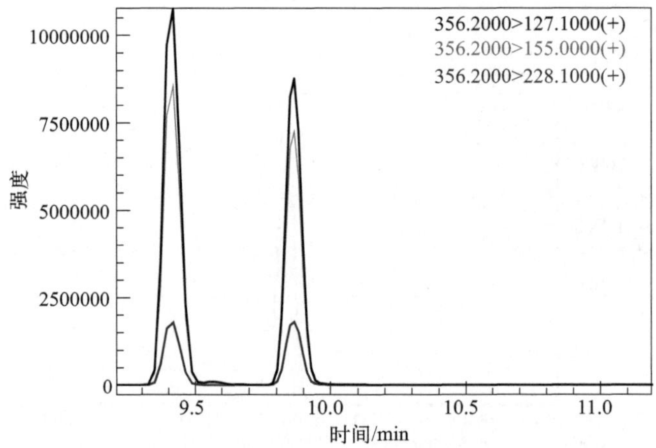

图 3-39　JWH-019 的 MRM 谱图

3.2.10.4　LC-HRMS 图

JWH-019 的 LC-HRMS 图，见图 3-40。

3.2.11　JWH-081

中文名称：1-戊基-3-(4-甲氧基-1-萘甲酰基)吲哚

CAS 号：210179-46-7

分子式：$C_{25}H_{25}NO_2$

分子量：371.48

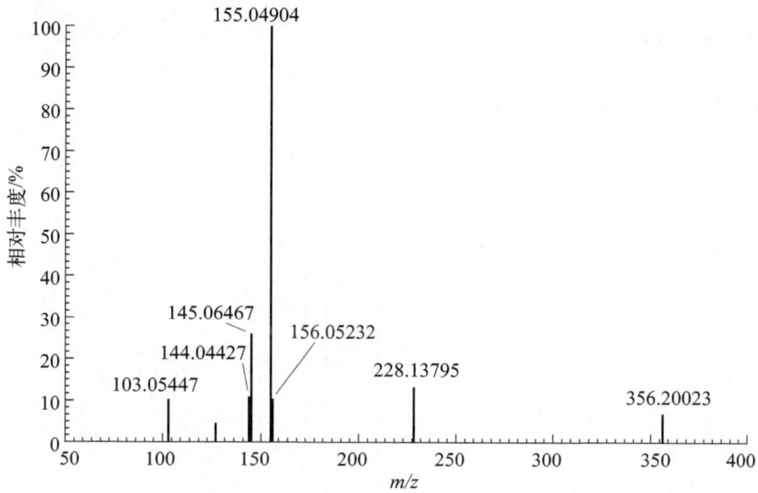

图 3-40　JWH-019 的 LC-HRMS 图

结构式：

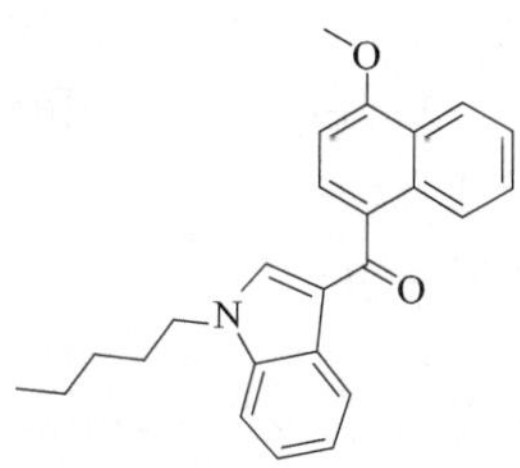

3.2.11.1　GC-MS 离子对/色谱图

JWH-081 的 GC-MS 参考保留时间和质谱特征离子质荷比，见表 3-21。

表 3-21　JWH-081 的 GC-MS 参考保留时间和质谱特征离子质荷比

化合物名称	保留时间/min	质谱特征离子质荷比(m/z)
JWH-081	12.99	371*,354,314,214

注：* 表示基峰。

JWH-081 的 EIC 谱图，见图 3-41。

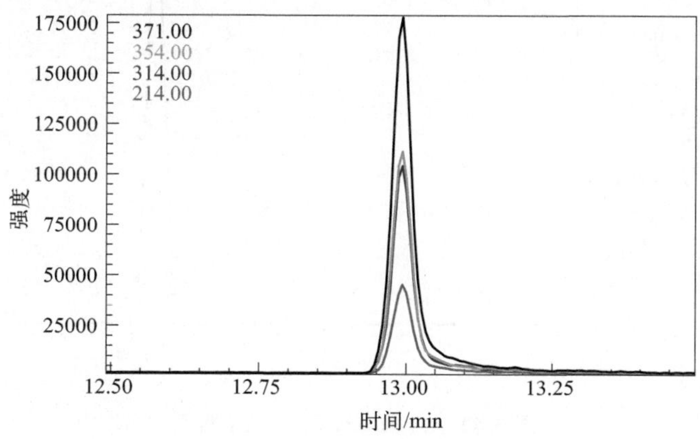

图 3-41　JWH-081 的 EIC 谱图

3.2.11.2 GC-HRMS图

JWH-081 的 GC-HRMS 图，见图 3-42。

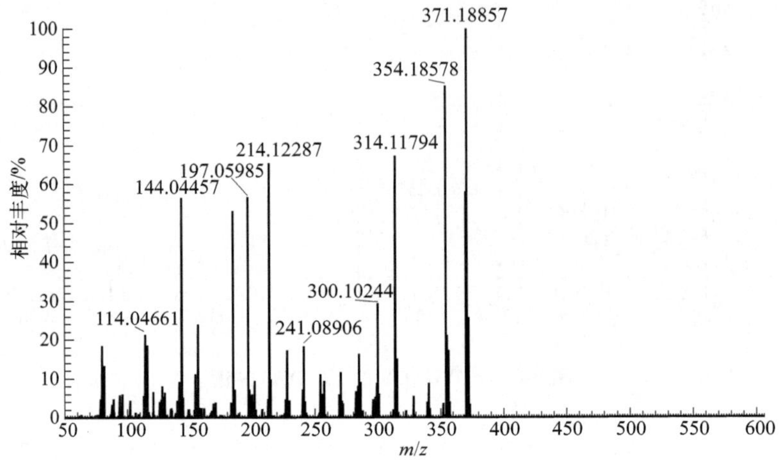

图 3-42 JWH-081 的 GC-HRMS 图

3.2.11.3 LC-MS/MS离子对/色谱图

JWH-081 的 LC-MS/MS 采集参数，见表 3-22。

表 3-22 JWH-081 的 LC-MS/MS 采集参数

化合物名称	保留时间/min	母离子质荷比(m/z)	子离子质荷比(m/z)(碰撞能量/eV)
JWH-081	9.49	372.2	185.1(−26)
JWH-081	9.49	372.2	214.1(−25)
JWH-081	9.49	372.2	127.1(−54)

JWH-081 的 MRM 谱图，见图 3-43。

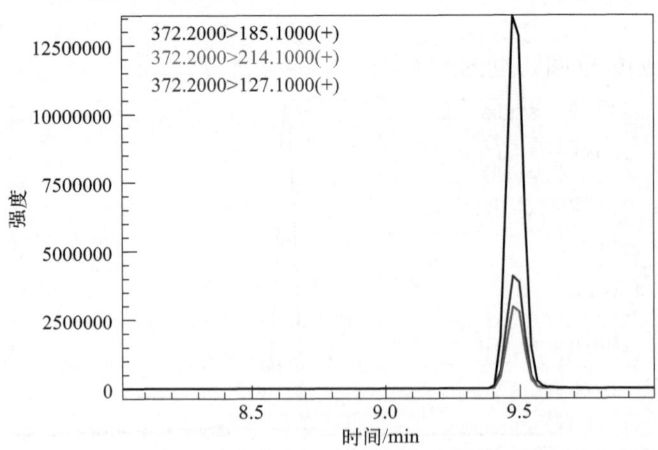

图 3-43 JWH-081 的 MRM 谱图

3.2.11.4 LC-HRMS 图

JWH-081 的 LC-HRMS 图，见图 3-44。

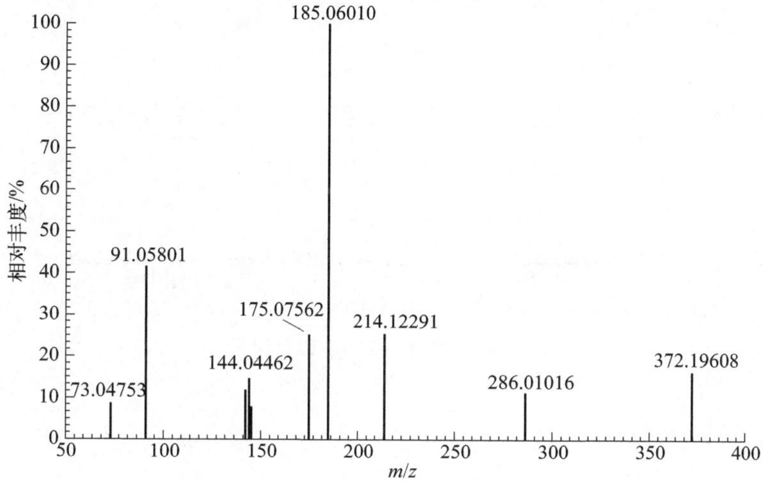

图 3-44　JWH-081 的 LC-HRMS 图

3.2.12 JWH-122

中文名称：1-戊基-3-(4-甲基-1-萘甲酰基)吲哚
CAS 号：619294-47-2
分子式：$C_{25}H_{25}NO$
分子量：355.48
结构式：

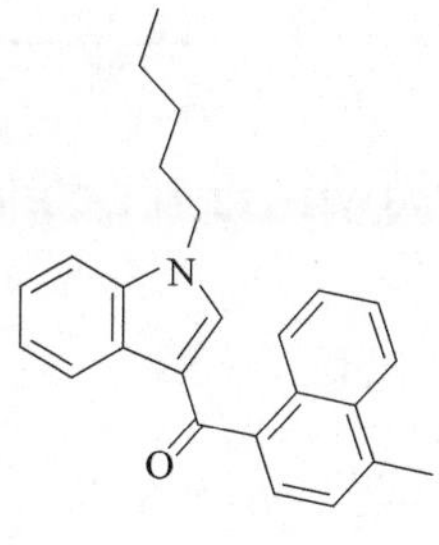

3.2.12.1 GC-MS 离子对/色谱图

JWH-122 的 GC-MS 参考保留时间和质谱特征离子质荷比，见表 3-23。

表 3-23　JWH-122 的 GC-MS 参考保留时间和质谱特征离子质荷比

化合物名称	保留时间/min	质谱特征离子质荷比(m/z)
JWH-122	11.73	355*,298,214

注：*表示基峰。

JWH-122 的 EIC 谱图，见图 3-45。

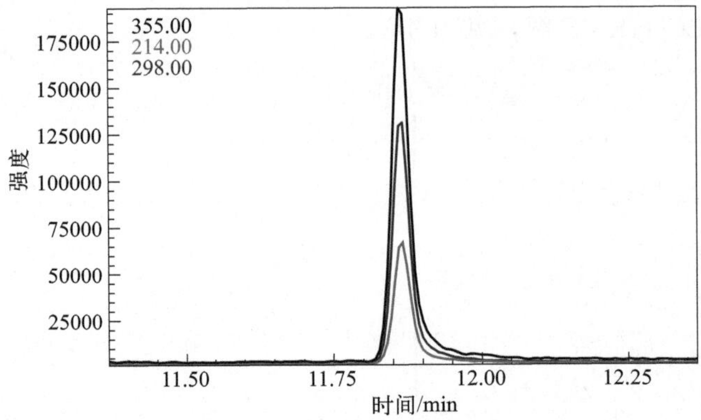

图 3-45 JWH-122 的 EIC 谱图

3.2.12.2 GC-HRMS 图

JWH-122 的 GC-HRMS 图，见图 3-46。

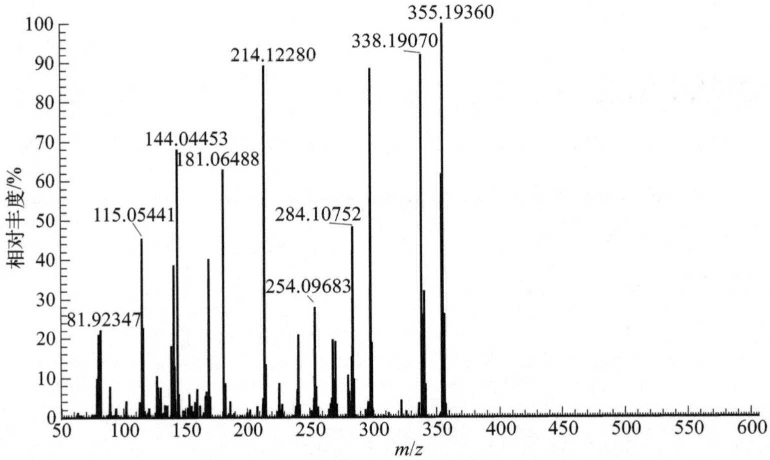

图 3-46 JWH-122 的 GC-HRMS 图

3.2.12.3 LC-MS/MS 离子对/色谱图

JWH-122 的 LC-MS/MS 采集参数，见表 3-24。

表 3-24 JWH-122 的 LC-MS/MS 采集参数

化合物名称	保留时间/min	母离子质荷比(m/z)	子离子质荷比(m/z)(碰撞能量/eV)
JWH-122	9.79	356.2	169.0(−24)
JWH-122	9.79	356.2	141.1(−41)
JWH-122	9.79	356.2	214.1(−23)

JWH-122 的 MRM 谱图，见图 3-47。

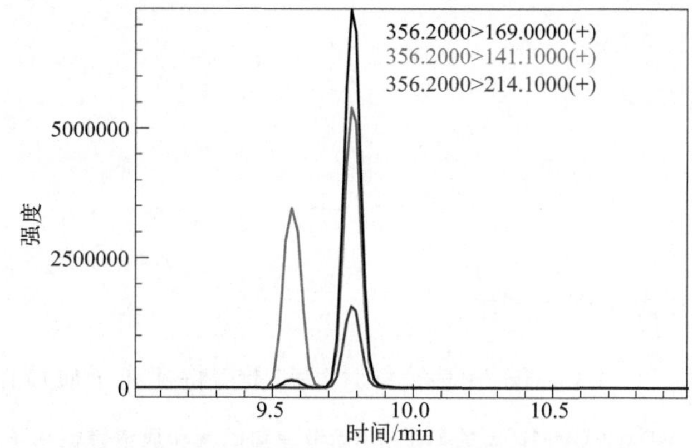

图 3-47　JWH-122 的 MRM 谱图

3.2.12.4　LC-HRMS 图

JWH-122 的 LC-HRMS 图，见图 3-48。

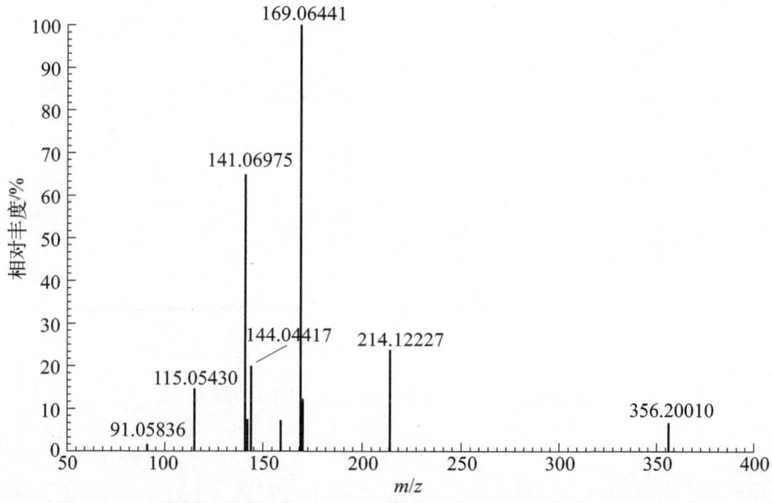

图 3-48　JWH-122 的 LC-HRMS 图

3.2.13　MDMB-CHMICA

中文名称：N-(1-甲氧基羰基-2,2-二甲基丙基)-1-(环己基甲基)吲哚-3-甲酰胺

CAS 号：1863065-84-2

分子式：$C_{23}H_{32}N_2O_3$

分子量：384.52

结构式：

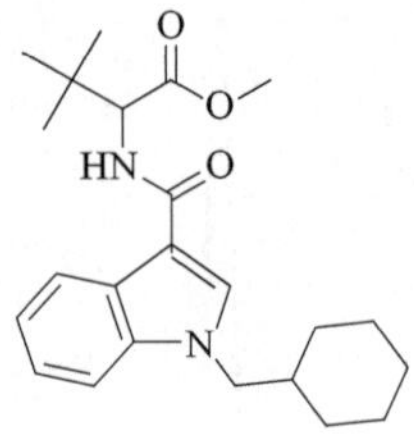

3.2.13.1　GC-MS 离子对/色谱图

MDMB-CHMICA 的 GC-MS 参考保留时间和质谱特征离子质荷比，见表 3-25。

表 3-25　MDMB-CHMICA 的 GC-MS 参考保留时间和质谱特征离子质荷比

化合物名称	保留时间/min	质谱特征离子质荷比(m/z)
MDMB-CHMICA	10.41	240*,384,328,144

注：* 表示基峰。

MDMB-CHMICA 的 EIC 谱图，见图 3-49。

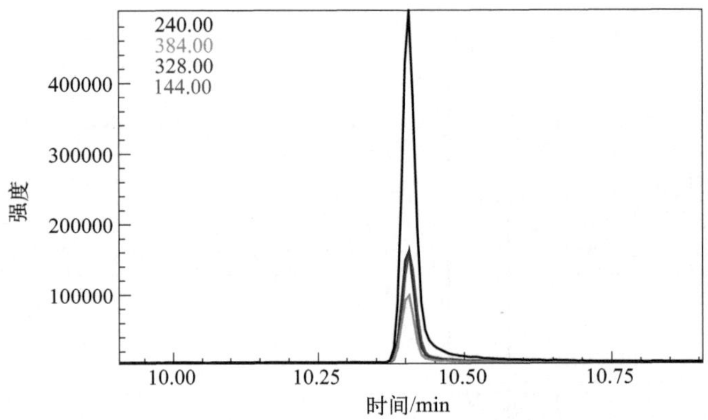

图 3-49　MDMB-CHMICA 的 EIC 谱图

3.2.13.2　GC-HRMS 图

MDMB-CHMICA 的 GC-HRMS 图，见图 3-50。

3.2.13.3　LC-MS/MS 离子对/色谱图

MDMB-CHMICA 的 LC-MS/MS 采集参数，见表 3-26。

表 3-26　MDMB-CHMICA 的 LC-MS/MS 采集参数

化合物名称	保留时间/min	母离子质荷比(m/z)	子离子质荷比(m/z)(碰撞能量/eV)
MDMB-CHMICA	8.81	385.2	240.1(−19)
MDMB-CHMICA	8.81	385.2	144.0(−38)

MDMB-CHMICA 的 MRM 谱图，见图 3-51。

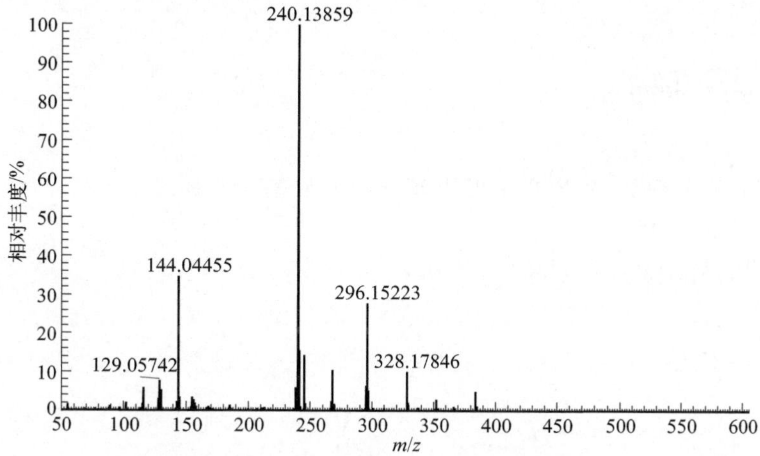

图 3-50　MDMB-CHMICA 的 GC-HRMS 图

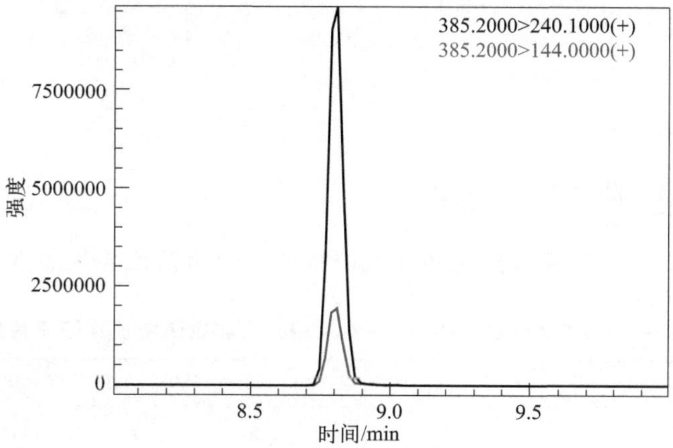

图 3-51　MDMB-CHMICA 的 MRM 谱图

3.2.13.4　LC-HRMS 图

MDMB-CHMICA 的 LC-HRMS 图，见图 3-52。

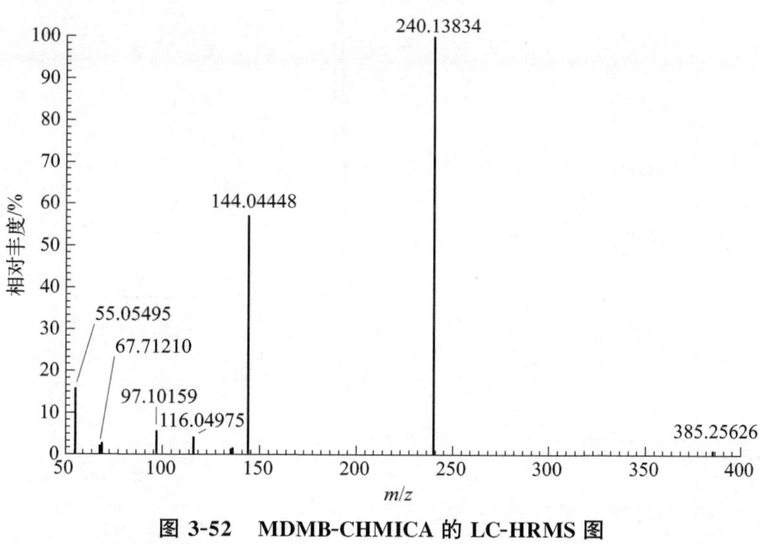

图 3-52　MDMB-CHMICA 的 LC-HRMS 图

3.2.14 UR-144

中文名称：1-戊基-3-(2,2,3,3-四甲基环丙甲酰基)吲哚

CAS 号：1199943-44-6

分子式：$C_{21}H_{29}NO$

分子量：311.47

结构式：

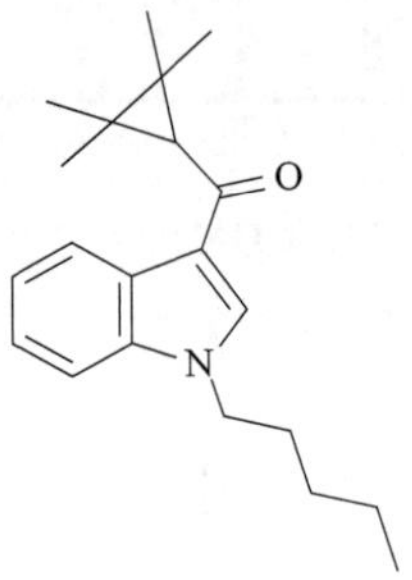

3.2.14.1 GC-MS 离子对/色谱图

UR-144 的 GC-MS 参考保留时间和质谱特征离子质荷比，见表 3-27。

表 3-27 UR-144 的 GC-MS 参考保留时间和质谱特征离子质荷比

化合物名称	保留时间/min	质谱特征离子质荷比(m/z)
UR-144	7.92	214*,296,144

注：*表示基峰。

UR-144 的 EIC 谱图，见图 3-53。

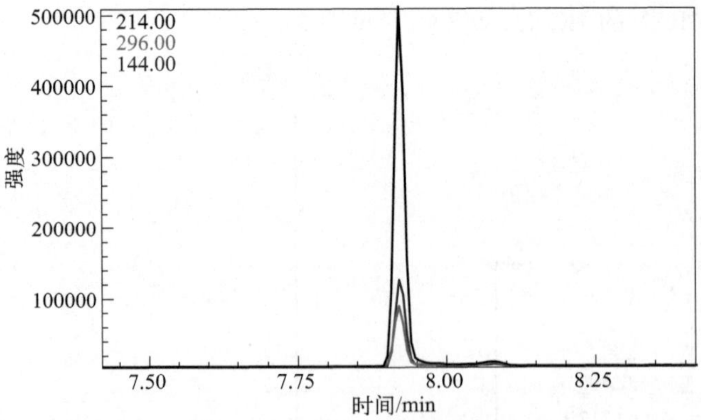

图 3-53 UR-144 的 EIC 谱图

3.2.14.2 GC-HRMS 图

UR-144 的 GC-HRMS 图，见图 3-54。

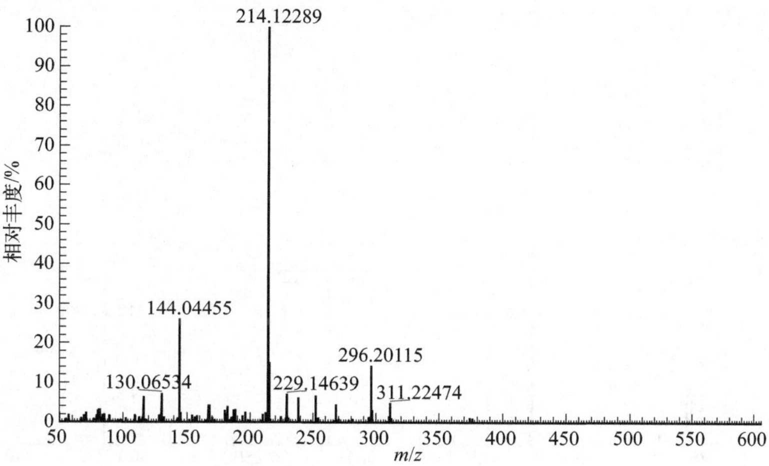

图 3-54　UR-144 的 GC-HRMS 图

3.2.14.3　LC-MS/MS 离子对/色谱图

UR-144 的 LC-MS/MS 采集参数，见表 3-28。

表 3-28　UR-144 的 LC-MS/MS 采集参数

化合物名称	保留时间/min	母离子质荷比(m/z)	子离子质荷比(m/z)(碰撞能量/eV)
UR-144	9.84	312.2	125.1(−22)
UR-144	9.84	312.2	214.1(−24)
UR-144	9.84	312.2	279.2(−26)

UR-144 的 MRM 谱图，见图 3-55。

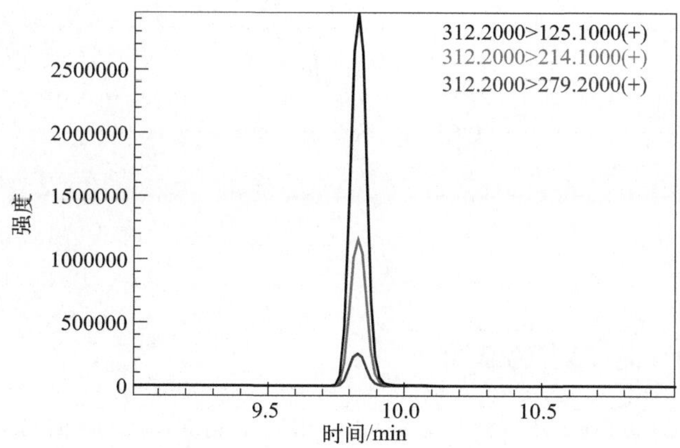

图 3-55　UR-144 的 MRM 谱图

3.2.14.4　LC-HRMS 图

UR-144 的 LC-HRMS 图，见图 3-56。

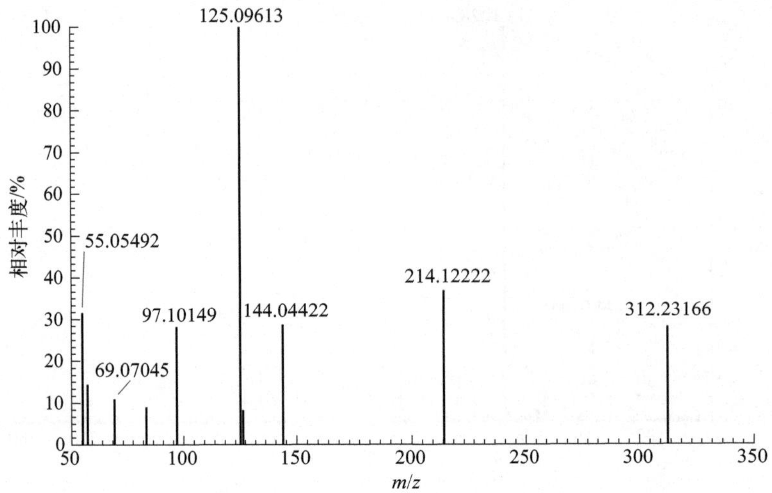

图 3-56 UR-144 的 LC-HRMS 图

3.2.15 AMB-CHMICA

中文名称：2-[1-(环己基甲基)吲哚-3-甲酰氨基]-3-甲基丁酸甲酯

CAS 号：1971007-94-9

分子式：$C_{22}H_{30}N_2O_3$

分子量：370.49

结构式：

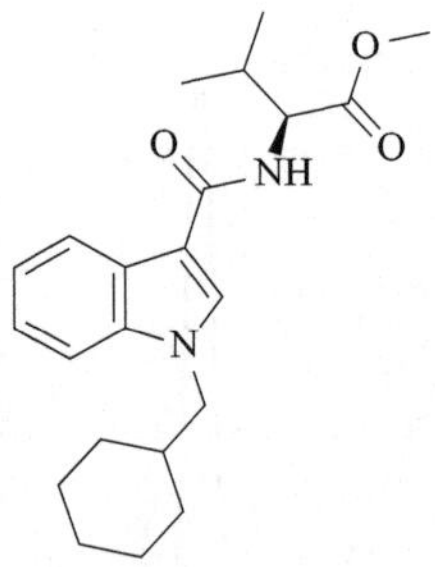

3.2.15.1 GC-MS 离子对/色谱图

AMB-CHMICA 的 GC-MS 参考保留时间和质谱特征离子质荷比，见表 3-29。

表 3-29 AMB-CHMICA 的 GC-MS 参考保留时间和质谱特征离子质荷比

化合物名称	保留时间/min	质谱特征离子质荷比(m/z)
AMB-CHMICA	10.29	240*,370,256,144

注：* 表示基峰。

AMB-CHMICA 的 EIC 谱图，见图 3-57。

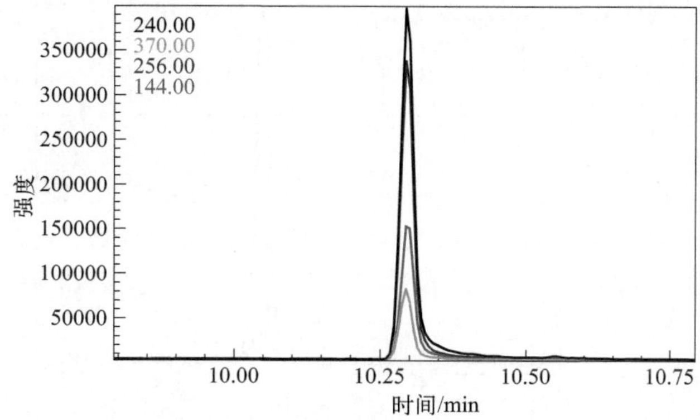

图 3-57　AMB-CHMICA 的 EIC 谱图

3.2.15.2　GC-HRMS 图

AMB-CHMICA 的 GC-HRMS 图，见图 3-58。

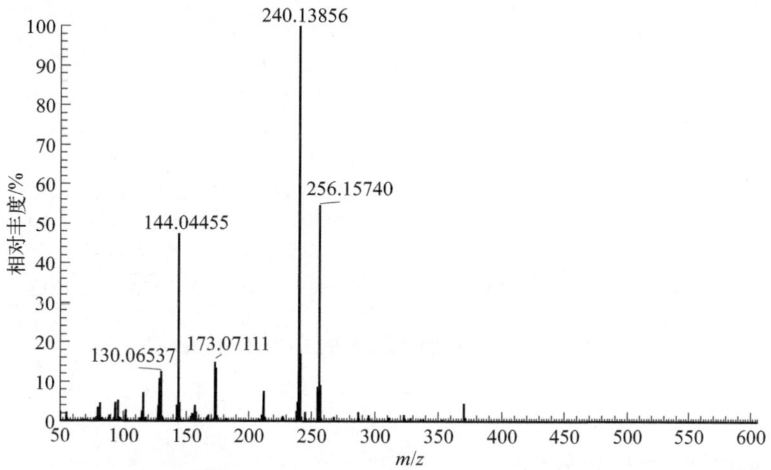

图 3-58　AMB-CHMICA 的 GC-HRMS 图

3.2.15.3　LC-MS/MS 离子对/色谱图

AMB-CHMICA 的 LC-MS/MS 采集参数，见表 3-30。

表 3-30　AMB-CHMICA 的 LC-MS/MS 采集参数

化合物名称	保留时间/min	母离子质荷比(m/z)	子离子质荷比(m/z)(碰撞能量/eV)
AMB-CHMICA	8.14	371.2	240.1(−16)
AMB-CHMICA	8.14	371.2	144.0(−36)
AMB-CHMICA	8.14	371.2	116.0(−55)

AMB-CHMICA 的 MRM 谱图，见图 3-59。

3.2.15.4　LC-HRMS 图

AMB-CHMICA 的 LC-HRMS 图，见图 3-60。

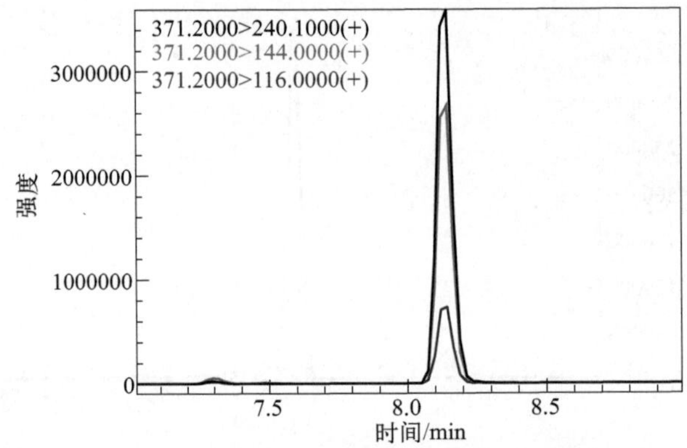

图 3-59　AMB-CHMICA 的 MRM 谱图

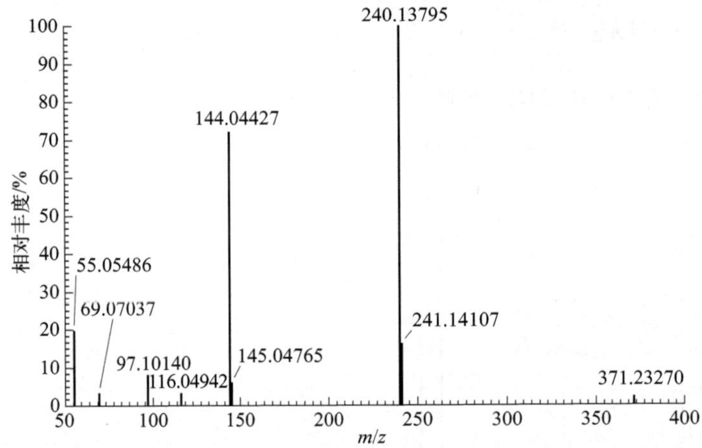

图 3-60　AMB-CHMICA 的 LC-HRMS 图

3.2.16　MEP-FUBICA

中文名称：2-[1-(4-氟苄基)-1*H*-吲哚-3-甲酰氨基]戊酸甲酯

CAS 号：2749985-70-2

分子式：$C_{22}H_{23}FN_2O_3$

分子量：382.43

结构式：

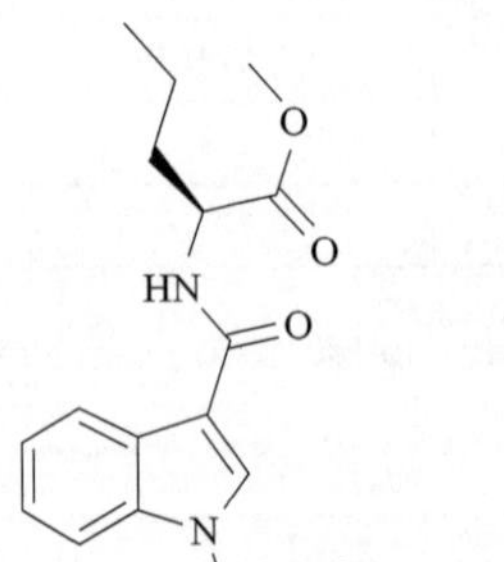

3.2.16.1 GC-MS离子对/色谱图

MEP-FUBICA的GC-MS参考保留时间和质谱特征离子质荷比，见表3-31。

表3-31　MEP-FUBICA的GC-MS参考保留时间和质谱特征离子质荷比

化合物名称	保留时间/min	质谱特征离子质荷比(m/z)
MEP-FUBICA	11.47	109*,382,340,252

注：*表示基峰。

MEP-FUBICA的EIC谱图，见图3-61。

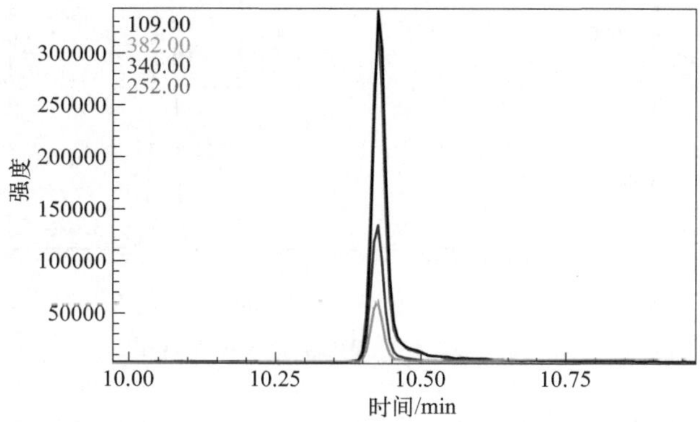

图3-61　MEP-FUBICA的EIC谱图

3.2.16.2 GC-HRMS图

MEP-FUBICA的GC-HRMS图，见图3-62。

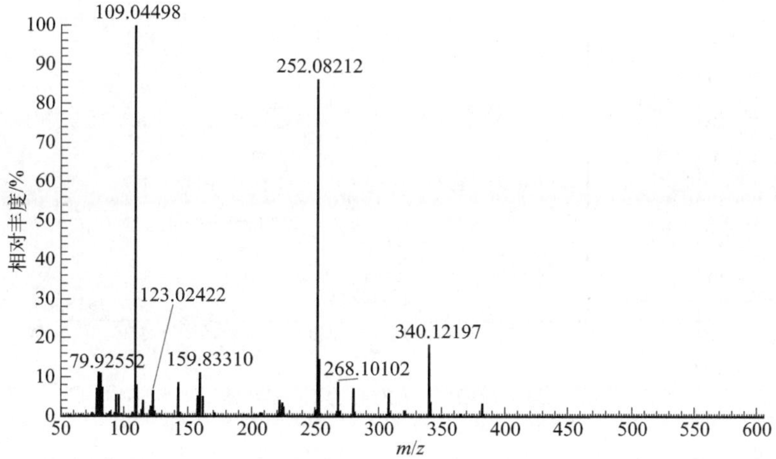

图3-62　MEP-FUBICA的GC-HRMS图

3.2.16.3 LC-MS/MS离子对/色谱图

MEP-FUBICA的LC-MS/MS采集参数，见表3-32。

表 3-32　MEP-FUBICA 的 LC-MS/MS 采集参数

化合物名称	保留时间/min	母离子质荷比(m/z)	子离子质荷比(m/z)(碰撞能量/eV)
MEP-FUBICA	6.46	383.2	252.1(−15)
MEP-FUBICA	6.46	383.2	109.0(−34)

MEP-FUBICA 的 MRM 谱图，见图 3-63。

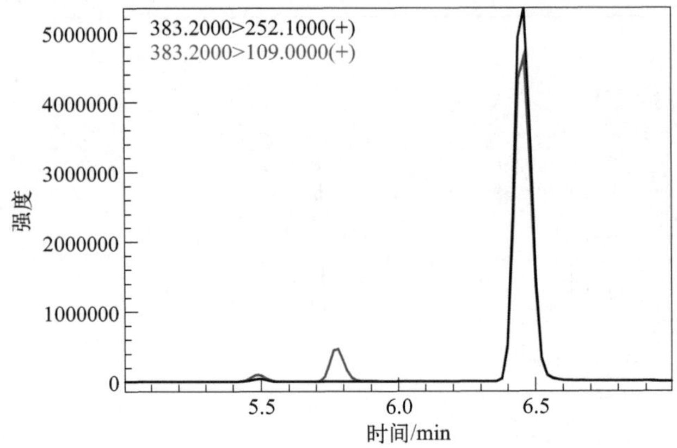

图 3-63　MEP-FUBICA 的 MRM 谱图

3.2.16.4　LC-HRMS 图

MEP-FUBICA 的 LC-HRMS 图，见图 3-64。

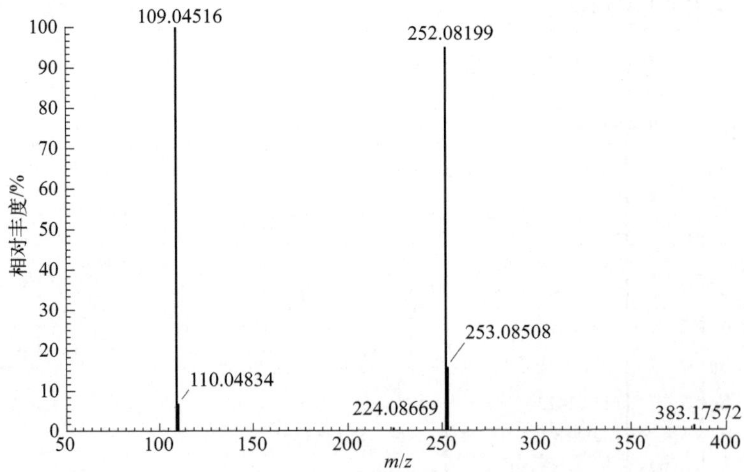

图 3-64　MEP-FUBICA 的 LC-HRMS 图

3.2.17　AMB-FUBICA

中文名称：2-[1-(4-氟苄基)-1H-吲哚-3-甲酰氨基]-3-甲基丁酸甲酯

CAS 号：1971007-90-5

分子式：$C_{22}H_{23}FN_2O_3$
分子量：382.43
结构式：

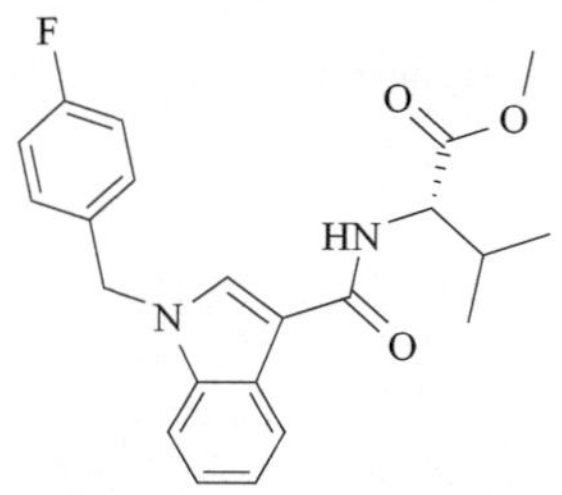

3.2.17.1　GC-MS 离子对/色谱图

AMB-FUBICA 的 GC-MS 参考保留时间和质谱特征离子质荷比，见表 3-33。

表 3-33　AMB-FUBICA 的 GC-MS 参考保留时间和质谱特征离子质荷比

化合物名称	保留时间/min	质谱特征离子质荷比(m/z)
AMB-FUBICA	10.23	109*,382,268,252

注：* 表示基峰。

AMB-FUBICA 的 EIC 谱图，见图 3-65。

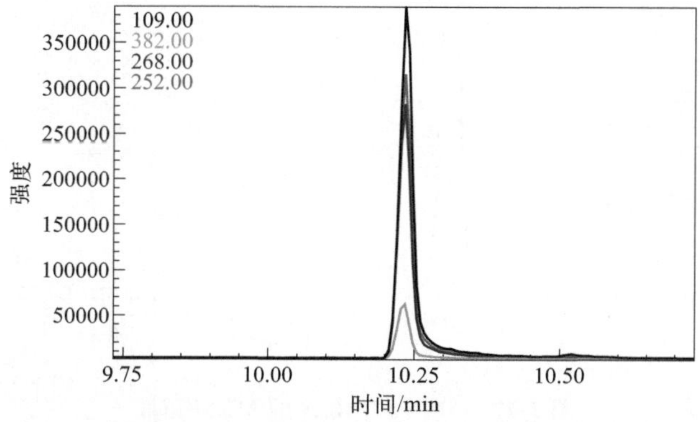

图 3-65　AMB-FUBICA 的 EIC 谱图

3.2.17.2　GC-HRMS 图

AMB-FUBICA 的 GC-HRMS 图，见图 3-66。

3.2.17.3　LC-MS/MS 离子对/色谱图

AMB-FUBICA 的 LC-MS/MS 采集参数，见表 3-34。

表 3-34　AMB-FUBICA 的 LC-MS/MS 采集参数

化合物名称	保留时间/min	母离子质荷比(m/z)	子离子质荷比(m/z)(碰撞能量/eV)
AMB-FUBICA	6.46	383.2	252.2(−17)
AMB-FUBICA	6.46	383.2	109.0(−36)

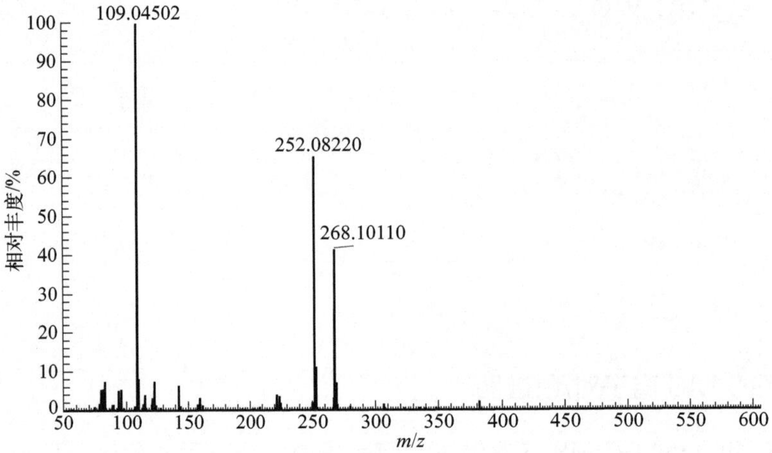

图 3-66 AMB-FUBICA 的 GC-HRMS 图

AMB-FUBICA 的 MRM 谱图，见图 3-67。

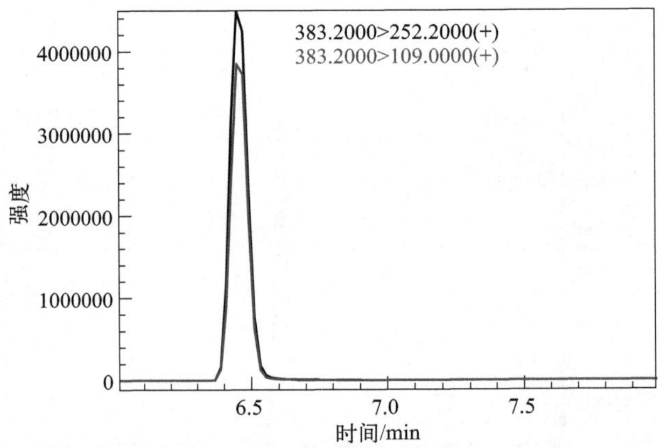

图 3-67 AMB-FUBICA 的 MRM 谱图

3.2.17.4 LC-HRMS 图

AMB-FUBICA 的 LC-HRMS 图，见图 3-68。

3.2.18 AB-4en-PICA

中文名称：*N*-(1-氨甲酰基-2-甲基丙基)-1-(4-戊烯基)吲哚-3-甲酰胺

CAS 号：—

分子式：$C_{19}H_{25}N_3O_2$

分子量：327.43

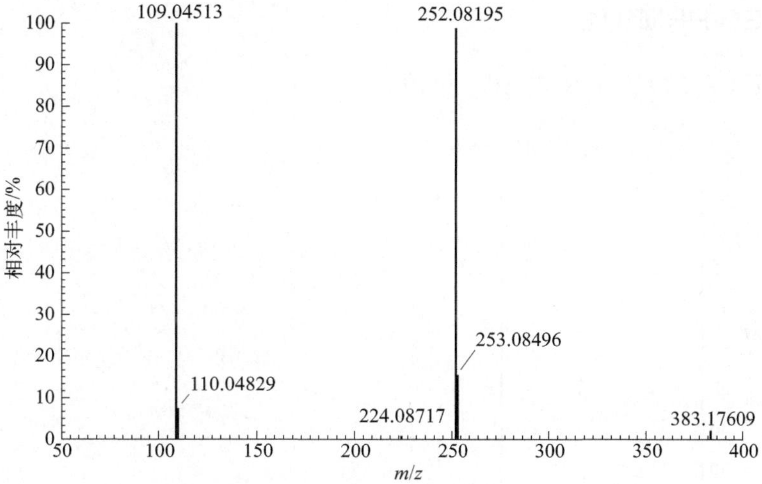

图 3-68　AMB-FUBICA 的 LC-HRMS 图

结构式：

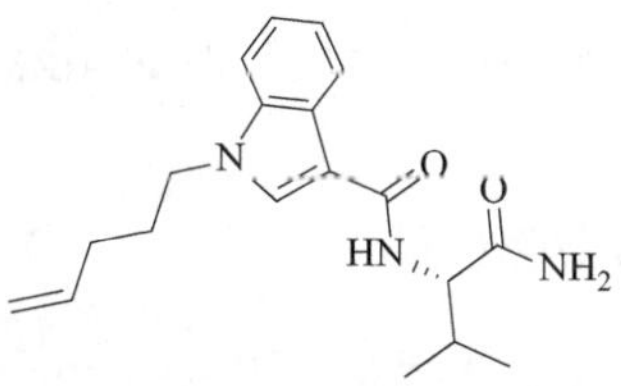

3.2.18.1　GC-MS 离子对/色谱图

AB-4en-PICA 的 GC-MS 参考保留时间和质谱特征离子质荷比，见表 3-35。

表 3-35　AB-4en-PICA 的 GC-MS 参考保留时间和质谱特征离子质荷比

化合物名称	保留时间/min	质谱特征离子质荷比（m/z）
AB-4en-PICA	9.87	212*，327，144

注：*表示基峰。

AB-4en-PICA 的 EIC 谱图，见图 3-69。

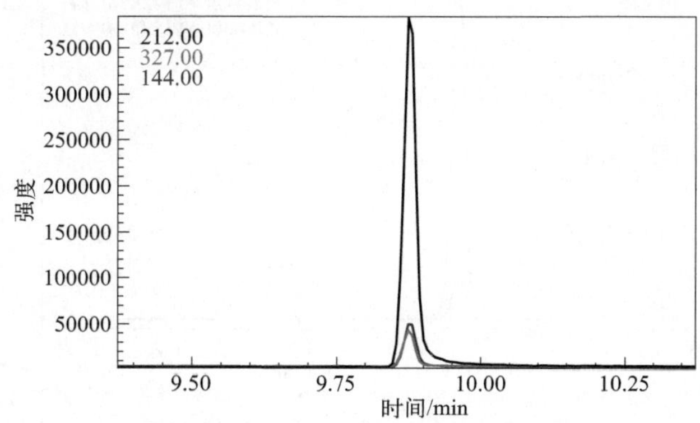

图 3-69　AB-4en-PICA 的 EIC 谱图

3.2.18.2　GC-HRMS 图

AB-4en-PICA 的 GC-HRMS 图，见图 3-70。

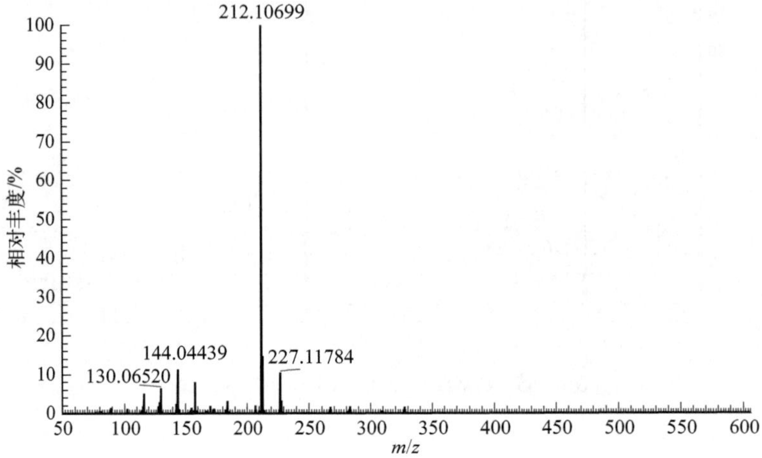

图 3-70　AB-4en-PICA 的 GC-HRMS 图

3.2.18.3　LC-MS/MS 离子对/色谱图

AB-4en-PICA 的 LC-MS/MS 采集参数，见表 3-36。

表 3-36　AB-4en-PICA 的 LC-MS/MS 采集参数

化合物名称	保留时间/min	母离子质荷比(m/z)	子离子质荷比(m/z)(碰撞能量/eV)
AB-4en-PICA	4.89	328.4	212.0(−19)
AB-4en-PICA	4.89	328.4	144.0(−36)
AB-4en-PICA	4.89	328.4	158.0(−32)

AB-4en-PICA 的 MRM 谱图，见图 3-71。

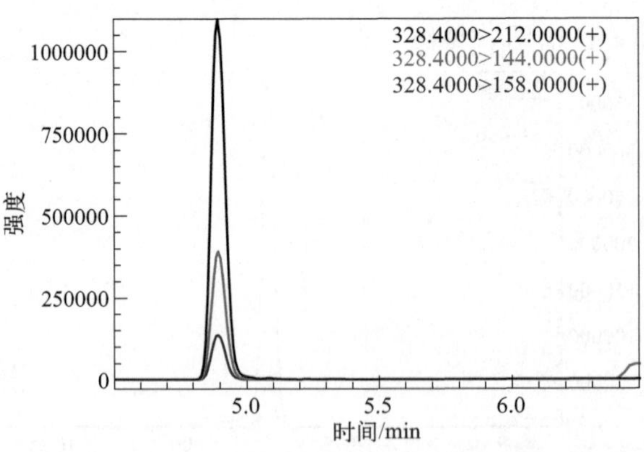

图 3-71　AB-4en-PICA 的 MRM 谱图

3.2.18.4　LC-HRMS 图

AB-4en-PICA 的 LC-HRMS 图，见图 3-72。

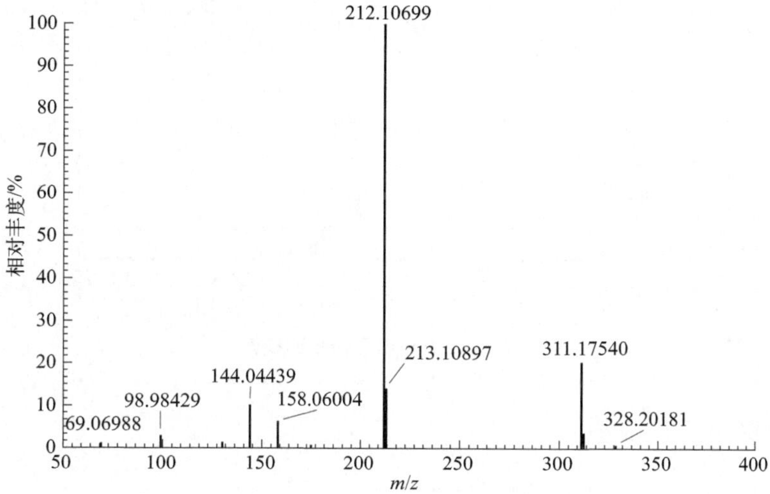

图 3-72　AB-4en-PICA 的 LC-HRMS 图

3.2.19　A-4en-PICA

中文名称：*N*-(1-金刚烷基)-1-(4-戊烯基)吲哚-3-甲酰胺

CAS 号：2659308-37-7

分子式：$C_{24}H_{30}N_2O$

分子量：362.52

结构式：

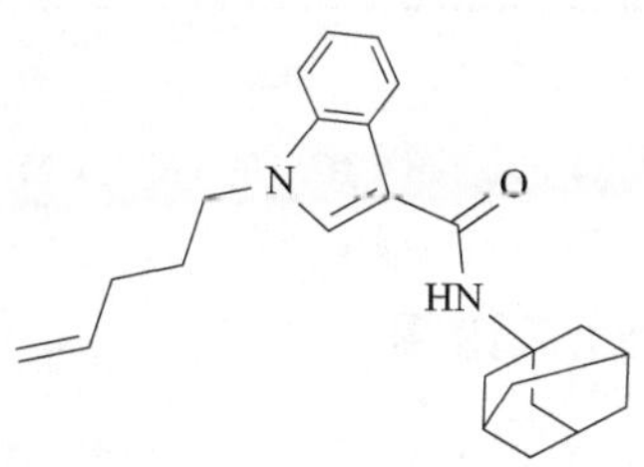

3.2.19.1　GC-MS 离子对/色谱图

A-4en-PICA 的 GC-MS 参考保留时间和质谱特征离子质荷比，见表 3-37。

表 3-37　A-4en-PICA 的 GC-MS 参考保留时间和质谱特征离子质荷比

化合物名称	保留时间/min	质谱特征离子质荷比(*m*/*z*)
A-4en-PICA	12.29	212*,362,307,144

注：* 表示基峰。

A-4en-PICA 的 EIC 谱图，见图 3-73。

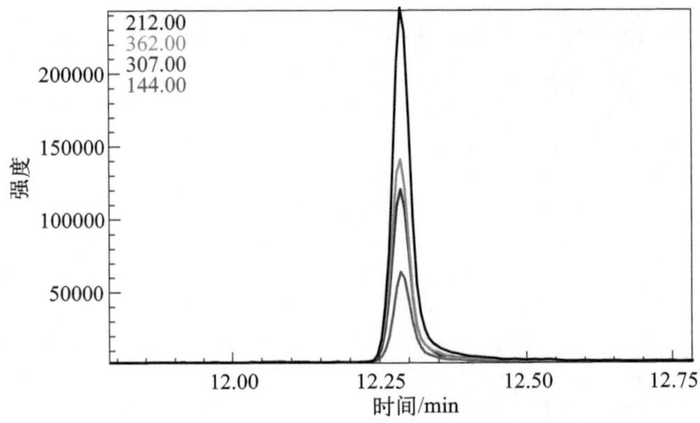

图 3-73 A-4en-PICA 的 EIC 谱图

3.2.19.2 GC-HRMS 图

A-4en-PICA 的 GC-HRMS 图，见图 3-74。

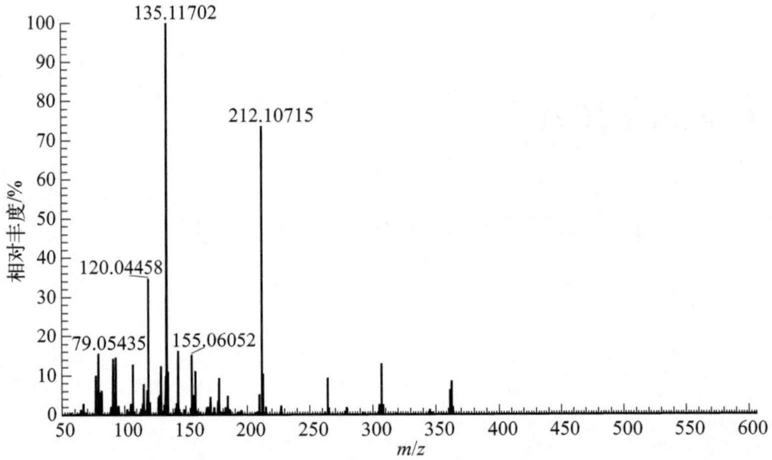

图 3-74 A-4en-PICA 的 GC-HRMS 图

3.2.19.3 LC-MS/MS 离子对/色谱图

A-4en-PICA 的 LC-MS/MS 采集参数，见表 3-38。

表 3-38 A-4en-PICA 的 LC-MS/MS 采集参数

化合物名称	保留时间/min	母离子质荷比(m/z)	子离子质荷比(m/z)(碰撞能量/eV)
A-4en-PICA	9.30	363.5	135.0(−28)
A-4en-PICA	9.30	363.5	107.0(−42)
A-4en-PICA	9.30	363.5	93.0(−45)

A-4en-PICA 的 MRM 谱图，见图 3-75。

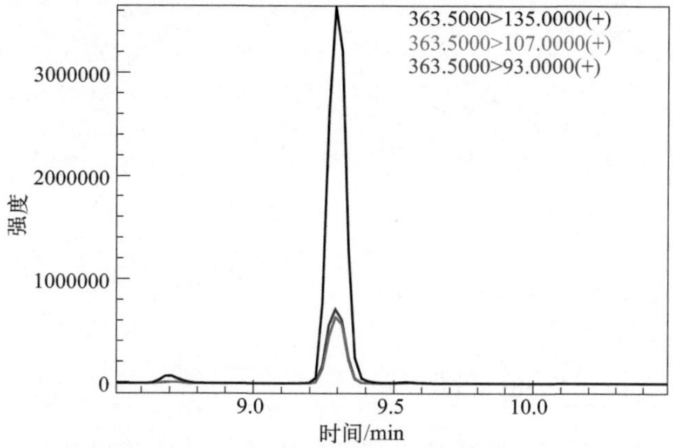

图 3-75　A-4en-PICA 的 MRM 谱图

3.2.19.4　LC-HRMS 图

A-4en-PICA 的 LC-HRMS 图，见图 3-76。

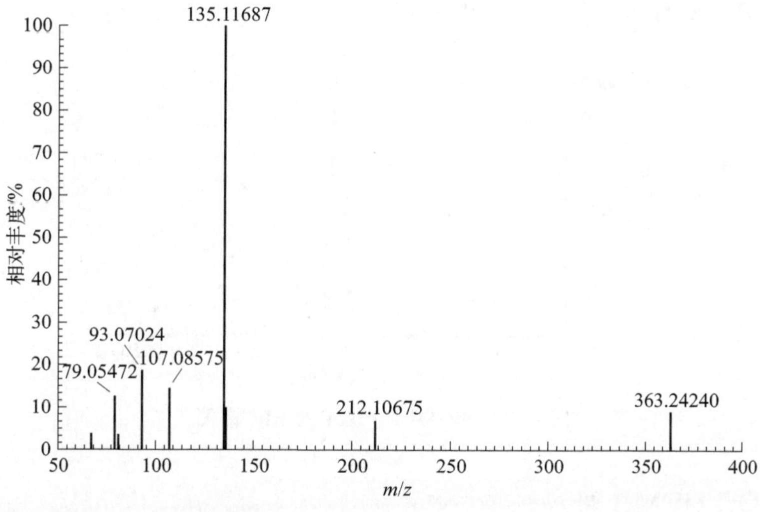

图 3-76　A-4en-PICA 的 LC-HRMS 图

3.2.20　5F-MPP-PICA

中文名称：2-[1-(5-氟戊基)-1*H*-吲哚-3-甲酰氨基]-3-苯丙酸甲酯

CAS 号：2682867-54-3

分子式：$C_{24}H_{27}FN_2O_3$

分子量：410.48

结构式：

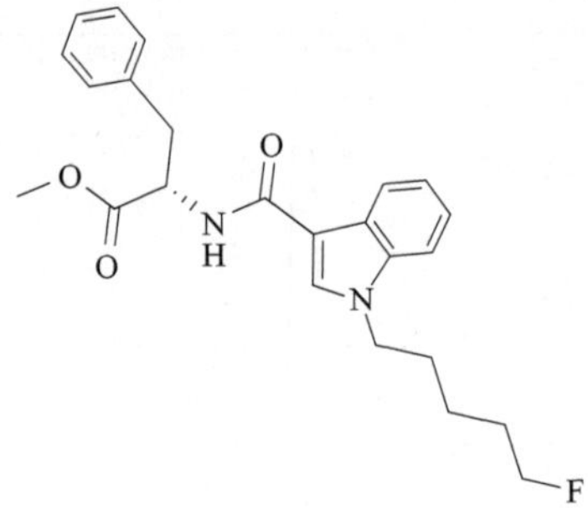

3.2.20.1 GC-MS 离子对/色谱图

5F-MPP-PICA 的 GC-MS 参考保留时间和质谱特征离子质荷比，见表 3-39。

表 3-39 5F-MPP-PICA 的 GC-MS 参考保留时间和质谱特征离子质荷比

化合物名称	保留时间/min	质谱特征离子质荷比(m/z)
5F-MPP-PICA	12.09	232*,410,248,144

注：*表示基峰。

5F-MPP-PICA 的 EIC 谱图，见图 3-77。

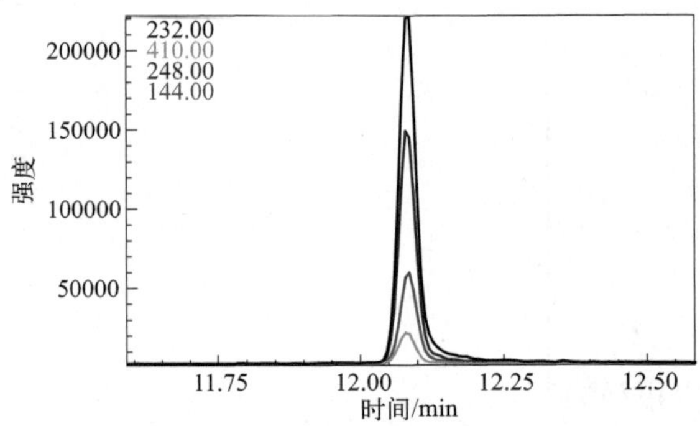

图 3-77 5F-MPP-PICA 的 EIC 谱图

3.2.20.2 GC-HRMS 图

5F-MPP-PICA 的 GC-HRMS 图，见图 3-78。

3.2.20.3 LC-MS/MS 离子对/色谱图

5F-MPP-PICA 的 LC-MS/MS 采集参数，见表 3-40。

表 3-40 5F-MPP-PICA 的 LC-MS/MS 采集参数

化合物名称	保留时间/min	母离子质荷比(m/z)	子离子质荷比(m/z)(碰撞能量/eV)
5F-MPP-PICA	6.56	411.2	232.1(−19)
5F-MPP-PICA	6.56	411.2	144.0(−42)

5F-MPP-PICA 的 MRM 谱图，见图 3-79。

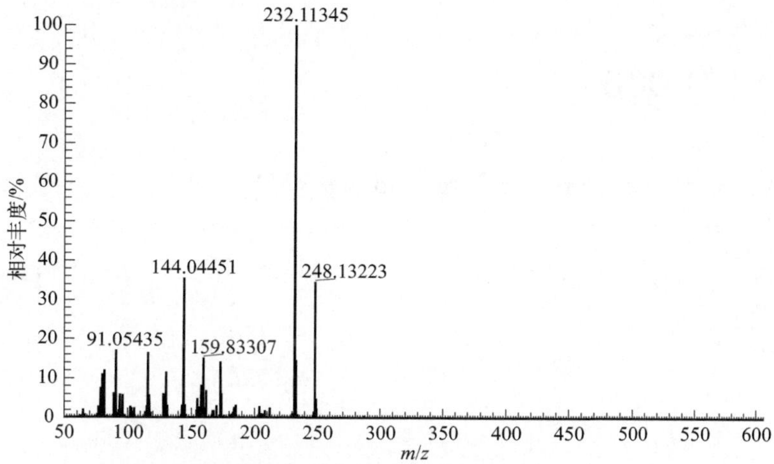

图 3-78　5F-MPP-PICA 的 GC-HRMS 图

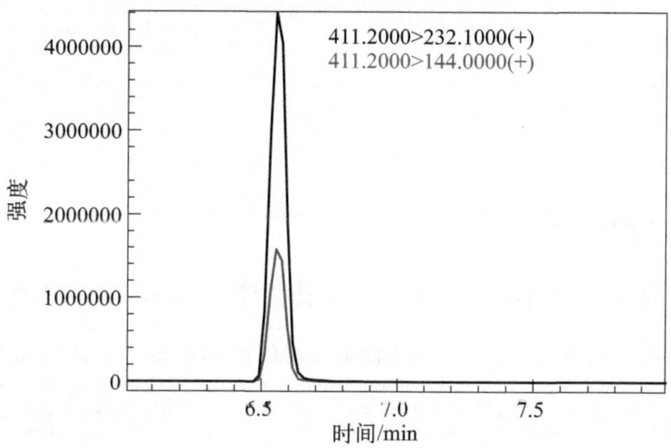

图 3-79　5F-MPP-PICA 的 MRM 谱图

3.2.20.4　LC-HRMS 图

5F-MPP-PICA 的 LC-HRMS 图，见图 3-80。

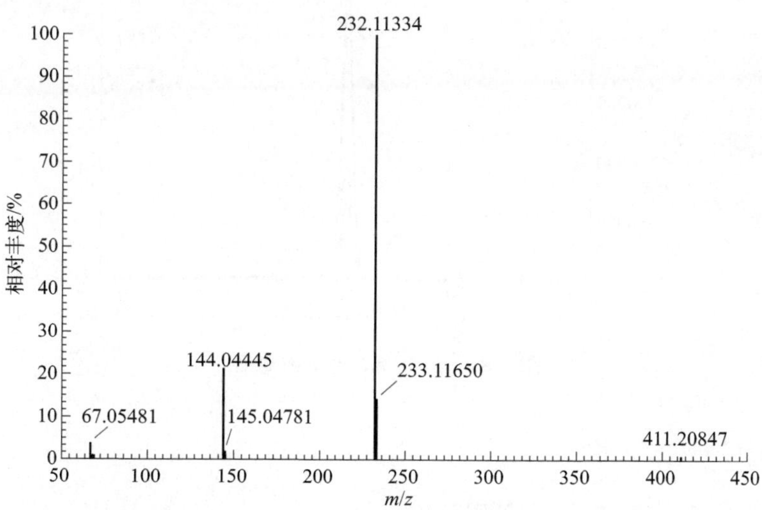

图 3-80　5F-MPP-PICA 的 LC-HRMS 图

3.2.21　SDB-006

中文名称：*N*-苄基-1-戊基-1*H*-吲哚-3-甲酰胺

CAS 号：695213-59-3

分子式：$C_{21}H_{24}N_2O$

分子量：320.43

结构式：

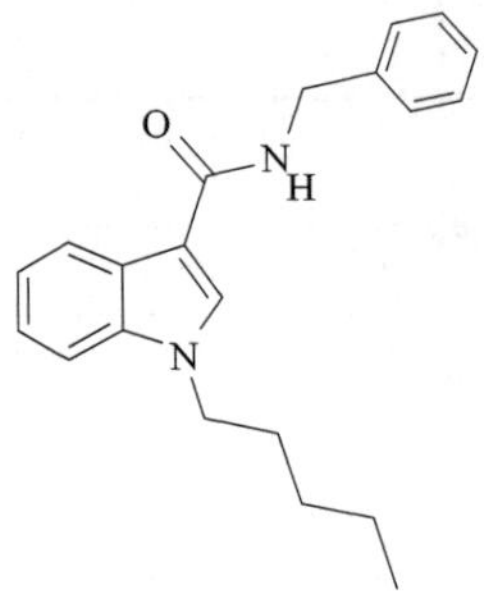

3.2.21.1　GC-MS 离子对/色谱图

SDB-006 的 GC-MS 参考保留时间和质谱特征离子质荷比，见表 3-41。

表 3-41　SDB-006 的 GC-MS 参考保留时间和质谱特征离子质荷比

化合物名称	保留时间/min	质谱特征离子质荷比(m/z)
SDB-006	10.25	214*,320,263,144

注：*表示基峰。

SDB-006 的 EIC 谱图，见图 3-81。

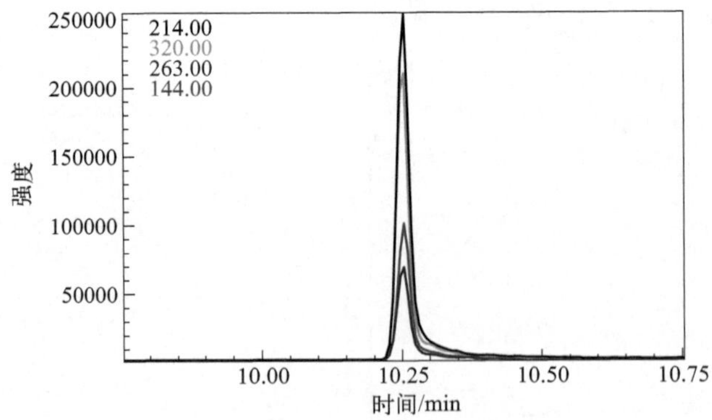

图 3-81　SDB-006 的 EIC 谱图

3.2.21.2　GC-HRMS 图

SDB-006 的 GC-HRMS 图，见图 3-82。

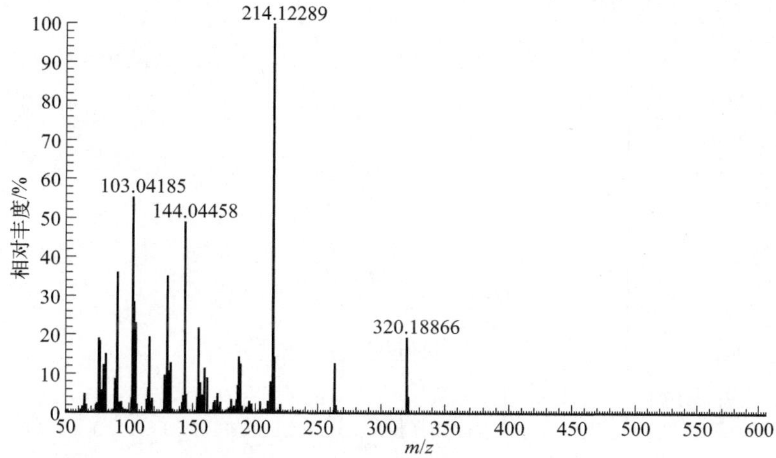

图 3-82　SDB-006 的 GC-HRMS 图

3.2.21.3　LC-MS/MS 离子对/色谱图

SDB-006 的 LC-MS/MS 采集参数，见表 3-42。

表 3-42　SDB-006 的 LC-MS/MS 采集参数

化合物名称	保留时间/min	母离子质荷比(m/z)	子离子质荷比(m/z)(碰撞能量/eV)
SDB-006	7.30	321.2	214.1(−20)
SDB-006	7.30	321.2	188.1(−20)
SDB-006	7.30	321.2	278.2(−18)

SDB-006 的 MRM 谱图，见图 3-83。

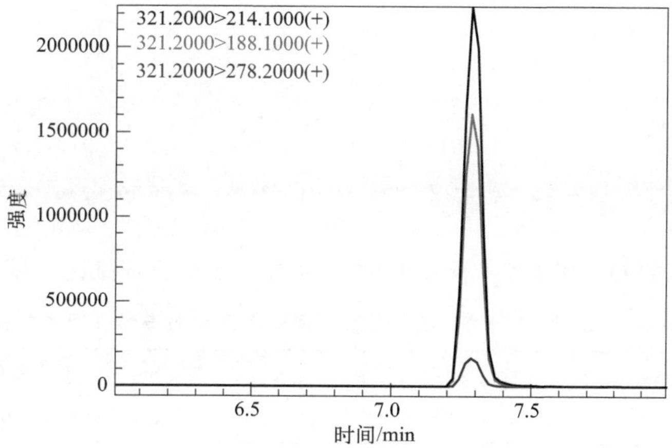

图 3-83　SDB-006 的 MRM 谱图

3.2.21.4　LC-HRMS 图

SDB-006 的 LC-HRMS 图，见图 3-84。

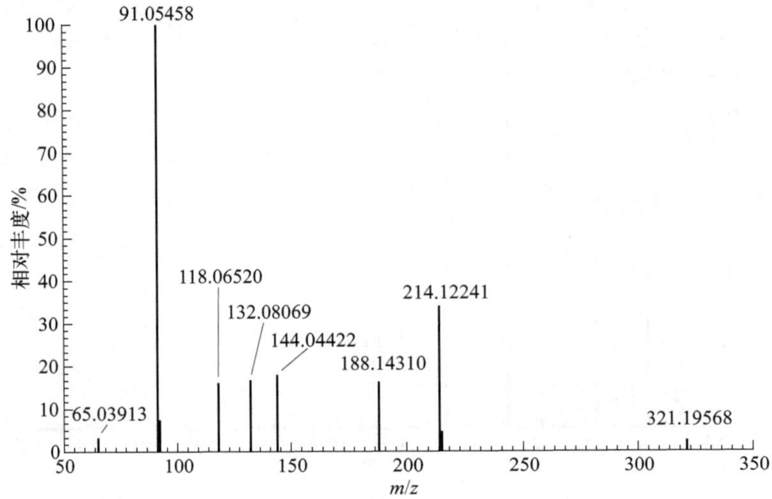

图 3-84　SDB-006 的 LC-HRMS 图

3.2.22　AB-FUBICA

中文名称：*N*-(1-氨基-3-甲基-1-氧代丁-2-基)-1-(4-氟苄基)-1*H*-吲哚-3-甲酰胺

CAS 号：2768398-26-9

分子式：$C_{21}H_{22}FN_3O_2$

分子量：367.42

结构式：

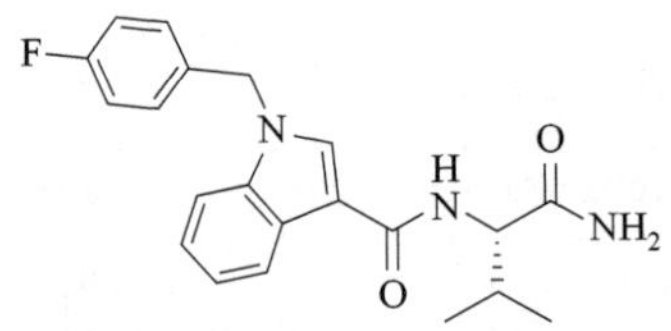

3.2.22.1　GC-MS 离子对/色谱图

AB-FUBICA 的 GC-MS 参考保留时间和质谱特征离子质荷比，见表 3-43。

表 3-43　AB-FUBICA 的 GC-MS 参考保留时间和质谱特征离子质荷比

化合物名称	保留时间/min	质谱特征离子质荷比(*m/z*)
AB-FUBICA	11.58	252*,323,268,109

注：*表示基峰。

AB-FUBICA 的 EIC 谱图，见图 3-85。

3.2.22.2　GC-HRMS 图

AB-FUBICA 的 GC-HRMS 图，见图 3-86。

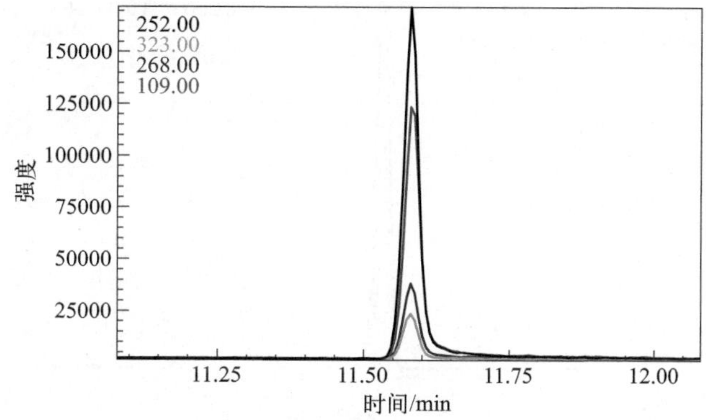

图 3-85　AB-FUBICA 的 EIC 谱图

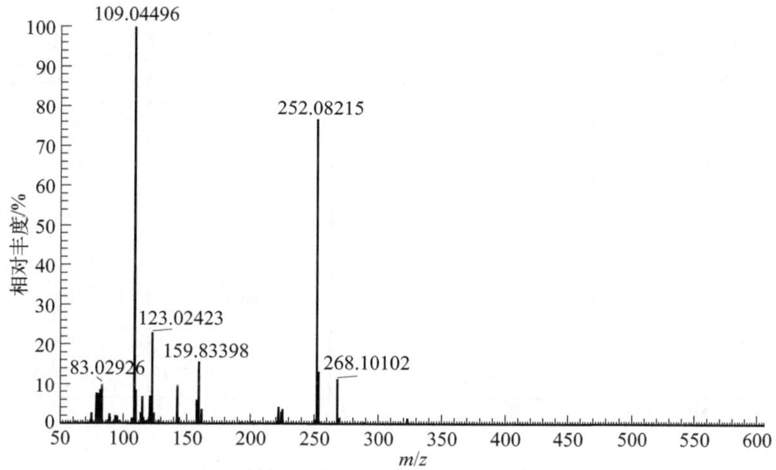

图 3-86　AB-FUBICA 的 GC-HRMS 图

3.2.22.3　LC-MS/MS 离子对/色谱图

AB-FUBICA 的 LC-MS/MS 采集参数，见表 3-44。

表 3-44　AB-FUBICA 的 LC-MS/MS 采集参数

化合物名称	保留时间/min	母离子质荷比(m/z)	子离子质荷比(m/z)(碰撞能量/eV)
AB-FUBICA	4.71	368.2	109.0(−40)
AB-FUBICA	4.71	368.2	252.1(−19)
AB-FUBICA	4.71	368.2	351.2(−10)

AB-FUBICA 的 MRM 谱图，见图 3-87。

3.2.22.4　LC-HRMS 图

AB-FUBICA 的 LC-HRMS 图，见图 3-88。

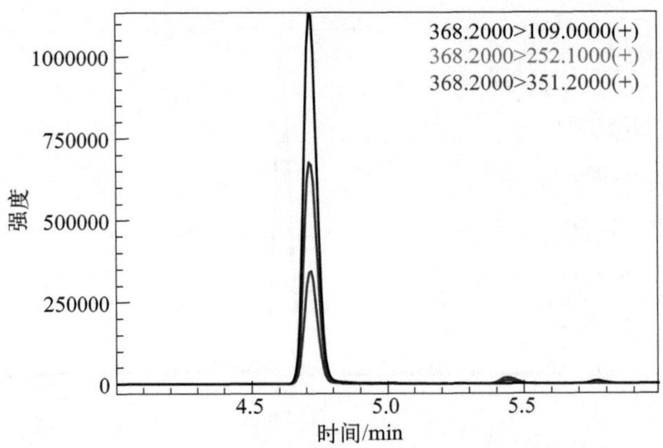

图 3-87 AB-FUBICA 的 MRM 谱图

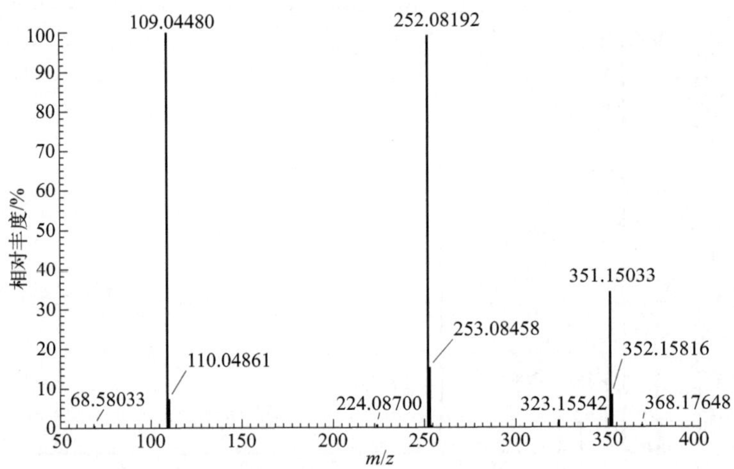

图 3-88 AB-FUBICA 的 LC-HRMS 图

3.2.23 JWH-182

中文名称：1-戊基-3-(4-丙基-1-萘甲酰基)吲哚

CAS 号：824960-02-3

分子式：$C_{27}H_{29}NO$

分子量：383.53

结构式：

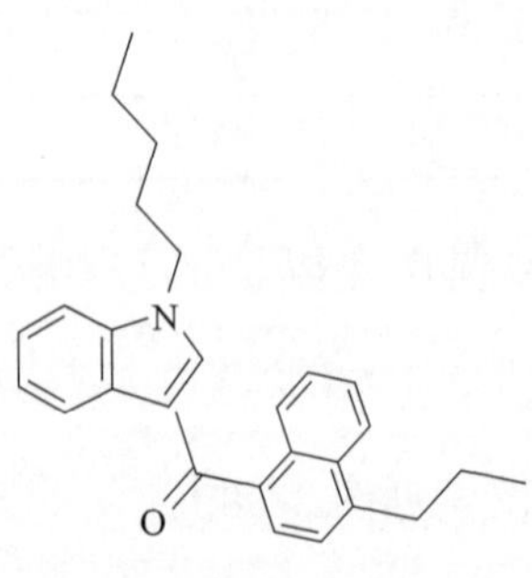

3.2.23.1　GC-MS 离子对/色谱图

JWH-182 的 GC-MS 参考保留时间和质谱特征离子质荷比，见表 3-45。

表 3-45　JWH-182 的 GC-MS 参考保留时间和质谱特征离子质荷比

化合物名称	保留时间/min	质谱特征离子质荷比(*m/z*)
JWH-182	12.89	383*,366,326,214

注：* 表示基峰。

JWH-182 的 EIC 谱图，见图 3-89。

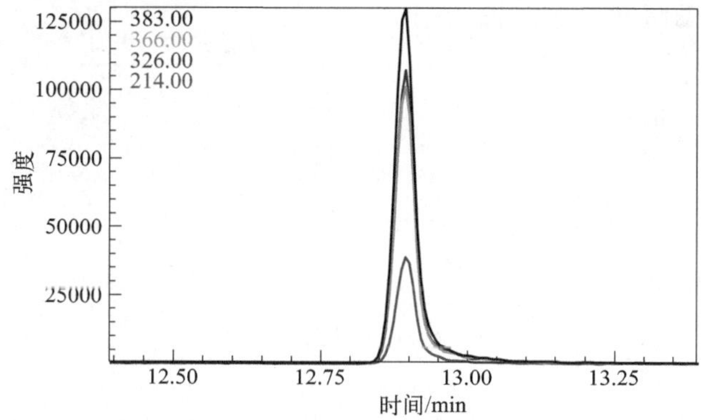

图 3-89　JWH-182 的 EIC 谱图

3.2.23.2　GC-HRMS 图

JWH-182 的 GC-HRMS 图，见图 3-90。

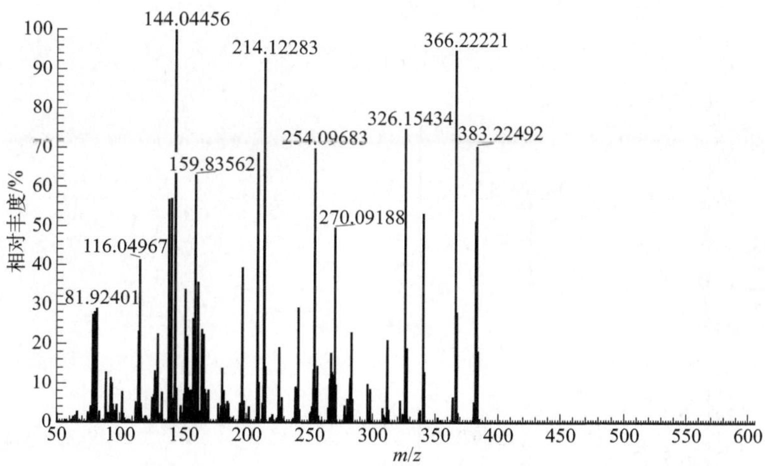

图 3-90　JWH-182 的 GC-HRMS 图

3.2.23.3 LC-MS/MS 离子对/色谱图

JWH-182 的 LC-MS/MS 采集参数，见表 3-46。

表 3-46 JWH-182 的 LC-MS/MS 采集参数

化合物名称	保留时间/min	母离子质荷比(m/z)	子离子质荷比(m/z)(碰撞能量/eV)
JWH-182	11.32	384.2	197.0(−28)
JWH-182	11.32	384.2	141.0(−50)
JWH-182	11.32	384.2	214.0(−28)

JWH-182 的 MRM 谱图，见图 3-91。

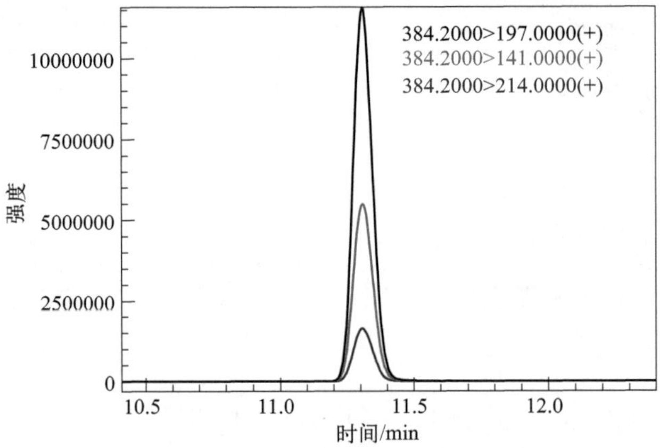

图 3-91 JWH-182 的 MRM 谱图

3.2.23.4 LC-HRMS 图

JWH-182 的 LC-HRMS 图，见图 3-92。

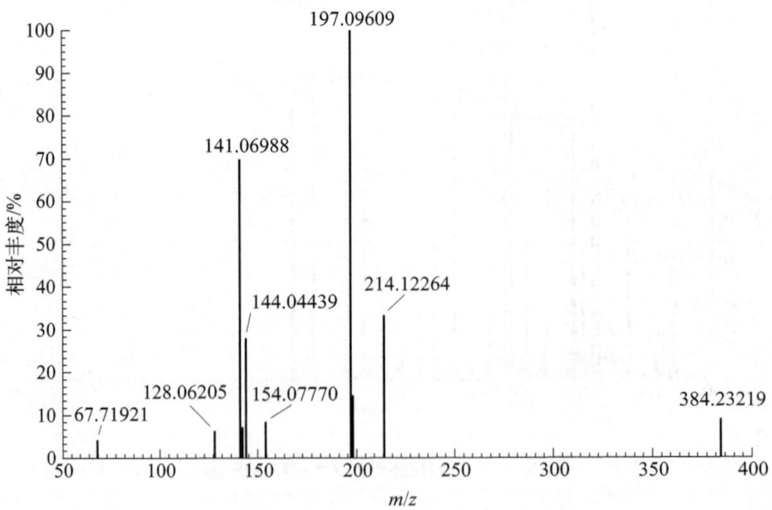

图 3-92 JWH-182 的 LC-HRMS 图

3.2.24　JWH-180

中文名称：1-丙基-3-(4-丙基-1-萘甲酰基)吲哚

CAS 号：824959-87-7

分子式：$C_{25}H_{25}NO$

分子量：355.47

结构式：

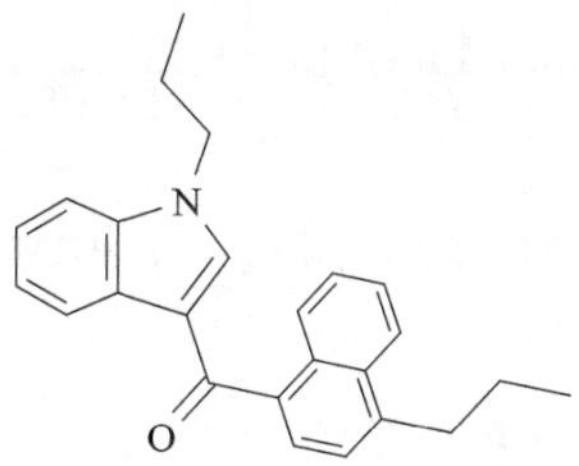

3.2.24.1　GC-MS 离子对/色谱图

JWH-180 的 GC-MS 参考保留时间和质谱特征离子质荷比，见表 3-47。

表 3-47　JWH-180 的 GC-MS 参考保留时间和质谱特征离子质荷比

化合物名称	保留时间/min	质谱特征离子质荷比(m/z)
JWH-180	11.69	355*,338,326,312

注：*表示基峰。

JWH-180 的 EIC 谱图，见图 3-93。

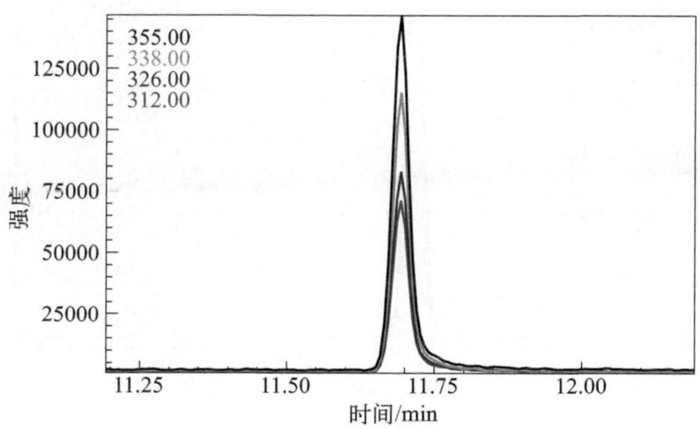

图 3-93　JWH-180 的 EIC 谱图

3.2.24.2　GC-HRMS 图

JWH-180 的 GC-HRMS 图，见图 3-94。

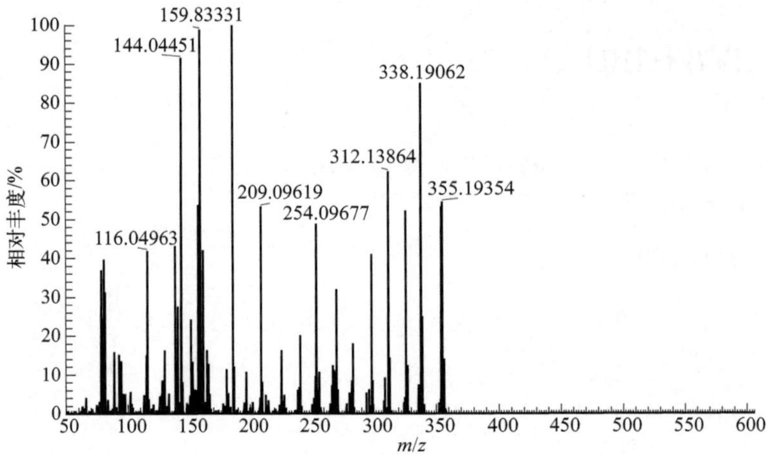

图 3-94 JWH-180 的 GC-HRMS 图

3.2.24.3 LC-MS/MS 离子对/色谱图

JWH-180 的 LC-MS/MS 采集参数，见表 3-48。

表 3-48 JWH-180 的 LC-MS/MS 采集参数

化合物名称	保留时间/min	母离子质荷比(m/z)	子离子质荷比(m/z)(碰撞能量/eV)
JWH-180	9.58	356.2	197.0(−25)
JWH-180	9.58	356.2	186.0(−26)

JWH-180 的 MRM 谱图，见图 3-95。

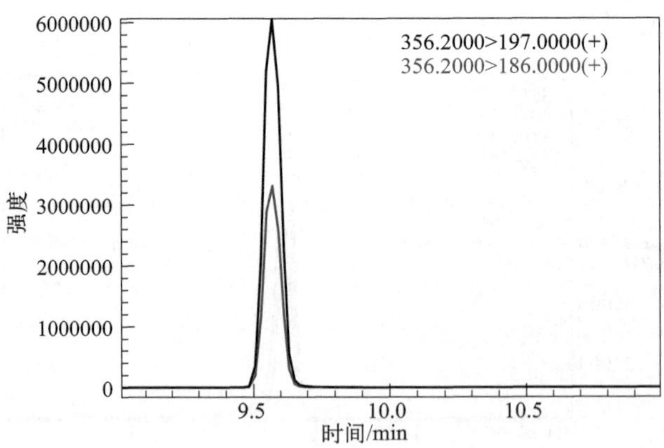

图 3-95 JWH-180 的 MRM 谱图

3.2.24.4 LC-HRMS 图

JWH-180 的 LC-HRMS 图，见图 3-96。

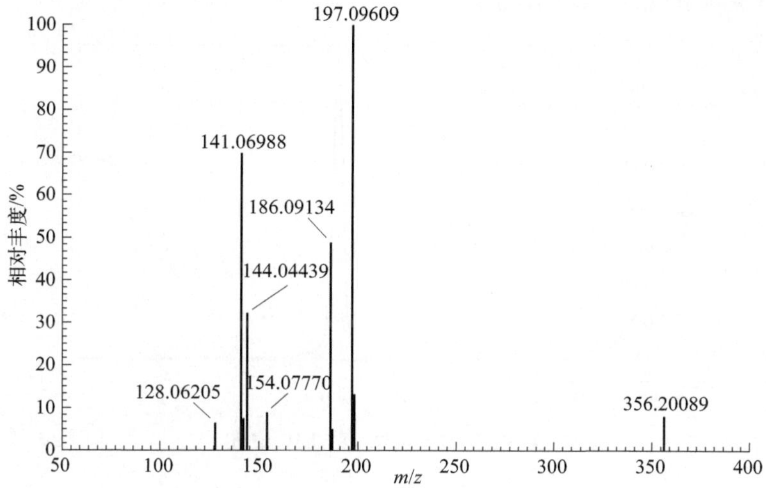

图 3-96　JWH-180 的 LC-HRMS 图

3.2.25　JWH-251

中文名称：1-戊基-3-(2-甲基苯乙酰基)吲哚

CAS 号：864445-39-6

分子式：$C_{22}H_{25}NO$

分子量：319.44

结构式：

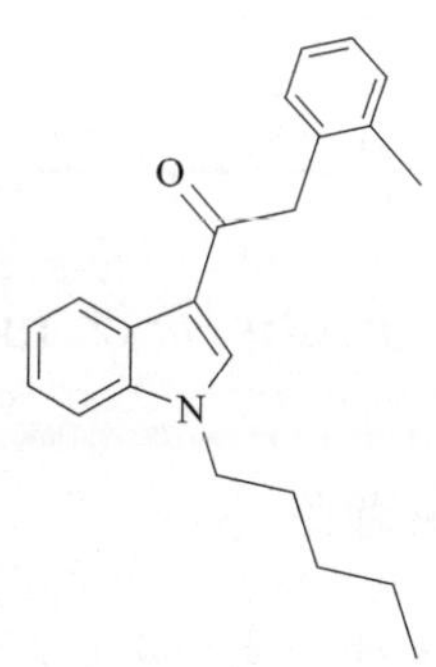

3.2.25.1　GC-MS 离子对/色谱图

JWH-251 的 GC-MS 参考保留时间和质谱特征离子质荷比，见表 3-49。

表 3-49　JWH-251 的 GC-MS 参考保留时间和质谱特征离子质荷比

化合物名称	保留时间/min	质谱特征离子质荷比(m/z)
JWH-251	9.33	214*,144,116

注：*表示基峰。

JWH-251 的 EIC 谱图，见图 3-97。

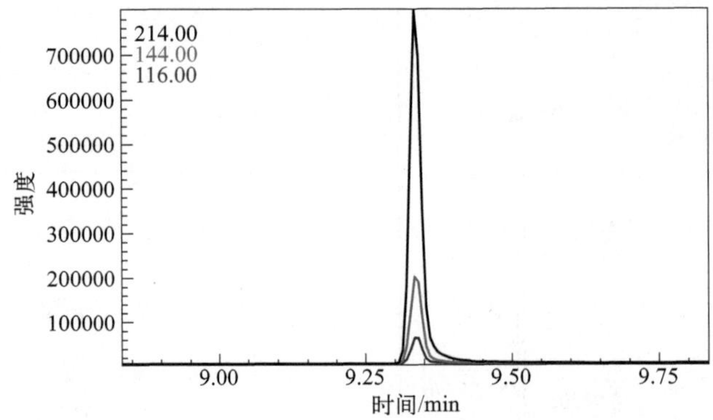

图 3-97 JWH-251 的 EIC 谱图

3.2.25.2 GC-HRMS 图

JWH-251 的 GC-HRMS 图，见图 3-98。

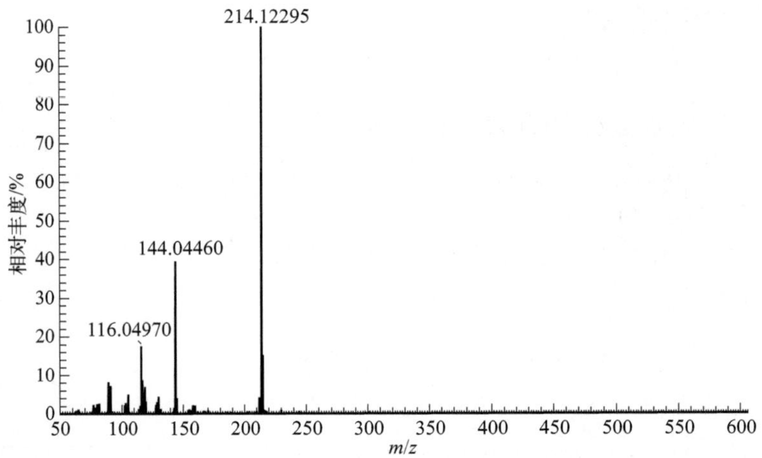

图 3-98 JWH-251 的 GC-HRMS 图

3.2.25.3 LC-MS/MS 离子对/色谱图

JWH-251 的 LC-MS/MS 采集参数，见表 3-50。

表 3-50 JWH-251 的 LC-MS/MS 采集参数

化合物名称	保留时间/min	母离子质荷比(m/z)	子离子质荷比(m/z)(碰撞能量/eV)
JWH-251	8.70	320.2	105.0(−24)
JWH-251	8.70	320.2	214.0(−24)
JWH-251	8.70	320.2	144.0(−36)

JWH-251 的 MRM 谱图，见图 3-99。

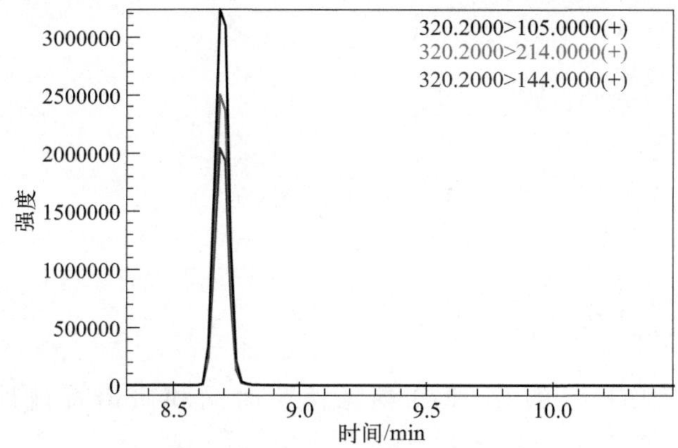

图 3-99　JWH-251 的 MRM 谱图

3.2.25.4　LC-HRMS 图

JWH-251 的 LC-HRMS 图，见图 3-100。

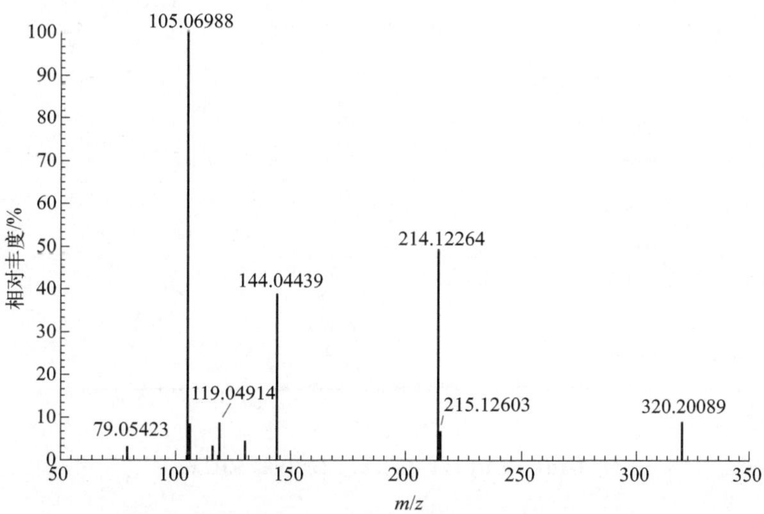

图 3-100　JWH-251 的 LC-HRMS 图

3.2.26　CUMYL-PeGACLONE

中文名称：5-戊基-2-(2-苯基丙-2-基)-2,5-二氢-1*H*-吡啶[4,3-*b*]吲哚-1-酮

CAS 号：2160555-55-3

分子式：$C_{25}H_{28}N_2O$

分子量：372.51

结构式：

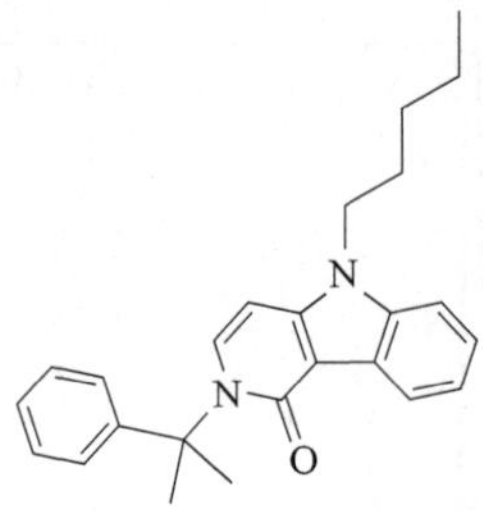

3.2.26.1　GC-MS 离子对/色谱图

CUMYL-PeGACLONE 的 GC-MS 参考保留时间和质谱特征离子质荷比，见表 3-51。

表 3-51　CUMYL-PeGACLONE 的 GC-MS 参考保留时间和质谱特征离子质荷比

化合物名称	保留时间/min	质谱特征离子质荷比(m/z)
CUMYL-PeGACLONE	11.85	254*,372,197

注：*表示基峰。

CUMYL-PeGACLONE 的 EIC 谱图，见图 3-101。

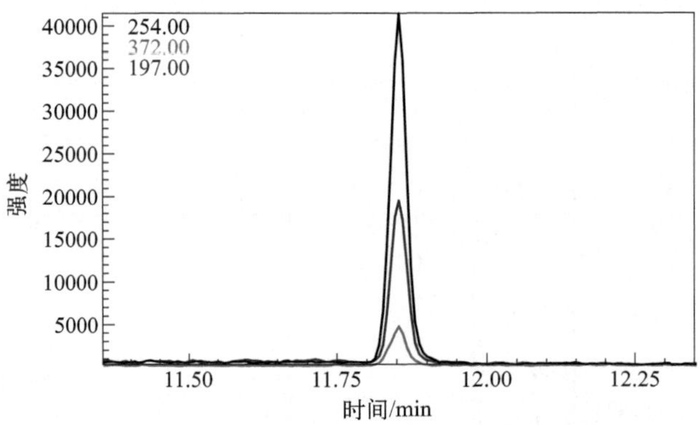

图 3-101　CUMYL-PeGACLONE 的 EIC 谱图

3.2.26.2　GC-HRMS 图

CUMYL-PeGACLONE 的 GC-HRMS 图，见图 3-102。

3.2.26.3　LC-MS/MS 离子对/色谱图

CUMYL-PeGACLONE 的 LC-MS/MS 采集参数，见表 3-52。

表 3-52　CUMYL-PeGACLONE 的 LC-MS/MS 采集参数

化合物名称	保留时间/min	母离子质荷比(m/z)	子离子质荷比(m/z)(碰撞能量/eV)
CUMYL-PeGACLONE	8.67	373.2	255.1(−17)
CUMYL-PeGACLONE	8.67	373.2	185.1(−40)
CUMYL-PeGACLONE	8.67	373.2	167.0(−46)

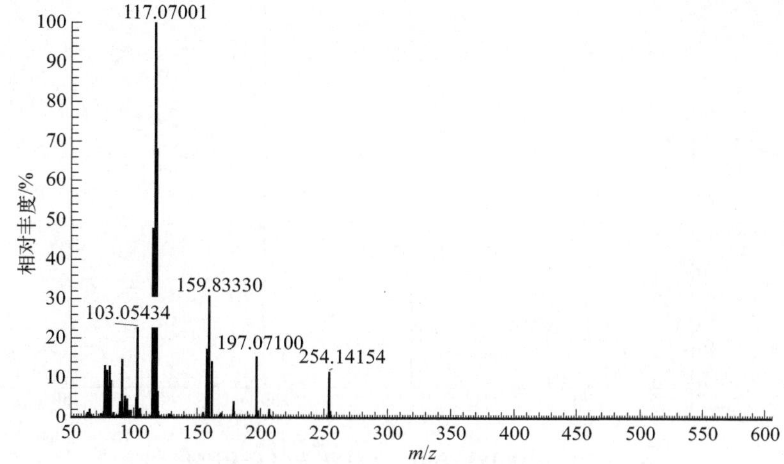

图 3-102　CUMYL-PeGACLONE 的 GC-HRMS 图

CUMYL-PeGACLONE 的 MRM 谱图，见图 3-103。

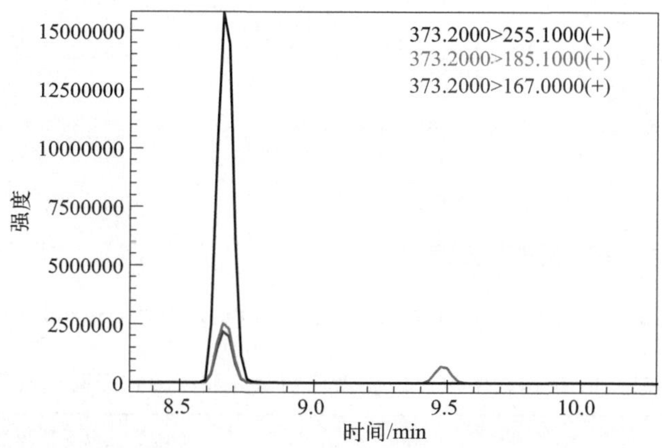

图 3-103　CUMYL-PeGACLONE 的 MRM 谱图

3.2.26.4　LC-HRMS 图

CUMYL-PeGACLONE 的 LC-HRMS 图，见图 3-104。

3.2.27　FUB-144

中文名称：[1-(4-氟苄基)-1*H*-吲哚-3-基](2,2,3,3-四甲基环丙基)甲酮

CAS 号：2185863-15-2

分子式：$C_{23}H_{24}FNO$

分子量：349.45

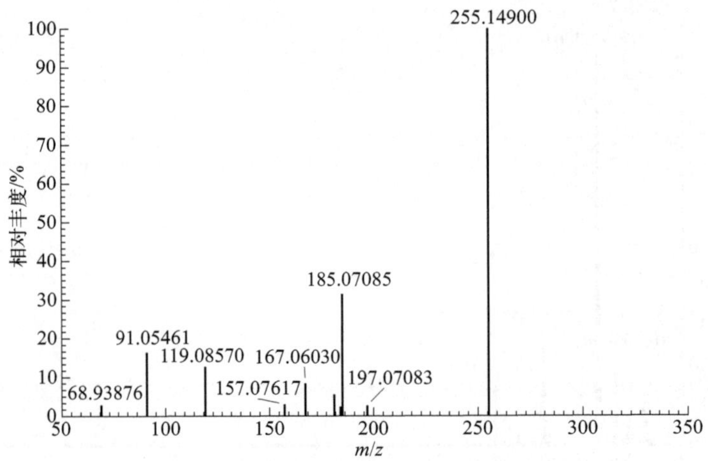

图 3-104　CUMYL-PeGACLONE 的 LC-HRMS 图

结构式：

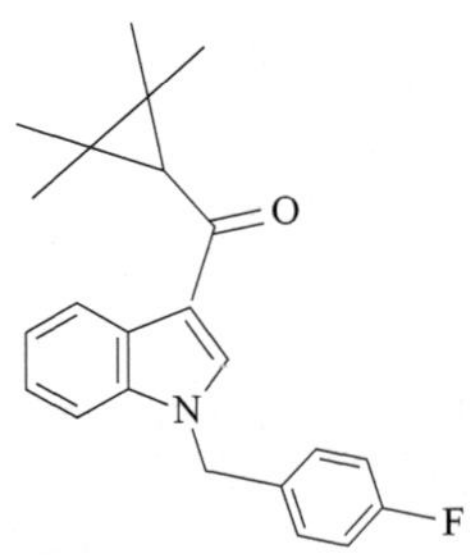

3.2.27.1　GC-MS 离子对/色谱图

FUB-144 的 GC-MS 参考保留时间和质谱特征离子质荷比，见表 3-53。

表 3-53　FUB-144 的 GC-MS 参考保留时间和质谱特征离子质荷比

化合物名称	保留时间/min	质谱特征离子质荷比(m/z)
FUB-144	9.05	109*,349,252

注：* 表示基峰。

FUB-144 的 EIC 谱图，见图 3-105。

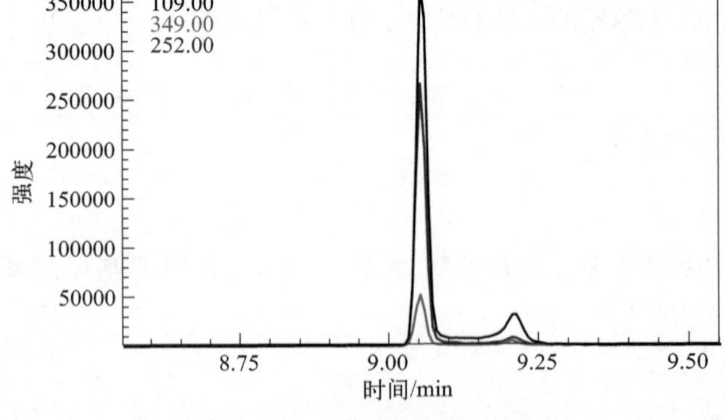

图 3-105　FUB-144 的 EIC 谱图

3.2.27.2　GC-HRMS 图

FUB-144 的 GC-HRMS 图，见图 3-106。

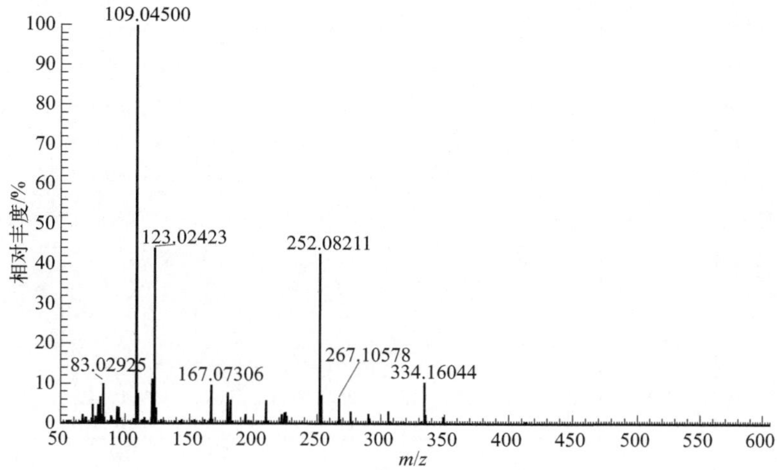

图 3-106　FUB-144 的 GC-HRMS 图

3.2.27.3　LC-MS/MS 离子对/色谱图

FUB-144 的 LC-MS/MS 采集参数，见表 3-54。

表 3-54　FUB-144 的 LC-MS/MS 采集参数

化合物名称	保留时间/min	母离子质荷比(m/z)	子离子质荷比(m/z)(碰撞能量/eV)
FUB-144	8.83	350.2	109.0(−39)
FUB-144	8.83	350.2	125.1(−22)
FUB-144	8.83	350.2	252.1(−22)

FUB-144 的 MRM 谱图，见图 3-107。

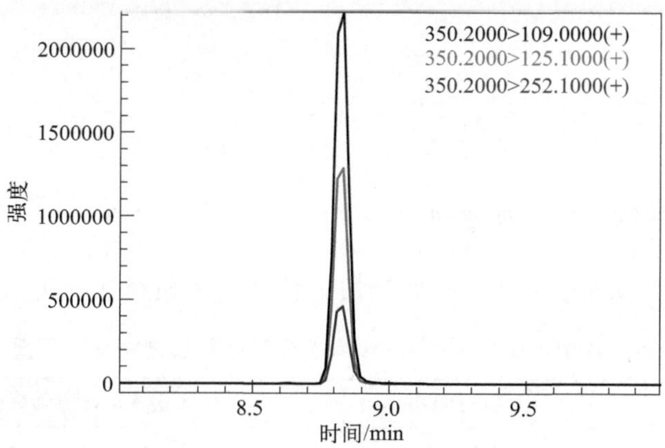

图 3-107　FUB-144 的 MRM 谱图

3.2.27.4　LC-HRMS 图

FUB-144 的 LC-HRMS 图，见图 3-108。

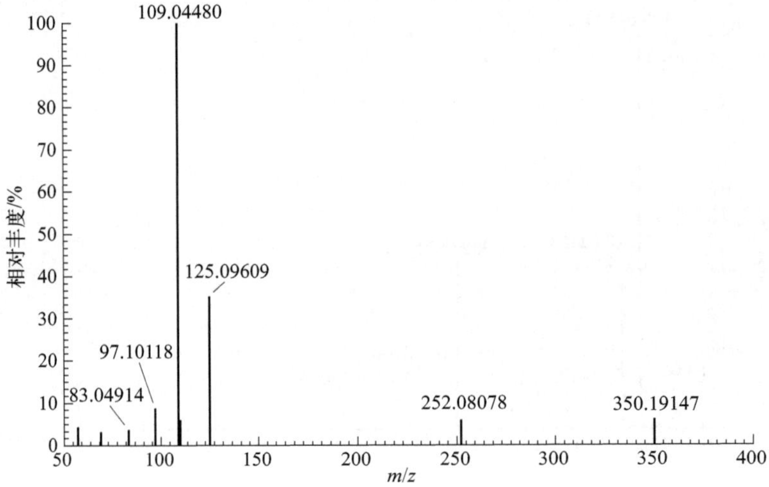

图 3-108　FUB-144 的 LC-HRMS 图

3.2.28　JWH-073

中文名称：1-丁基-3-(1-萘甲酰基)吲哚

CAS 号：208987-48-8

分子式：$C_{23}H_{21}NO$

分子量：327.43

结构式：

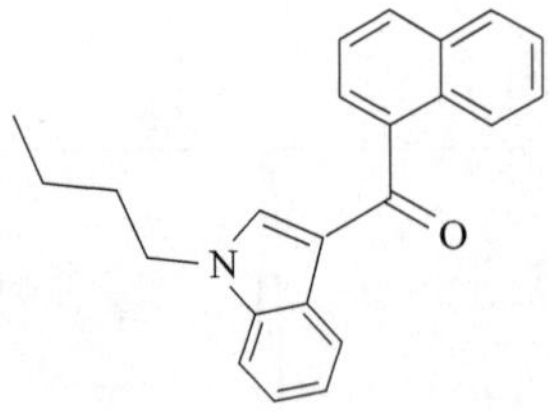

3.2.28.1　GC-MS 离子对/色谱图

JWH-073 的 GC-MS 参考保留时间和质谱特征离子质荷比，见表 3-55。

表 3-55　JWH-073 的 GC-MS 参考保留时间和质谱特征离子质荷比

化合物名称	保留时间/min	质谱特征离子质荷比(*m*/*z*)
JWH-073	10.55	327*,310,284,200

注：*表示基峰。

JWH-073 的 EIC 谱图，见图 3-109。

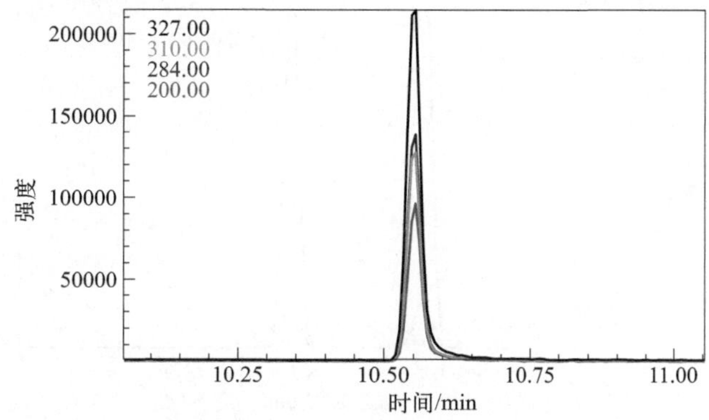

图 3-109　JWH-073 的 EIC 谱图

3.2.28.2　GC-HRMS 图

JWH-073 的 GC-HRMS 图，见图 3-110。

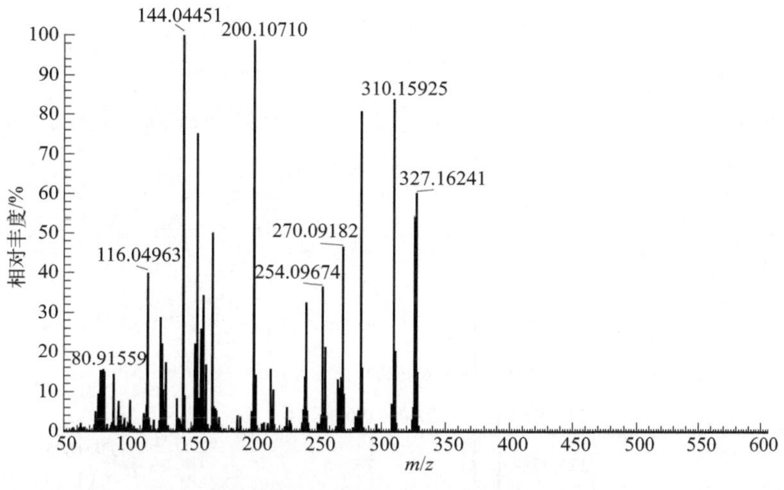

图 3-110　JWH-073 的 GC-HRMS 图

3.2.28.3　LC-MS/MS 离子对/色谱图

JWH-073 的 LC-MS/MS 采集参数，见表 3-56。

表 3-56　JWH-073 的 LC-MS/MS 采集参数

化合物名称	保留时间/min	母离子质荷比(m/z)	子离子质荷比(m/z)(碰撞能量/eV)
JWH-073	8.09	328.2	155.0(−24)
JWH-073	8.09	328.2	127.0(−43)
JWH-073	8.09	328.2	200.1(−23)

JWH-073 的 MRM 谱图，见图 3-111。

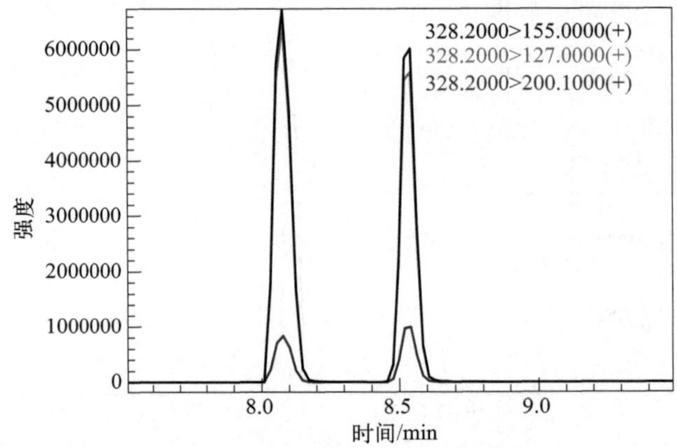

图 3-111 JWH-073 的 MRM 谱图

3.2.28.4 LC-HRMS 图

JWH-073 的 LC-HRMS 图，见图 3-112。

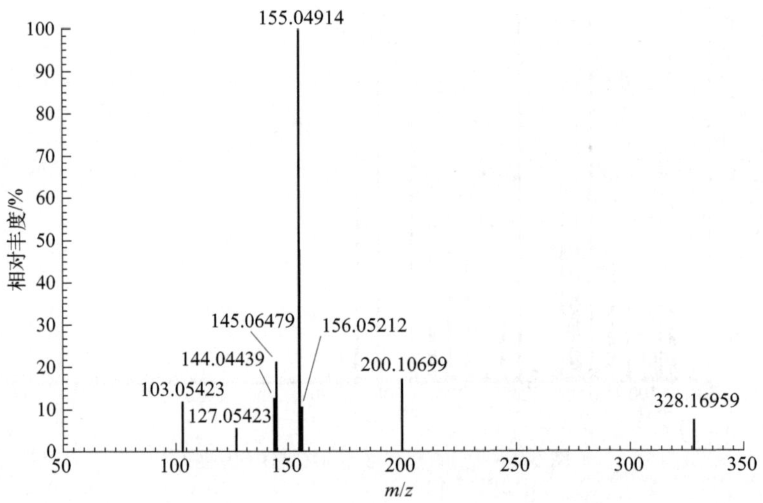

图 3-112 JWH-073 的 LC-HRMS 图

3.2.29 5F-ABICA

中文名称：*N*-(1-氨甲酰基-2-甲基丙基)-1-(5-氟戊基)吲哚-3-甲酰胺

CAS 号：1863065-86-4

分子式：$C_{19}H_{26}FN_3O_2$

分子量：347.43

结构式：

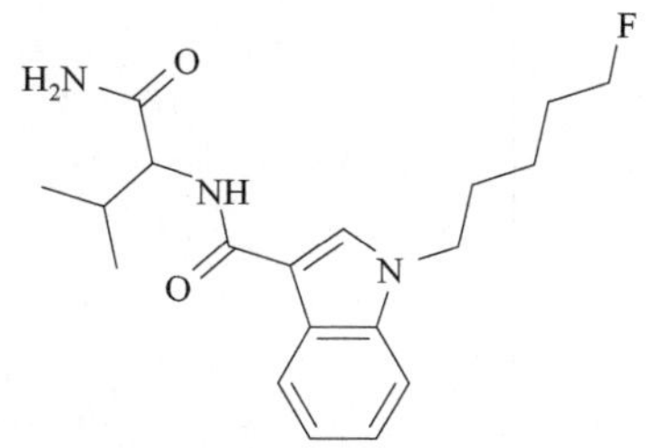

3.2.29.1 GC-MS 离子对/色谱图

5F-ABICA 的 GC-MS 参考保留时间和质谱特征离子质荷比，见表 3-57。

表 3-57　5F-ABICA 的 GC-MS 参考保留时间和质谱特征离子质荷比

化合物名称	保留时间/min	质谱特征离子质荷比(m/z)
5F-ABICA	10.41	232*,303,248,144

注：* 表示基峰。

5F-ABICA 的 EIC 谱图，见图 3-113。

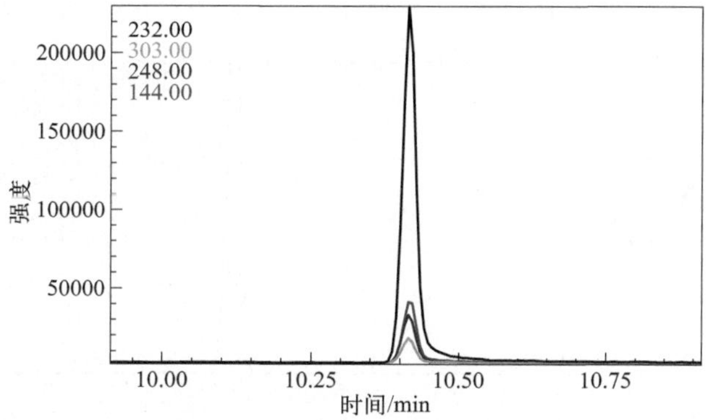

图 3-113　5F-ABICA 的 EIC 谱图

3.2.29.2 GC-HRMS 图

5F-ABICA 的 GC-HRMS 图，见图 3-114。

3.2.29.3 LC-MS/MS 离子对/色谱图

5F-ABICA 的 LC-MS/MS 采集参数，见表 3-58。

表 3-58　5F-ABICA 的 LC-MS/MS 采集参数

化合物名称	保留时间/min	母离子质荷比(m/z)	子离子质荷比(m/z)(碰撞能量/eV)
5F-ABICA	4.23	348.2	232.1(−21)
5F-ABICA	4.23	348.2	331.2(−10)
5F-ABICA	4.23	348.2	144.0(−39)

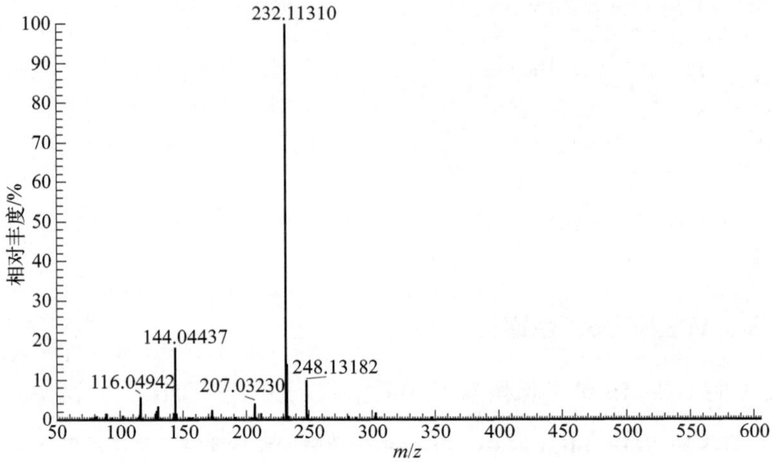

图 3-114 5F-ABICA 的 GC-HRMS 图

5F-ABICA 的 MRM 谱图，见图 3-115。

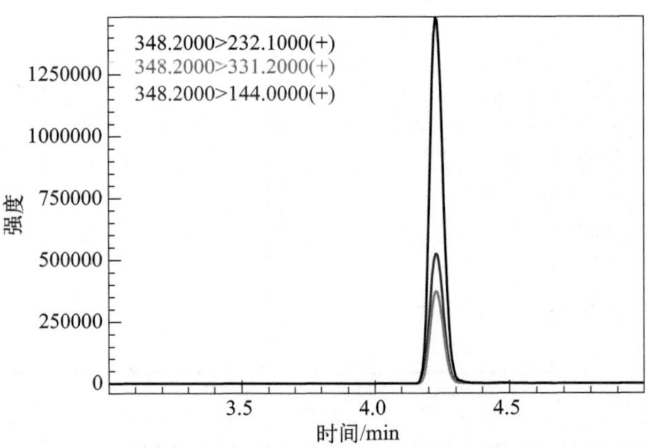

图 3-115 5F-ABICA 的 MRM 谱图

3.2.29.4 LC-HRMS 图

5F-ABICA 的 LC-HRMS 图，见图 3-116。

3.2.30 JWH-210

中文名称：1-戊基-3-(4-乙基-1-萘甲酰基)吲哚

CAS 号：824959-81-1

分子式：$C_{26}H_{27}NO$

分子量：369.50

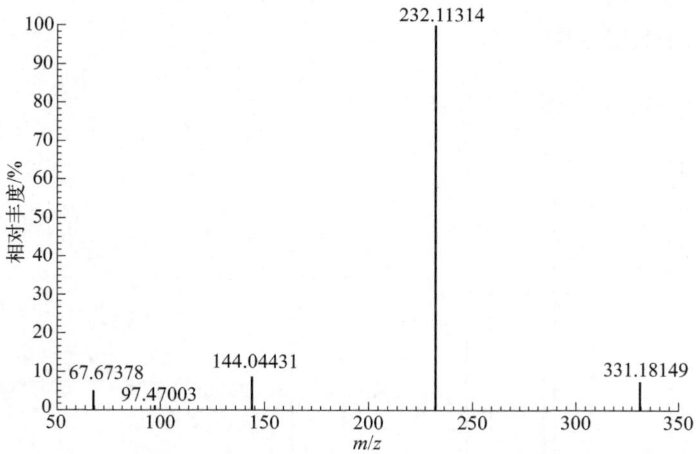

图 3-116　5F-ABICA 的 LC-HRMS 图

结构式：

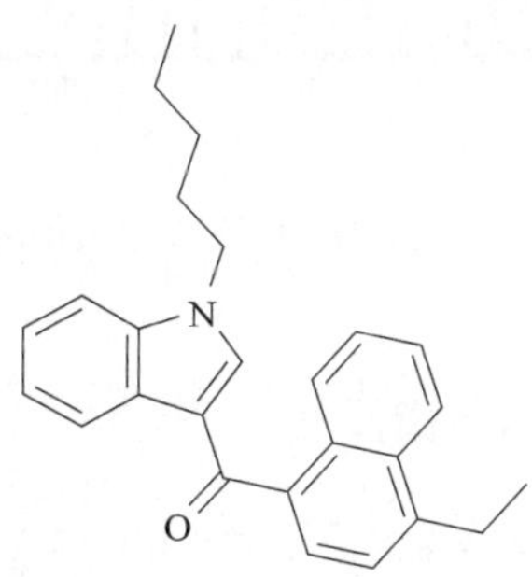

3.2.30.1　GC-MS 离子对/色谱图

JWH-210 的 GC-MS 参考保留时间和质谱特征离子质荷比，见表 3-59。

表 3-59　JWH-210 的 GC-MS 参考保留时间和质谱特征离子质荷比

化合物名称	保留时间/min	质谱特征离子质荷比(m/z)
JWH-210	12.28	369*,352,312,214

注：* 表示基峰。

JWH-210 的 EIC 谱图，见图 3-117。

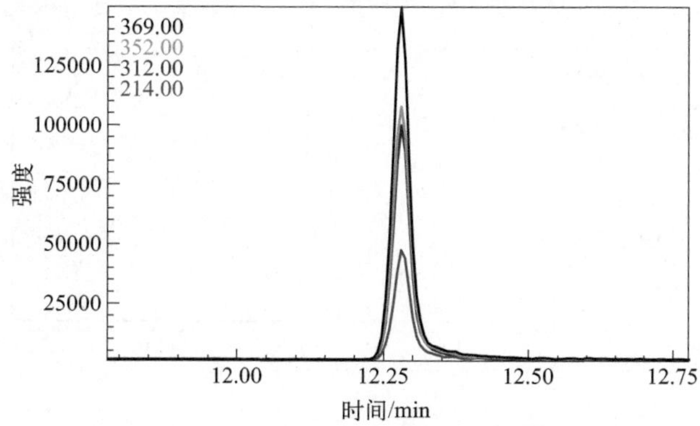

图 3-117　JWH-210 的 EIC 谱图

3.2.30.2 GC-HRMS 图

JWH-210 的 GC-HRMS 图，见图 3-118。

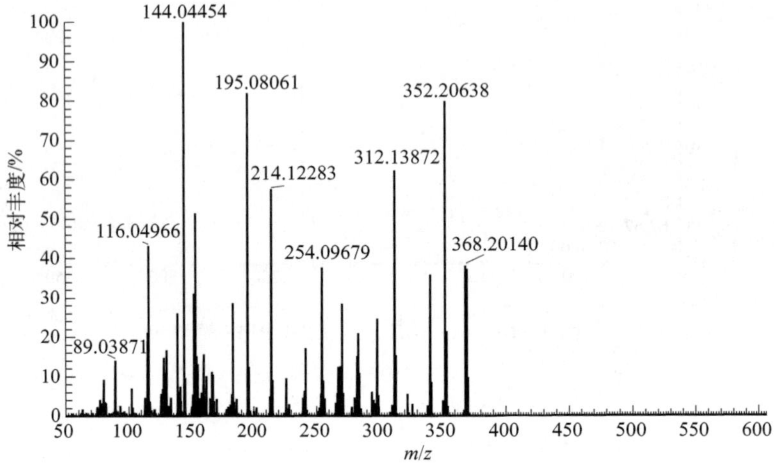

图 3-118 JWH-210 的 GC-HRMS 图

3.2.30.3 LC-MS/MS 离子对/色谱图

JWH-210 的 LC-MS/MS 采集参数，见表 3-60。

表 3-60 JWH-210 的 LC-MS/MS 采集参数

化合物名称	保留时间/min	母离子质荷比(m/z)	子离子质荷比(m/z)(碰撞能量/eV)
JWH-210	10.44	370.2	183.1(−26)
JWH-210	10.44	370.2	214.1(−25)
JWH-210	10.44	370.2	155.1(−37)

JWH-210 的 MRM 谱图，见图 3-119。

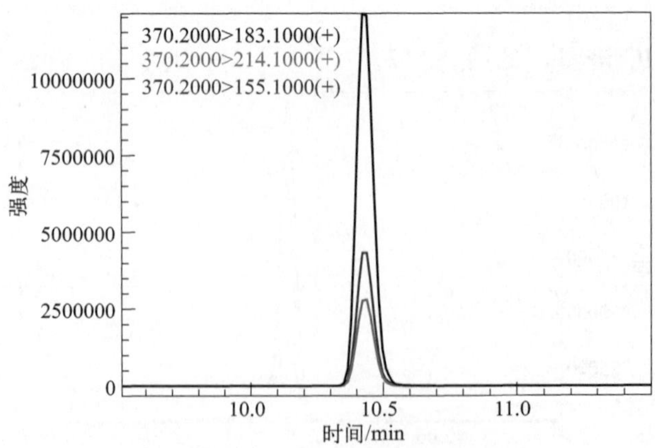

图 3-119 JWH-210 的 MRM 谱图

3.2.30.4 LC-HRMS 图

JWH-210 的 LC-HRMS 图，见图 3-120。

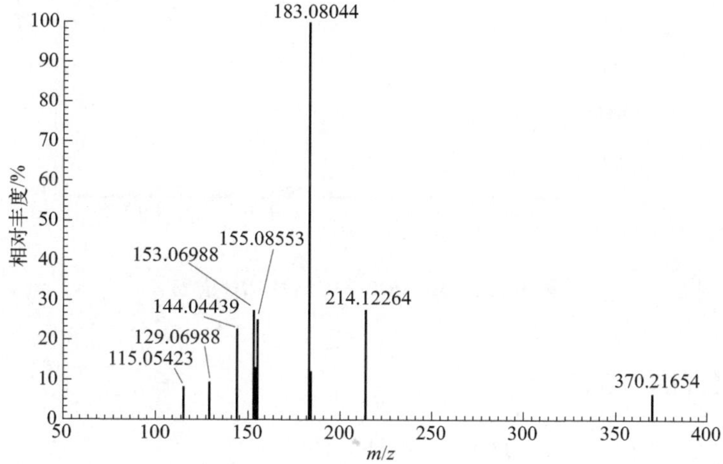

图 3-120 JWH-210 的 LC-HRMS 图

3.2.31 5F-AMB-PICA

中文名称：2-[1-(5-氟戊基)-1*H*-吲哚-3-甲酰氨基]-3-甲基丁酸甲酯

CAS 号：1616253-26-9

分子式：$C_{20}H_{27}FN_2O_3$

分子量：362.45

结构式：

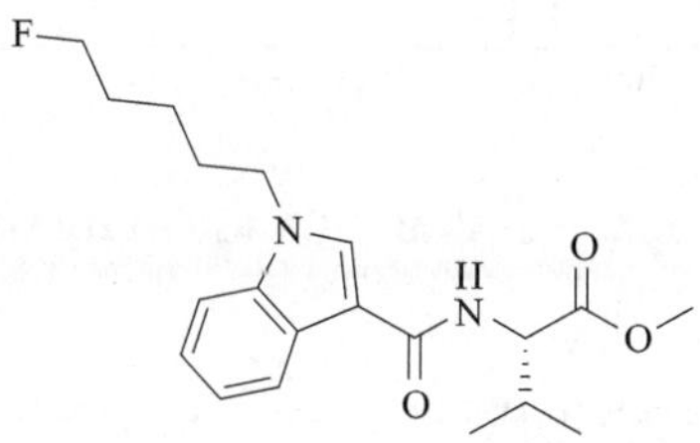

3.2.31.1 GC-MS 离子对/色谱图

5F-AMB-PICA 的 GC-MS 参考保留时间和质谱特征离子质荷比，见表 3-61。

表 3-61 5F-AMB-PICA 的 GC-MS 参考保留时间和质谱特征离子质荷比

化合物名称	保留时间/min	质谱特征离子质荷比(*m*/*z*)
5F-AMB-PICA	9.39	232*,362,248,144

注：*表示基峰。

5F-AMB-PICA 的 EIC 谱图，见图 3-121。

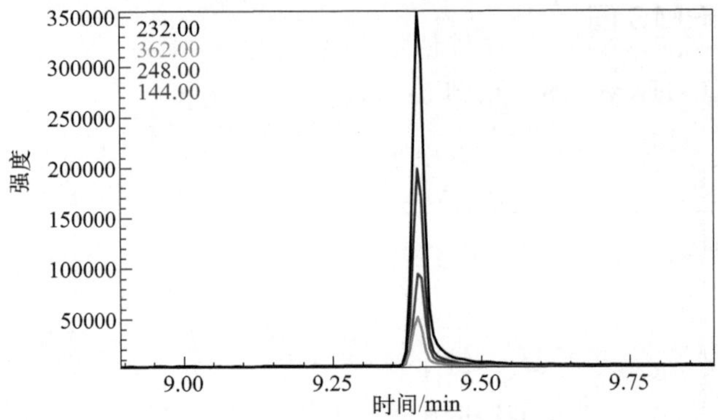

图 3-121 5F-AMB-PICA 的 EIC 谱图

3.2.31.2 GC-HRMS 图

5F-AMB-PICA 的 GC-HRMS 图，见图 3-122。

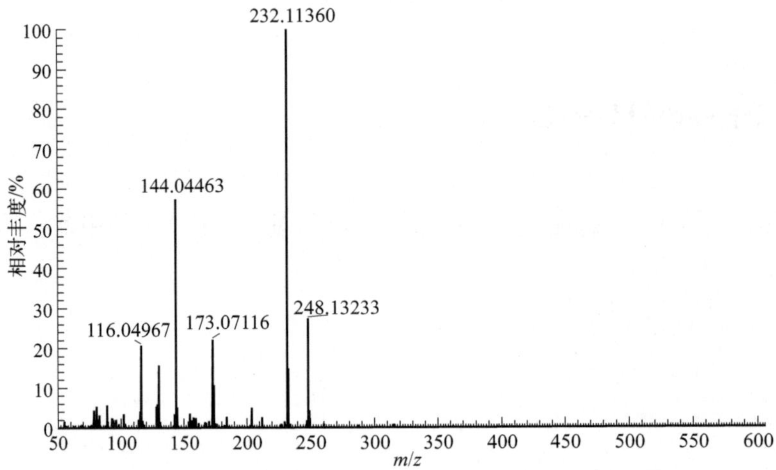

图 3-122 5F-AMB-PICA 的 GC-HRMS 图

3.2.31.3 LC-MS/MS 离子对/色谱图

5F-AMB-PICA 的 LC-MS/MS 采集参数，见表 3-62。

表 3-62 5F-AMB-PICA 的 LC-MS/MS 采集参数

化合物名称	保留时间/min	母离子质荷比(m/z)	子离子质荷比(m/z)(碰撞能量/eV)
5F-AMB-PICA	6.06	363.2	232.1(−19)
5F-AMB-PICA	6.06	363.2	144.0(−38)
5F-AMB-PICA	6.06	363.2	116.0(−54)

5F-AMB-PICA 的 MRM 谱图，见图 3-123。

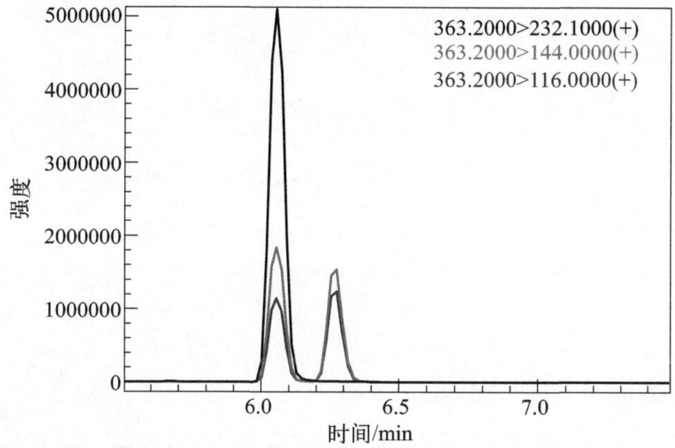

图 3-123　5F-AMB-PICA 的 MRM 谱图

3.2.31.4　LC-HRMS 图

5F-AMB-PICA 的 LC-HRMS 图，见图 3-124。

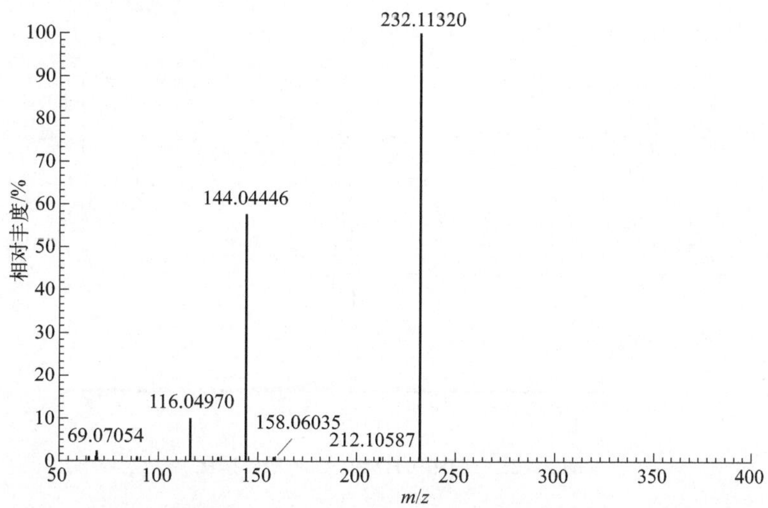

图 3-124　5F-AMB-PICA 的 LC-HRMS 图

3.2.32　ADB-CHMICA

中文名称：*N*-(1-氨基-3,3-二甲基-1-氧代丁-2-基)-1-环己基甲基-1*H*-吲哚-3-甲酰胺

CAS 号：2221100-70-3

分子式：$C_{22}H_{31}N_3O_2$

分子量：369.51

结构式：

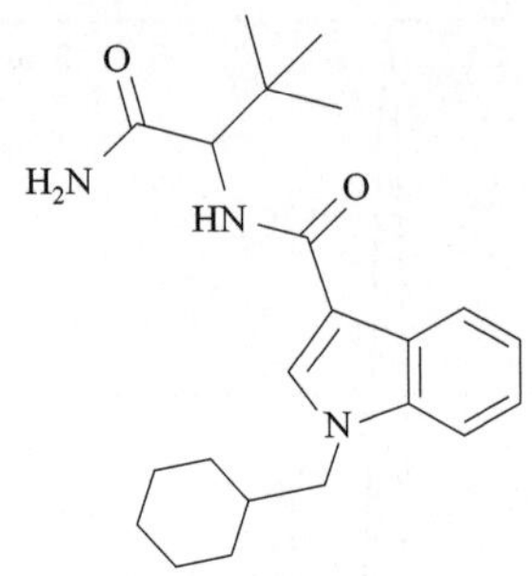

3.2.32.1 GC-MS 离子对/色谱图

ADB-CHMICA 的 GC-MS 参考保留时间和质谱特征离子质荷比，见表 3-63。

表 3-63 ADB-CHMICA 的 GC-MS 参考保留时间和质谱特征离子质荷比

化合物名称	保留时间/min	质谱特征离子质荷比(m/z)
ADB-CHMICA	11.67	240*,369,325,144

注：*表示基峰。

ADB-CHMICA 的 EIC 谱图，见图 3-125。

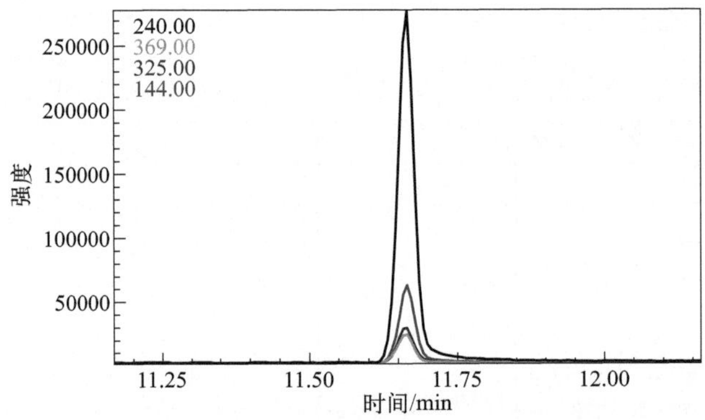

图 3-125 ADB-CHMICA 的 EIC 谱图

3.2.32.2 GC-HRMS 图

ADB-CHMICA 的 GC-HRMS 图，见图 3-126。

3.2.32.3 LC-MS/MS 离子对/色谱图

ADB-CHMICA 的 LC-MS/MS 采集参数，见表 3-64。

表 3-64 ADB-CHMICA 的 LC-MS/MS 采集参数

化合物名称	保留时间/min	母离子质荷比(m/z)	子离子质荷比(m/z)(碰撞能量/eV)
ADB-CHMICA	7.31	370.2	240.1(−23)
ADB-CHMICA	7.31	370.2	353.2(−11)
ADB-CHMICA	7.31	370.2	144.0(−41)

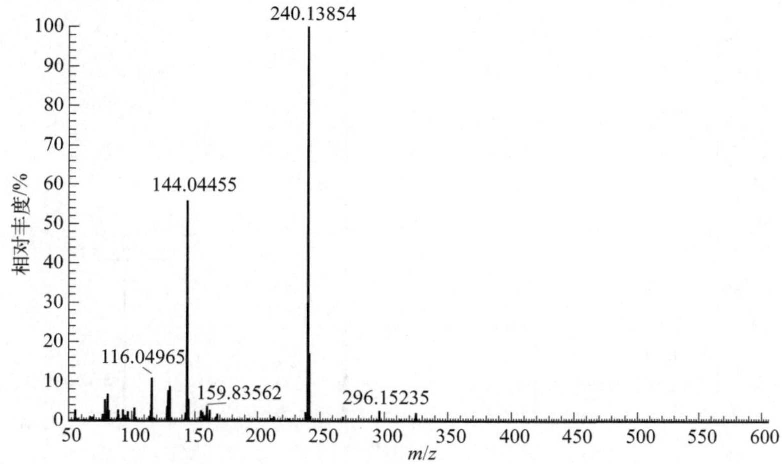

图 3-126　ADB-CHMICA 的 GC-HRMS 图

ADB-CHMICA 的 MRM 谱图，见图 3-127。

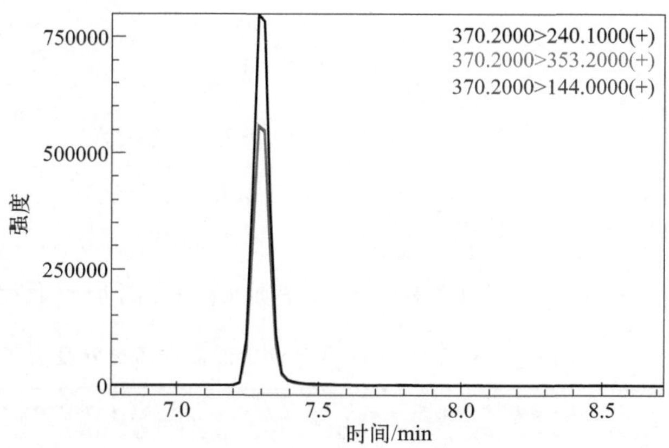

图 3-127　ADB-CHMICA 的 MRM 谱图

3.2.32.4　LC-HRMS 图

ADB-CHMICA 的 LC-HRMS 图，见图 3-128。

3.2.33　MDMB-FUBICA

中文名称：2-[1-(4-氟苄基)-1*H*-吲哚-3-甲酰氨基]-3,3-二甲基丁酸甲酯

CAS 号：1971007-91-6

分子式：$C_{23}H_{25}FN_2O_3$

分子量：396.46

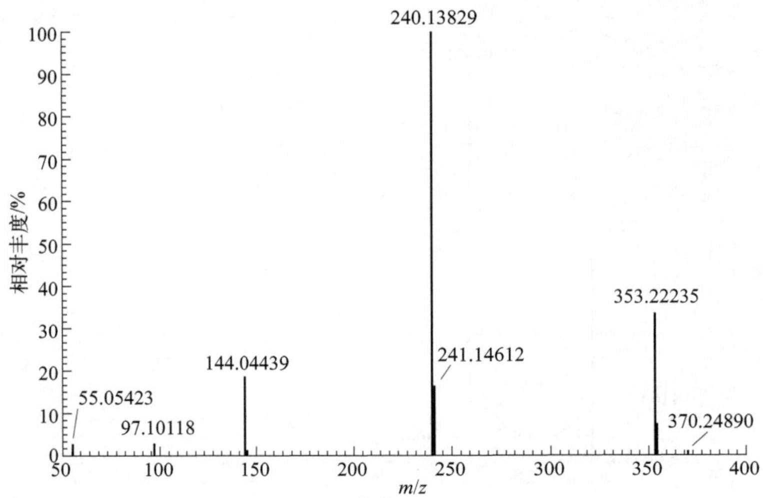

图 3-128　ADB-CHMICA 的 LC-HRMS 图

结构式：

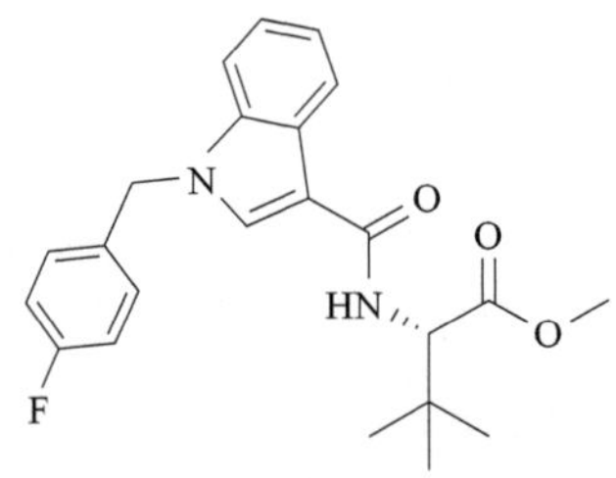

3.2.33.1　GC-MS 离子对/色谱图

MDMB-FUBICA 的 GC-MS 参考保留时间和质谱特征离子质荷比，见表 3-65。

表 3-65　MDMB-FUBICA 的 GC-MS 参考保留时间和质谱特征离子质荷比

化合物名称	保留时间/min	质谱特征离子质荷比(m/z)
MDMB-FUBICA	10.34	252*,396,340,109

注：*表示基峰。

MDMB-FUBICA 的 EIC 谱图，见图 3-129。

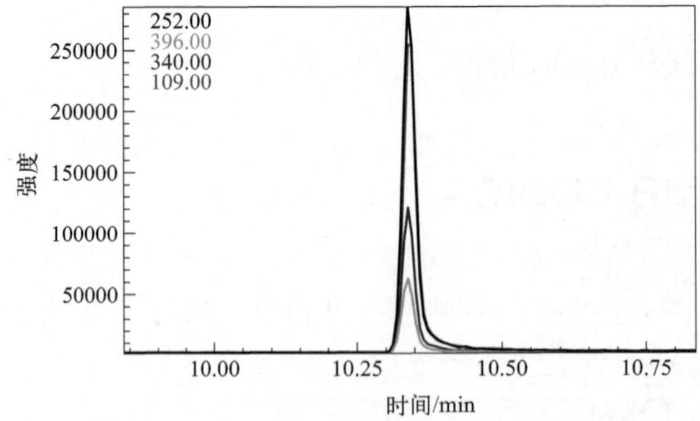

图 3-129　MDMB-FUBICA 的 EIC 谱图

3.2.33.2　GC-HRMS 图

MDMB-FUBICA 的 GC-HRMS 图，见图 3-130。

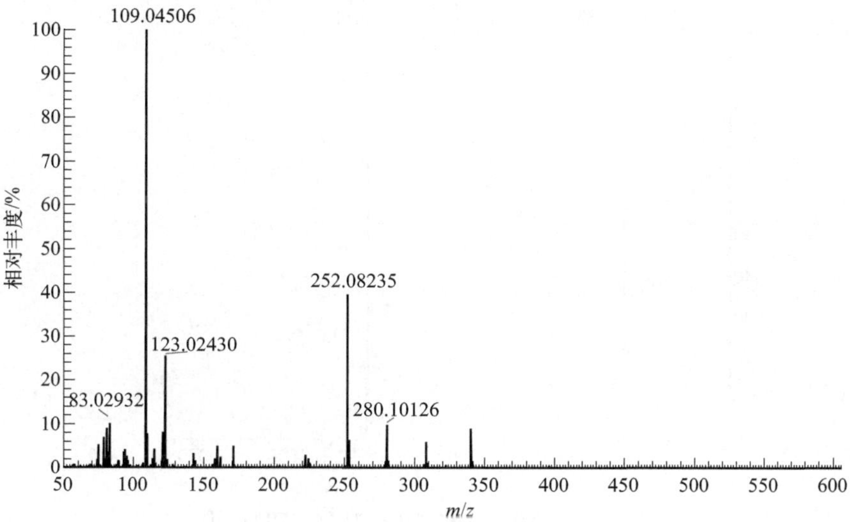

图 3-130　MDMB-FUBICA 的 GC-HRMS 图

3.2.33.3　LC-MS/MS 离子对/色谱图

MDMB-FUBICA 的 LC-MS/MS 采集参数，见表 3-66。

表 3-66　MDMB-FUBICA 的 LC-MS/MS 采集参数

化合物名称	保留时间/min	母离子质荷比(m/z)	子离子质荷比(m/z)(碰撞能量/eV)
MDMB-FUBICA	7.48	397.2	252.1(−17)
MDMB-FUBICA	7.48	397.2	109.0(−37)

MDMB-FUBICA 的 MRM 谱图，见图 3-131。

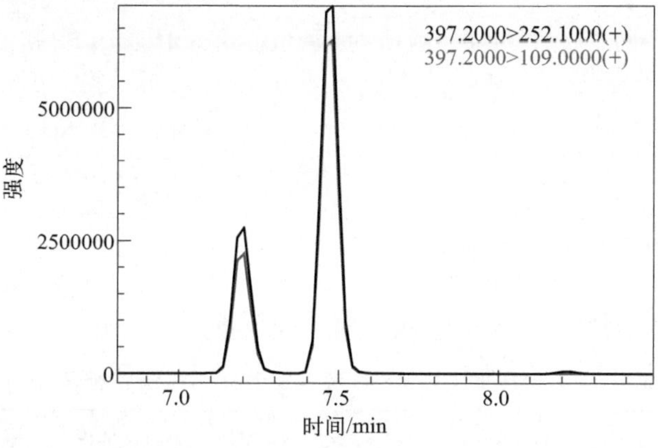

图 3-131　MDMB-FUBICA 的 MRM 谱图

3.2.33.4 LC-HRMS图

MDMB-FUBICA 的 LC-HRMS 图，见图 3-132。

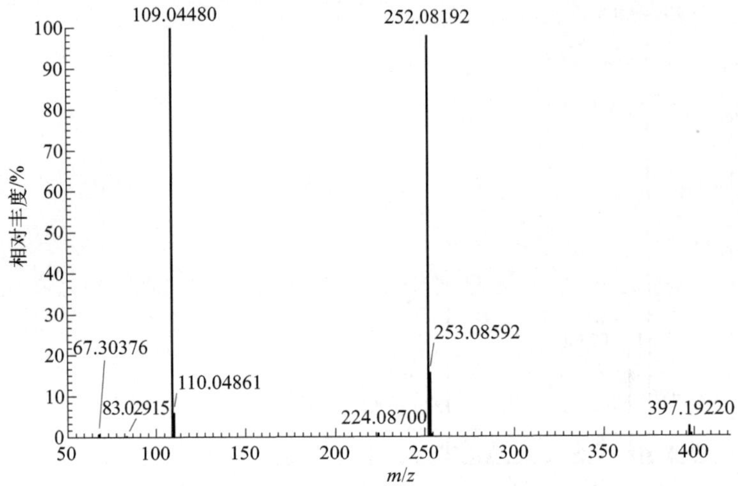

图 3-132 MDMB-FUBICA 的 LC-HRMS 图

3.2.34 JWH-201

中文名称：1-戊基-3-(4-甲氧基苯乙酰基)吲哚

CAS 号：864445-47-6

分子式：$C_{22}H_{25}NO_2$

分子量：335.45

结构式：

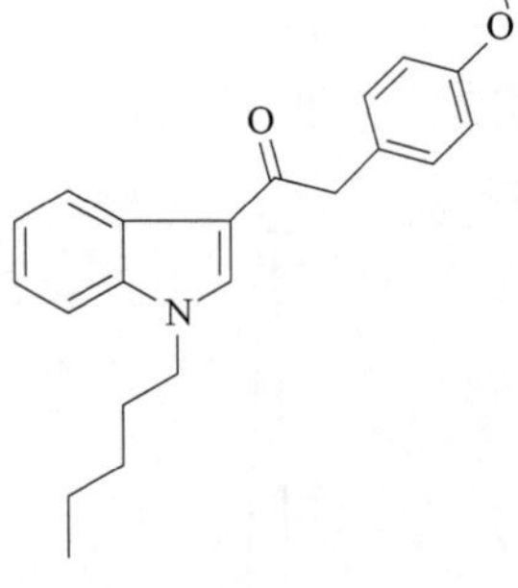

3.2.34.1 GC-MS 离子对/色谱图

JWH-201 的 GC-MS 参考保留时间和质谱特征离子质荷比，见表 3-67。

表 3-67 JWH-201 的 GC-MS 参考保留时间和质谱特征离子质荷比

化合物名称	保留时间/min	质谱特征离子质荷比(m/z)
JWH-201	10.15	214*,144,116

注：* 表示基峰。

JWH-201 的 EIC 谱图，见图 3-133。

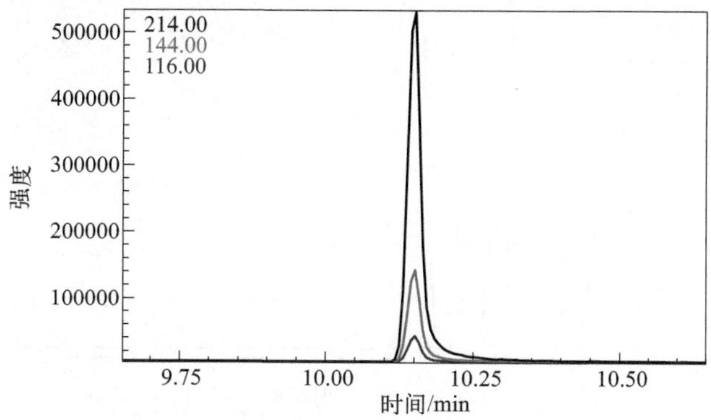

图 3-133　JWH-201 的 EIC 谱图

3.2.34.2　GC-HRMS 图

JWH-201 的 GC-HRMS 图，见图 3-134。

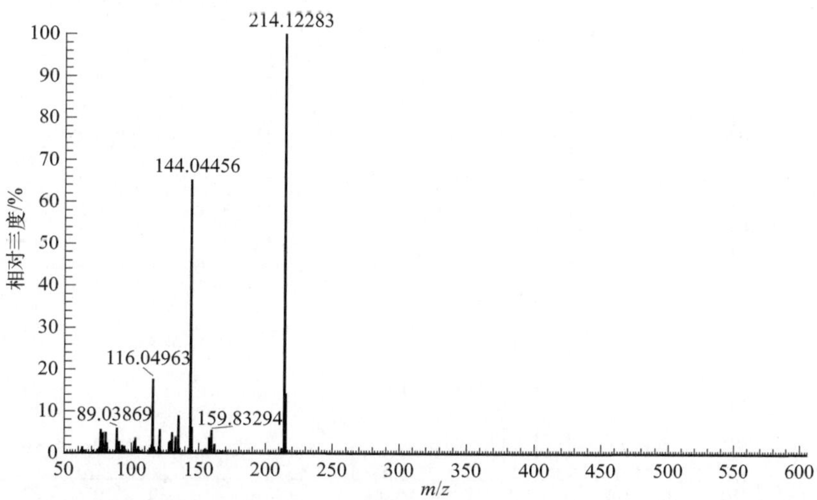

图 3-134　JWH-201 的 GC-HRMS 图

3.2.34.3　LC-MS/MS 离子对/色谱图

JWH-201 的 LC-MS/MS 采集参数，见表 3-68。

表 3-68　JWH-201 的 LC-MS/MS 采集参数

化合物名称	保留时间/min	母离子质荷比(m/z)	子离子质荷比(m/z)(碰撞能量/eV)
JWH-201	8.32	336.2	121.0(−26)
JWH-201	8.32	336.2	144.0(−38)
JWH-201	8.32	336.2	214.0(−26)

JWH-201 的 MRM 谱图，见图 3-135。

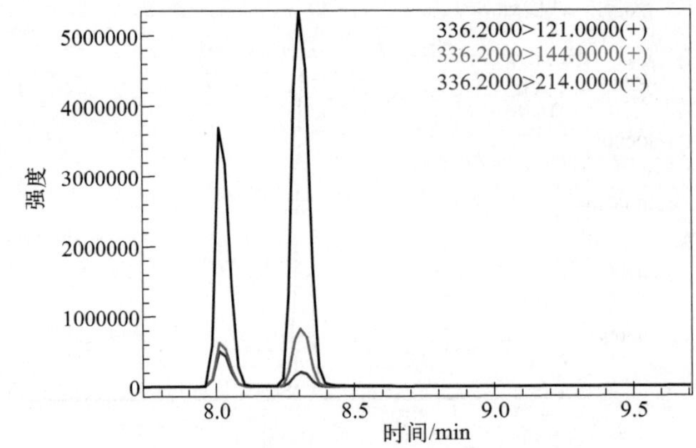

图 3-135 JWH-201 的 MRM 谱图

3.2.34.4 LC-HRMS 图

JWH-201 的 LC-HRMS 图，见图 3-136。

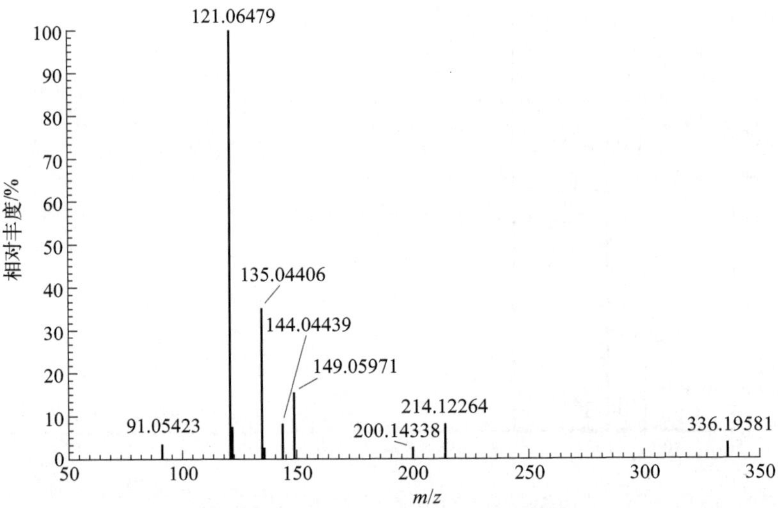

图 3-136 JWH-201 的 LC-HRMS 图

3.2.35 5F-MN-24

中文名称：1-(5-氟戊基)-*N*-(萘-1-基)-1*H*-吲哚-3-甲酰胺

CAS 号：1445580-60-8

分子式：$C_{24}H_{23}FN_2O$

分子量：374.46

结构式：

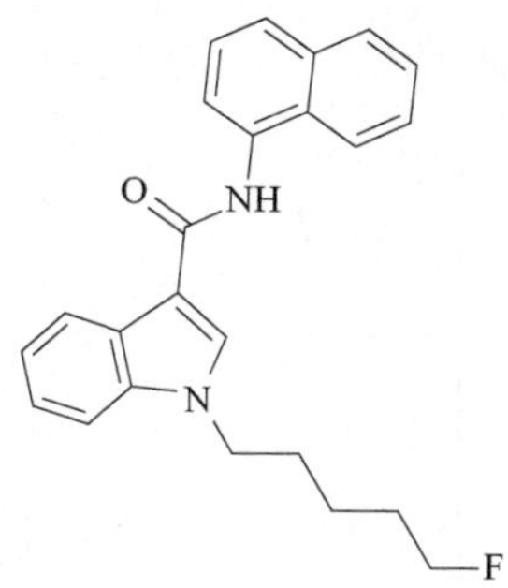

3.2.35.1 GC-MS 离子对/色谱图

5F-MN-24 的 GC-MS 参考保留时间和质谱特征离子质荷比，见表 3-69。

表 3-69　5F-MN-24 的 GC-MS 参考保留时间和质谱特征离子质荷比

化合物名称	保留时间/min	质谱特征离子质荷比(m/z)
5F-MN-24	15.19	232*,374,144,116

注：*表示基峰。

5F MN-24 的 EIC 谱图，见图 3-137。

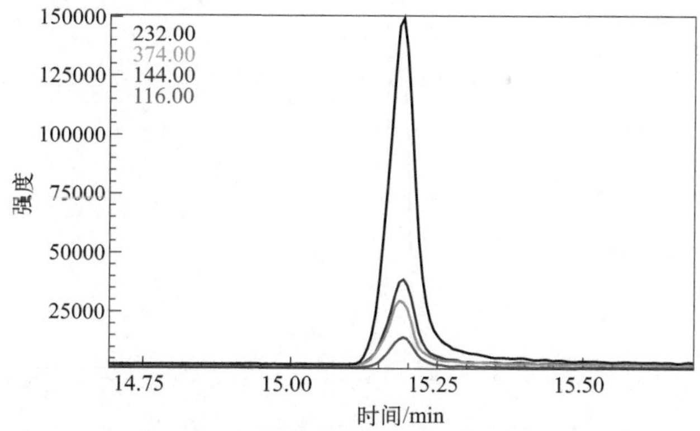

图 3-137　5F-MN-24 的 EIC 谱图

3.2.35.2 GC-HRMS 图

5F-MN-24 的 GC-HRMS 图，见图 3-138。

3.2.35.3 LC-MS/MS 离子对/色谱图

5F-MN-24 的 LC-MS/MS 采集参数，见表 3-70。

表 3-70　5F-MN-24 的 LC-MS/MS 采集参数

化合物名称	保留时间/min	母离子质荷比(m/z)	子离子质荷比(m/z)(碰撞能量/eV)
5F-MN-24	6.93	375.2	232.1(−23)
5F-MN-24	6.93	375.2	144.0(−41)

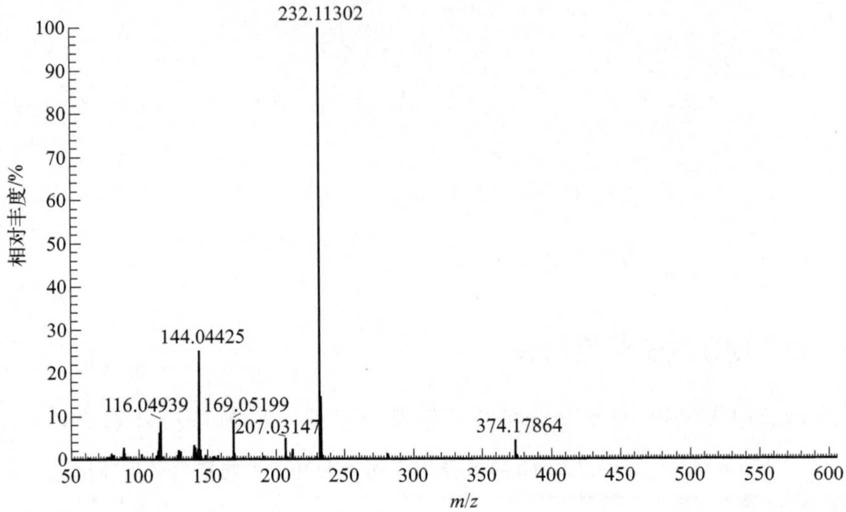

图 3-138 5F-MN-24 的 GC-HRMS 图

5F-MN-24 的 MRM 谱图，见图 3-139。

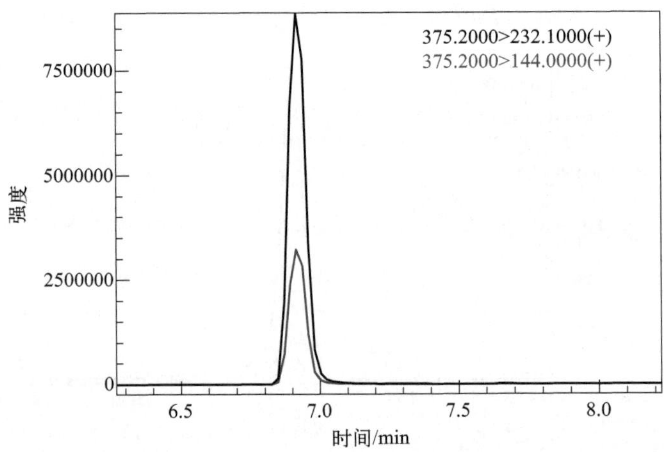

图 3-139 5F-MN-24 的 MRM 谱图

3.2.35.4 LC-HRMS 图

5F-MN-24 的 LC-HRMS 图，见图 3-140。

3.2.36 ADBICA

中文名称：N-(1-氨甲酰基-2,2-二甲基丙基)-1-戊基吲哚-3-甲酰胺

CAS 号：1445583-48-1

分子式：$C_{20}H_{29}N_3O_2$

分子量：343.47

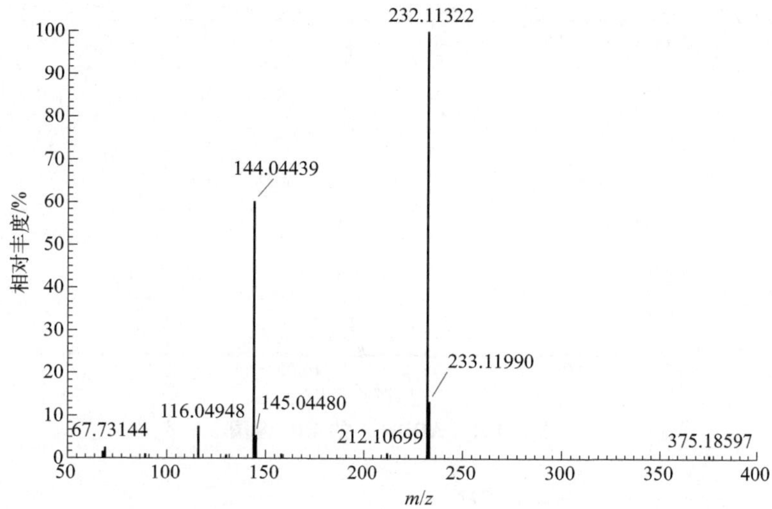

图 3-140　5F-MN-24 的 LC-HRMS 图

结构式：

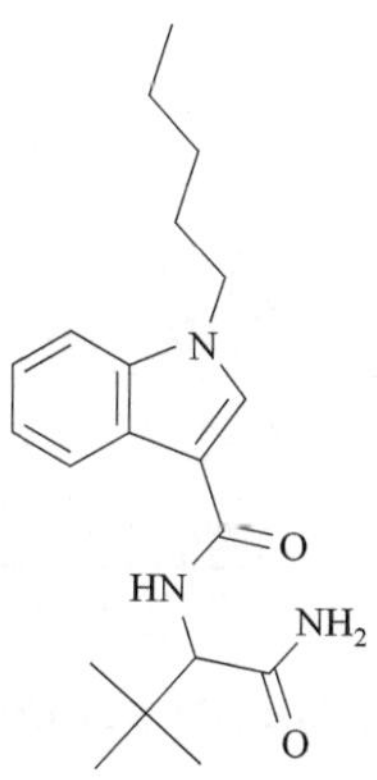

3.2.36.1　GC-MS 离子对/色谱图

ADBICA 的 GC-MS 参考保留时间和质谱特征离子质荷比，见表 3-71。

表 3-71　ADBICA 的 GC-MS 参考保留时间和质谱特征离子质荷比

化合物名称	保留时间/min	质谱特征离子质荷比(m/z)
ADBICA	9.92	214*,343,299,144

注：* 表示基峰。

ADBICA 的 EIC 谱图，见图 3-141。

3.2.36.2　GC-HRMS 图

ADBICA 的 GC-HRMS 图，见图 3-142。

3.2.36.3　LC-MS/MS 离子对/色谱图

ADBICA 的 LC-MS/MS 采集参数，见表 3-72。

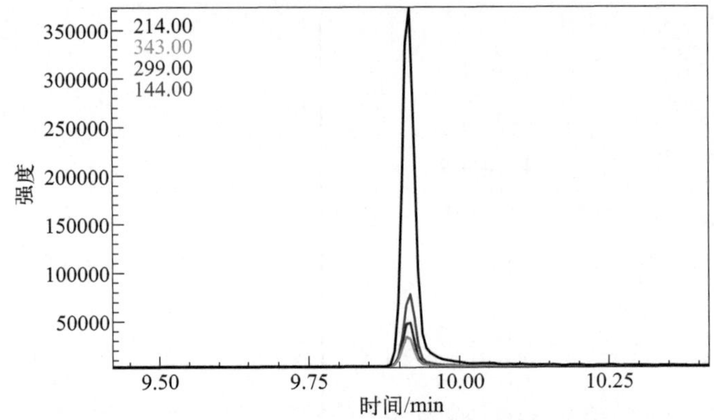

图 3-141 ADBICA 的 EIC 谱图

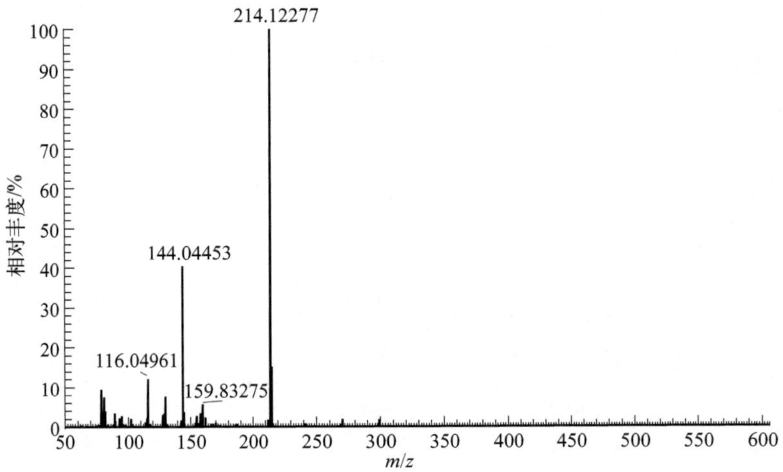

图 3-142 ADBICA 的 GC-HRMS 图

表 3-72 ADBICA 的 LC-MS/MS 采集参数

化合物名称	保留时间/min	母离子质荷比(m/z)	子离子质荷比(m/z)(碰撞能量/eV)
ADBICA	6.46	344.2	214.1(−22)
ADBICA	6.46	344.2	144.0(−39)

ADBICA 的 MRM 谱图，见图 3-143。

3.2.36.4 LC-HRMS 图

ADBICA 的 LC-HRMS 图，见图 3-144。

3.2.37 AM-1220

中文名称：1-[(N-甲基-2-哌啶基)甲基]-3-(1-萘甲酰基)吲哚

CAS 号：137642-54-7

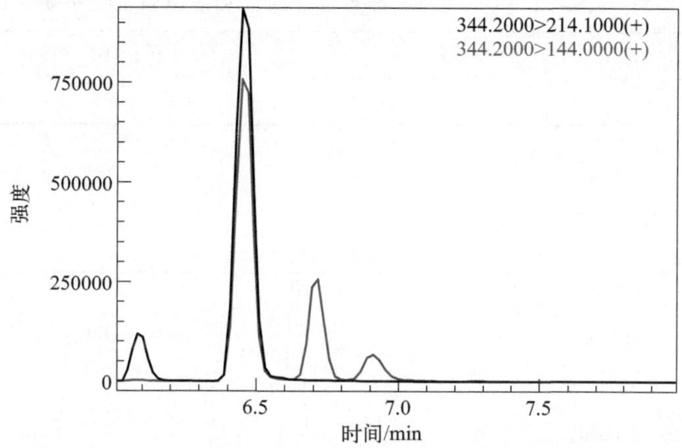

图 3-143　ADBICA 的 MRM 谱图

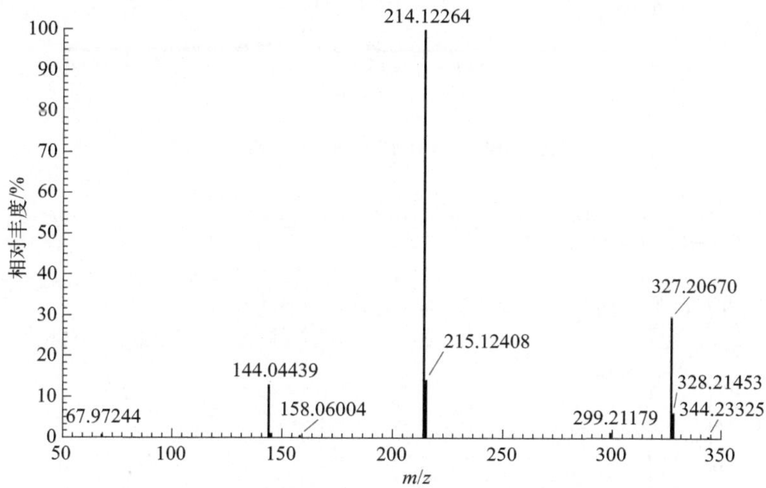

图 3-144　ADBICA 的 LC-HRMS 图

分子式：$C_{26}H_{26}N_2O$

分子量：382.51

结构式：

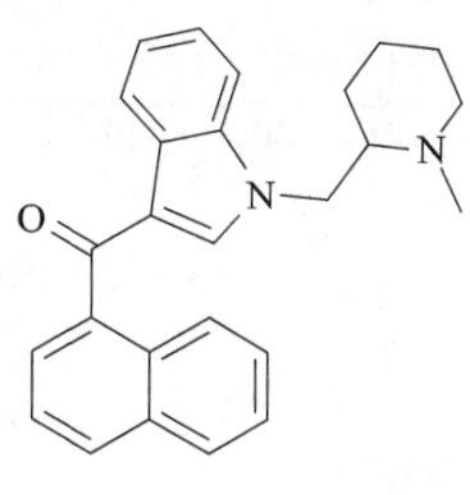

3.2.37.1　GC-MS 离子对/色谱图

AM-1220 的 GC-MS 参考保留时间和质谱特征离子质荷比，见表 3-73。

表 3-73 AM-1220 的 GC-MS 参考保留时间和质谱特征离子质荷比

化合物名称	保留时间/min	质谱特征离子质荷比(m/z)
AM-1220	14.05	98*,70

注：*表示基峰。

AM-1220 的 EIC 谱图，见图 3-145。

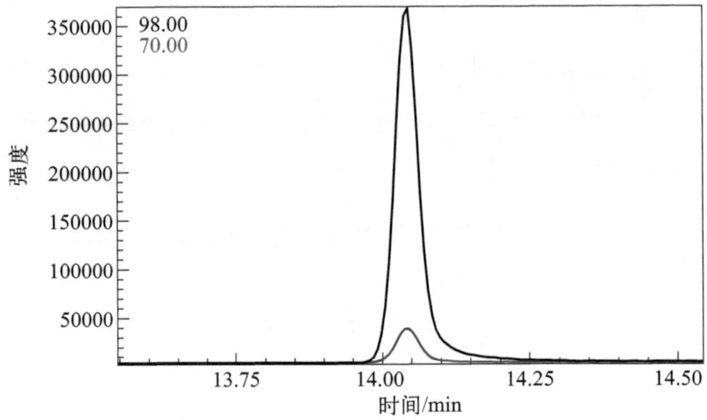

图 3-145 AM-1220 的 EIC 谱图

3.2.37.2 GC-HRMS 图

AM-1220 的 GC-HRMS 图，见图 3-146。

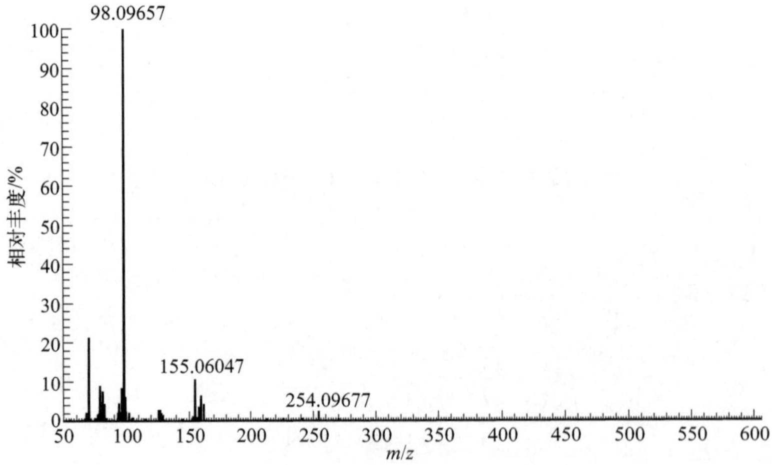

图 3-146 AM-1220 的 GC-HRMS 图

3.2.37.3 LC-MS/MS 离子对/色谱图

AM-1220 的 LC-MS/MS 采集参数，见表 3-74。

表 3-74　AM-1220 的 LC-MS/MS 采集参数

化合物名称	保留时间/min	母离子质荷比(m/z)	子离子质荷比(m/z)(碰撞能量/eV)
AM-1220	3.07	383.2	127.1(−53)
AM-1220	3.07	383.2	286.2(−20)
AM-1220	3.07	383.2	155.0(−27)

AM-1220 的 MRM 谱图，见图 3-147。

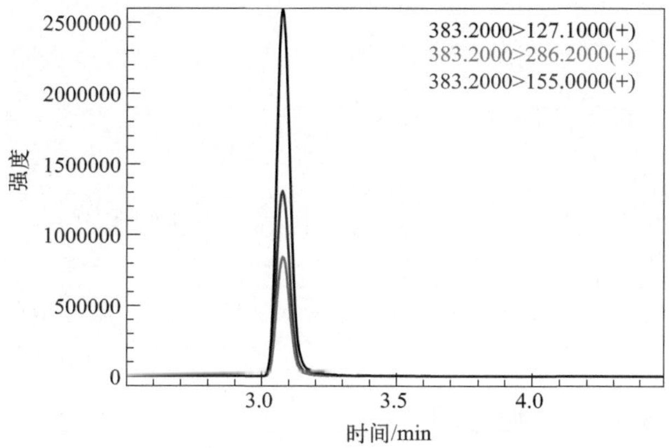

图 3-147　AM-1220 的 MRM 谱图

3.2.37.4 LC-HRMS 图

AM-1220 的 LC-HRMS 图，见图 3-148。

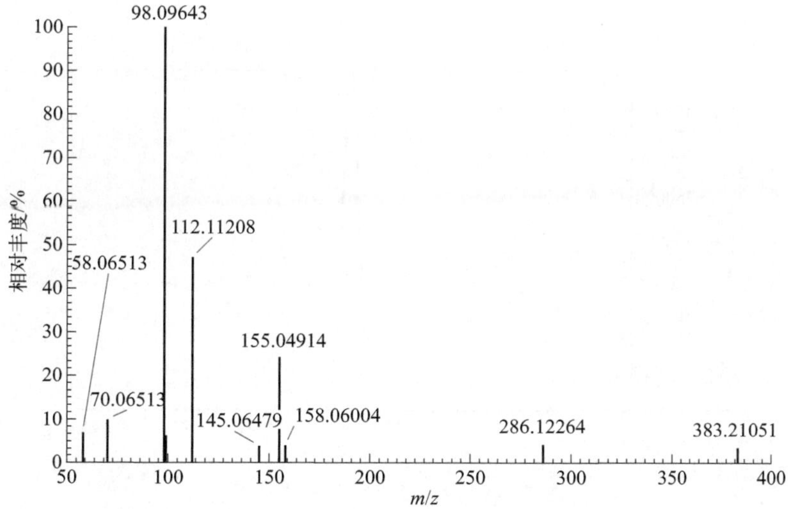

图 3-148　AM-1220 的 LC-HRMS 图

3.2.38 AM-2233

中文名称：1-[(*N*-甲基-2-哌啶基)甲基]-3-(2-碘苯甲酰基)吲哚

CAS 号：444912-75-8

分子式：$C_{22}H_{23}IN_2O$

分子量：458.34

结构式：

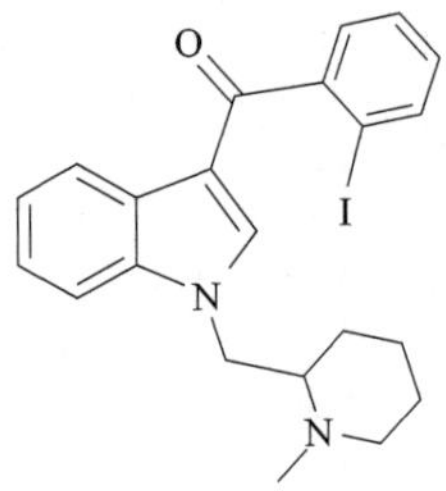

3.2.38.1 GC-MS 离子对/色谱图

AM-2233 的 GC-MS 参考保留时间和质谱特征离子质荷比，见表 3-75。

表 3-75 AM-2233 的 GC-MS 参考保留时间和质谱特征离子质荷比

化合物名称	保留时间/min	质谱特征离子质荷比(*m/z*)
AM-2233	12.31	98*,70

注：*表示基峰。

AM-2233 的 EIC 谱图，见图 3-149。

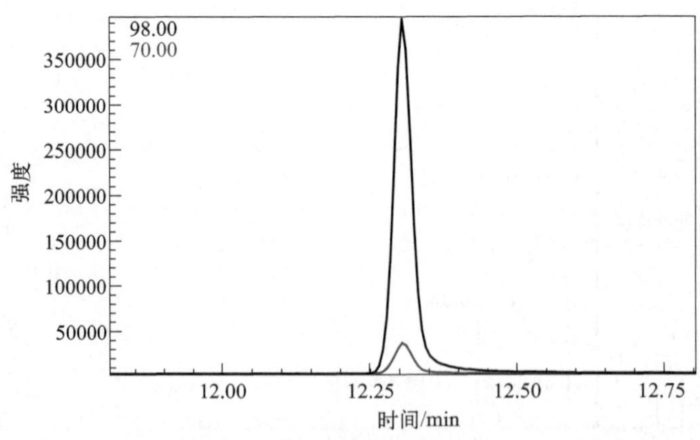

图 3-149 AM-2233 的 EIC 谱图

3.2.38.2 GC-HRMS 图

AM-2233 的 GC-HRMS 图，见图 3-150。

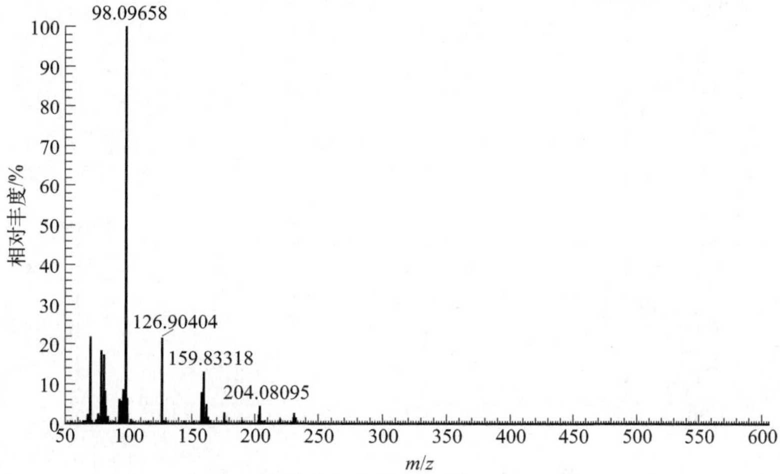

图 3-150　AM-2233 的 GC-HRMS 图

3.2.38.3　LC-MS/MS 离子对/色谱图

AM 2233 的 LC-MS/MS 采集参数，见表 3-76。

表 3-76　AM-2233 的 LC-MS/MS 采集参数

化合物名称	保留时间/min	母离子质荷比(m/z)	子离子质荷比(m/z)(碰撞能量/eV)
AM-2233	2.46	459.1	98.1(−27)
AM-2233	2.46	459.1	112.1(−24)
AM-2233	2.46	459.1	362.0(−21)

AM-2233 的 MRM 谱图，见图 3-151。

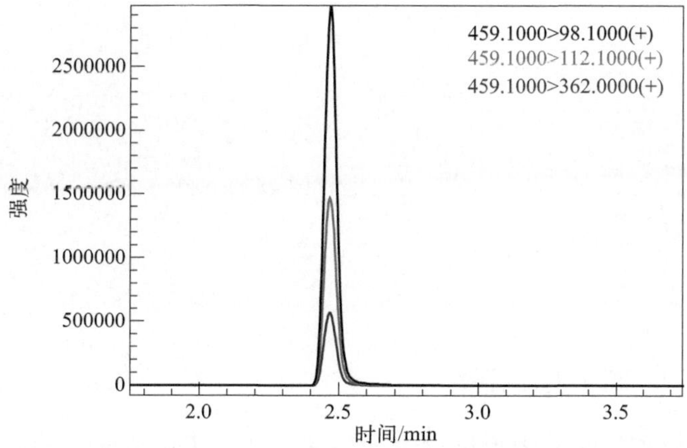

图 3-151　AM-2233 的 MRM 谱图

3.2.38.4　LC-HRMS 图

AM-2233 的 LC-HRMS 图，见图 3-152。

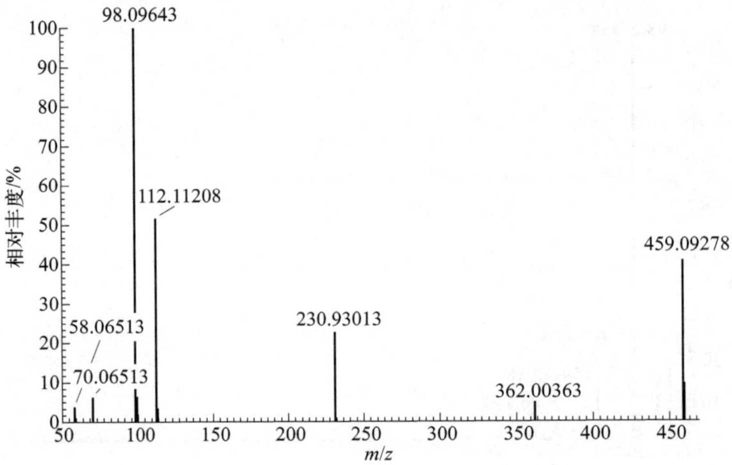

图 3-152 AM-2233 的 LC-HRMS 图

3.2.39 EAM-2201

中文名称：1-(5-氟戊基)-3-(4-乙基-1-萘甲酰基)吲哚

CAS 号：1364933-60-7

分子式：$C_{26}H_{26}FNO$

分子量：387.50

结构式：

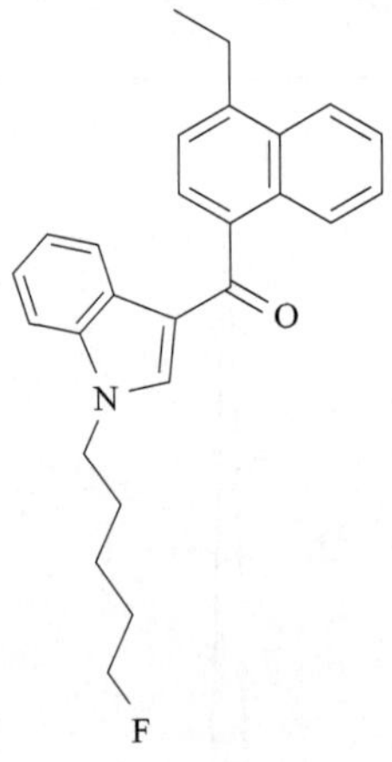

3.2.39.1 GC-MS 离子对/色谱图

EAM-2201 的 GC-MS 参考保留时间和质谱特征离子质荷比，见表 3-77。

表 3-77 EAM-2201 的 GC-MS 参考保留时间和质谱特征离子质荷比

化合物名称	保留时间/min	质谱特征离子质荷比(m/z)
EAM-2201	13.20	387*,370,312

注：*表示基峰。

EAM-2201 的 EIC 谱图，见图 3-153。

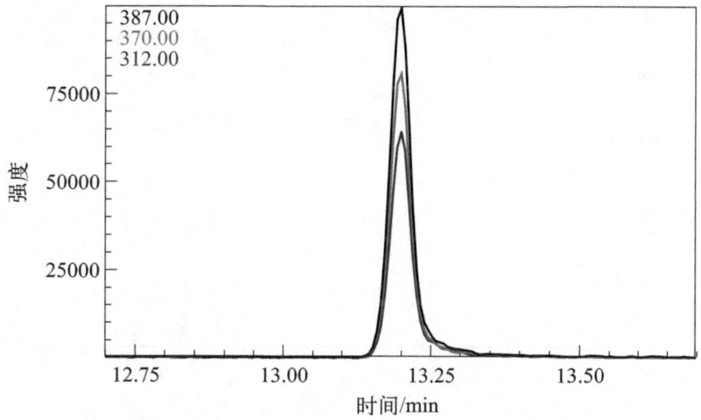

图 3-153　EAM-2201 的 EIC 谱图

3.2.39.2　GC-HRMS 图

EAM-2201 的 GC-HRMS 图，见图 3-154。

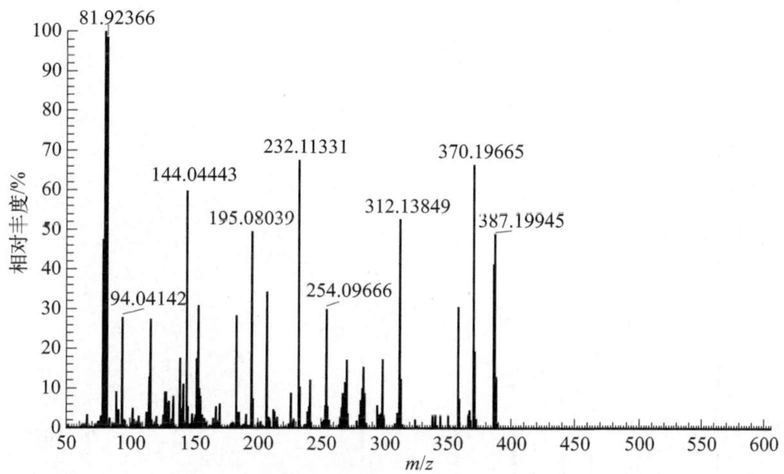

图 3-154　EAM-2201 的 GC-HRMS 图

3.2.39.3　LC-MS/MS 离子对/色谱图

EAM-2201 的 LC-MS/MS 采集参数，见表 3-78。

表 3-78　EAM-2201 的 LC-MS/MS 采集参数

化合物名称	保留时间/min	母离子质荷比(m/z)	子离子质荷比(m/z)(碰撞能量/eV)
EAM-2201	8.86	388.2	183.1(−26)
EAM-2201	8.86	388.2	232.1(−26)
EAM-2201	8.86	388.2	155.1(−38)

EAM-2201 的 MRM 谱图，见图 3-155。

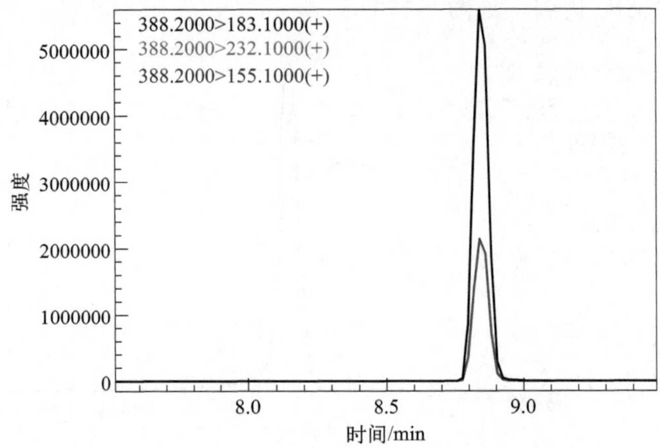

图 3-155 EAM-2201 的 MRM 谱图

3.2.39.4 LC-HRMS 图

EAM-2201 的 LC-HRMS 图，见图 3-156。

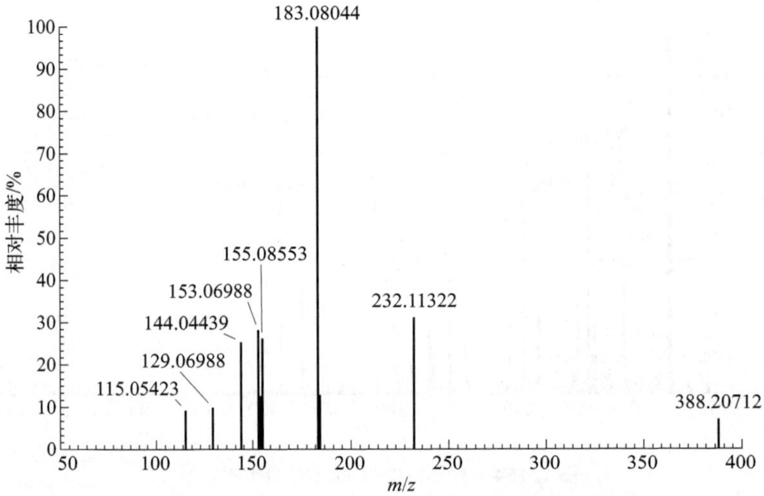

图 3-156 EAM-2201 的 LC-HRMS 图

3.2.40 FUB-PB-22

中文名称：1-(4-氟苄基)吲哚-3-甲酸-8-喹啉酯

CAS 号：1800098-36-5

分子式：$C_{25}H_{17}FN_2O_2$

分子量：396.42

结构式：

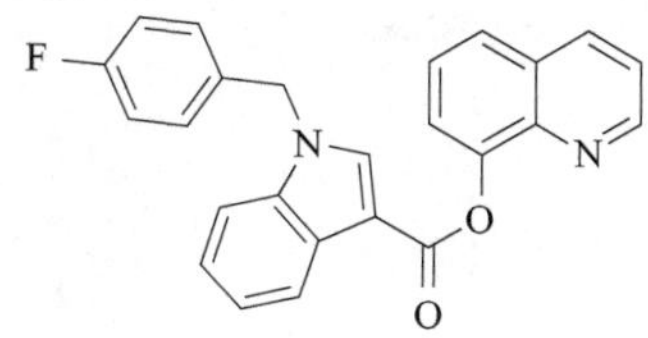

3.2.40.1 GC-MS 离子对/色谱图

FUB-PB-22 的 GC-MS 参考保留时间和质谱特征离子质荷比，见表 3-79。

表 3-79　FUB-PB-22 的 GC-MS 参考保留时间和质谱特征离子质荷比

化合物名称	保留时间/min	质谱特征离子质荷比(m/z)
FUB-PB-22	15.27	252*,396,109

注：*表示基峰。

FUB-PB-22 的 EIC 谱图，见图 3-157。

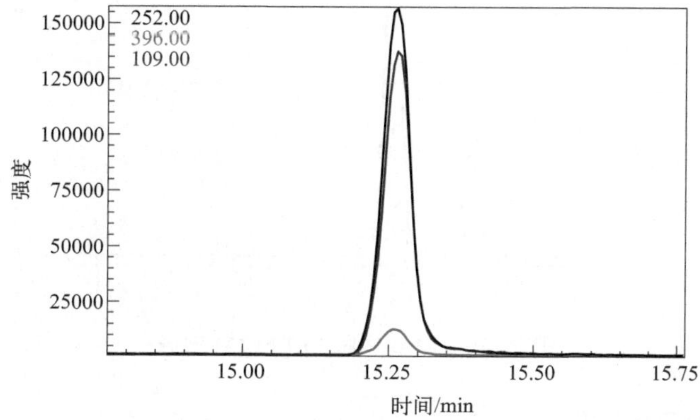

图 3-157　FUB-PB-22 的 EIC 谱图

3.2.40.2 GC-HRMS 图

FUB-PB-22 的 GC-HRMS 图，见图 3-158。

3.2.40.3 LC-MS/MS 离子对/色谱图

FUB-PB-22 的 LC-MS/MS 采集参数，见表 3-80。

表 3-80　FUB-PB-22 的 LC-MS/MS 采集参数

化合物名称	保留时间/min	母离子质荷比(m/z)	子离子质荷比(m/z)(碰撞能量/eV)
FUB-PB-22	7.48	397.1	109.0(−35)
FUB-PB-22	7.48	397.1	252.1(−14)

FUB-PB-22 的 MRM 谱图，见图 3-159。

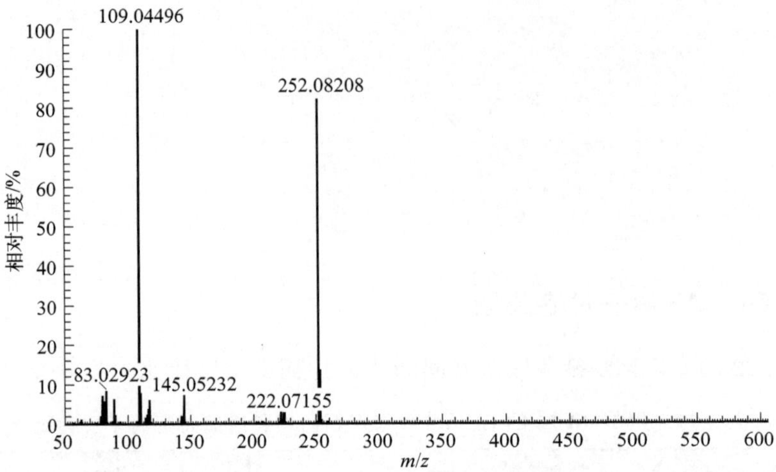

图 3-158 FUB-PB-22 的 GC-HRMS 图

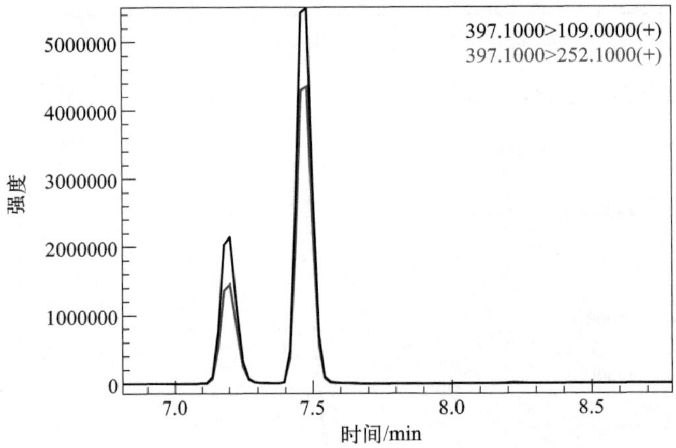

图 3-159 FUB-PB-22 的 MRM 谱图

3.2.40.4 LC-HRMS 图

FUB-PB-22 的 LC-HRMS 图，见图 3-160。

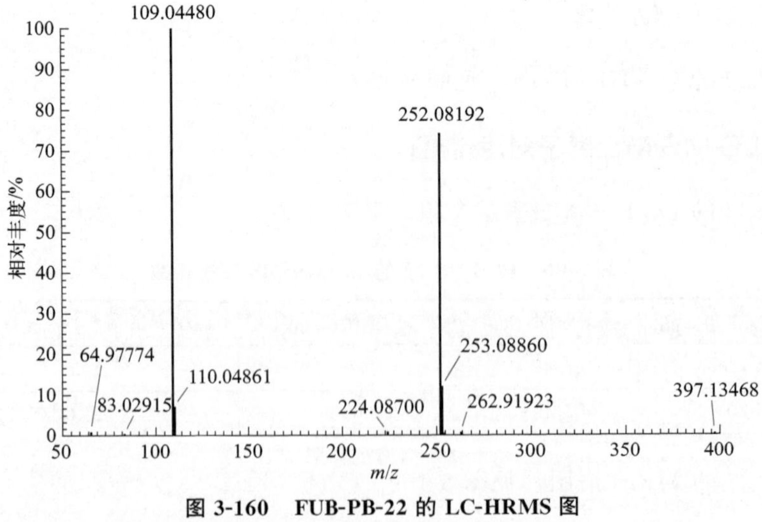

图 3-160 FUB-PB-22 的 LC-HRMS 图

3.2.41　JWH-015

中文名称：2-甲基-1-丙基-3-(1-萘甲酰基)吲哚
CAS 号：155471-08-2
分子式：$C_{23}H_{21}NO$
分子量：327.43
结构式：

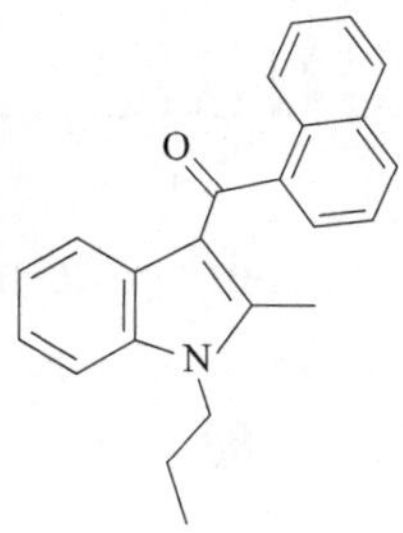

3.2.41.1　GC-MS 离子对/色谱图

JWH-015 的 GC-MS 参考保留时间和质谱特征离子质荷比，见表 3-81。

表 3-81　JWH-015 的 GC-MS 参考保留时间和质谱特征离子质荷比

化合物名称	保留时间/min	质谱特征离子质荷比(*m/z*)
JWH-015	10.31	327*,310,270

注：* 表示基峰。

JWH-015 的 EIC 谱图，见图 3-161。

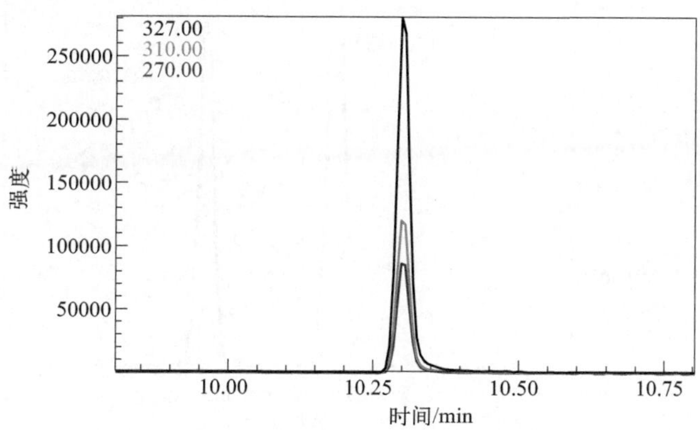

图 3-161　JWH-015 的 EIC 谱图

3.2.41.2　GC-HRMS 图

JWH-015 的 GC-HRMS 图，见图 3-162。

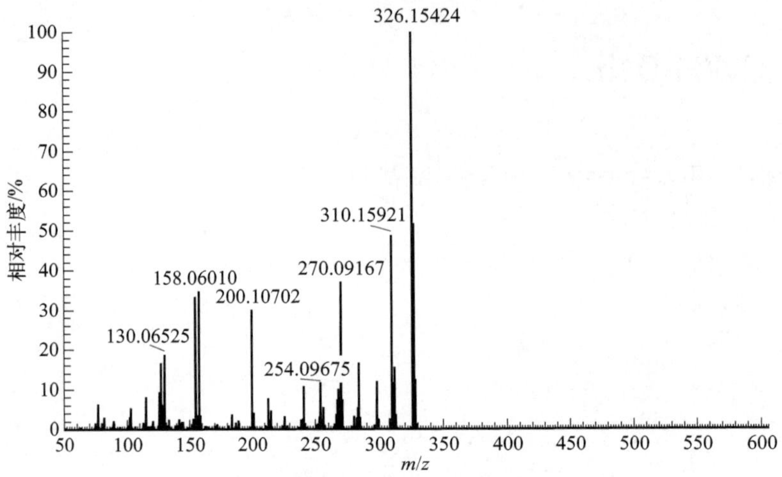

图 3-162 JWH-015 的 GC-HRMS 图

3.2.41.3 的 LC-MS/MS 离子对/色谱图

JWH-015 的 LC-MS/MS 采集参数，见表 3-82。

表 3-82 JWH-015 的 LC-MS/MS 采集参数

化合物名称	保留时间/min	母离子质荷比(m/z)	子离子质荷比(m/z)(碰撞能量/eV)
JWH-015	8.54	328.2	155.0(−24)
JWH-015	8.54	328.2	127.1(−46)
JWH-015	8.54	328.2	200.1(−24)

JWH-015 的 MRM 谱图，见图 3-163。

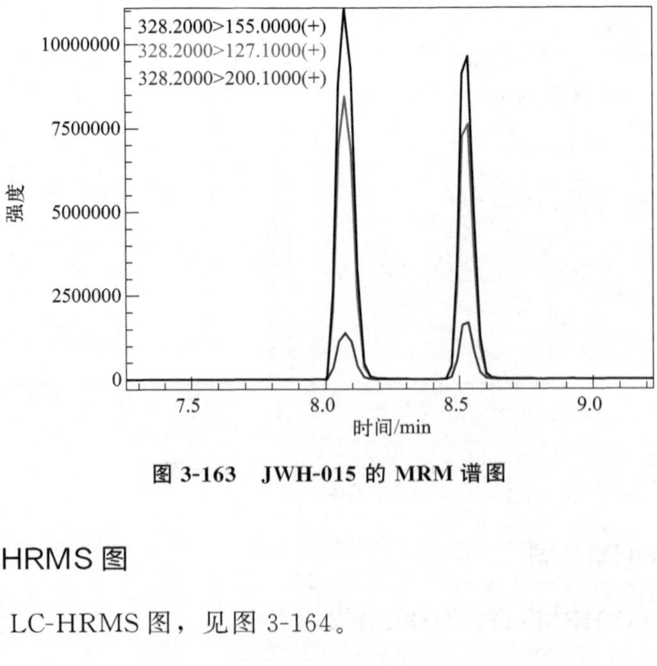

图 3-163 JWH-015 的 MRM 谱图

3.2.41.4 LC-HRMS 图

JWH-015 的 LC-HRMS 图，见图 3-164。

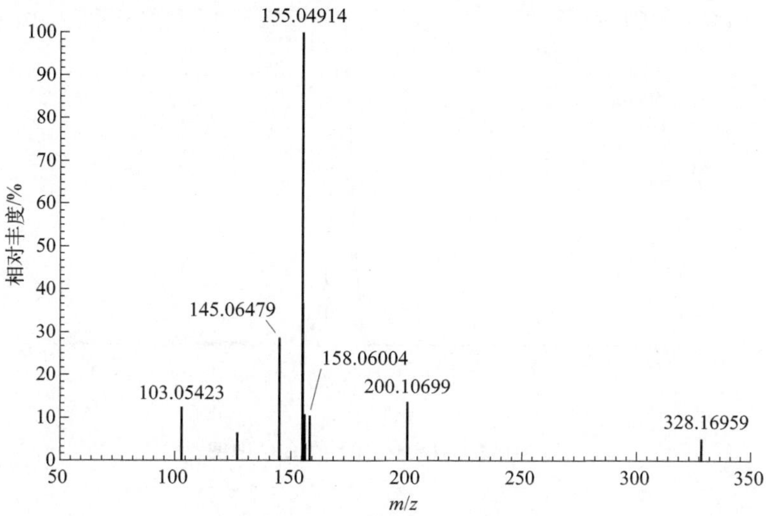

图 3-164　JWH-015 的 LC-HRMS 图

3.2.42　MAM-2201

中文名称：1-(5-氟戊基)-3-(4-甲基-1-萘甲酰基)吲哚

CAS 号：1354631-24-5

分子式：$C_{25}H_{24}FNO$

分子量：373.47

结构式：

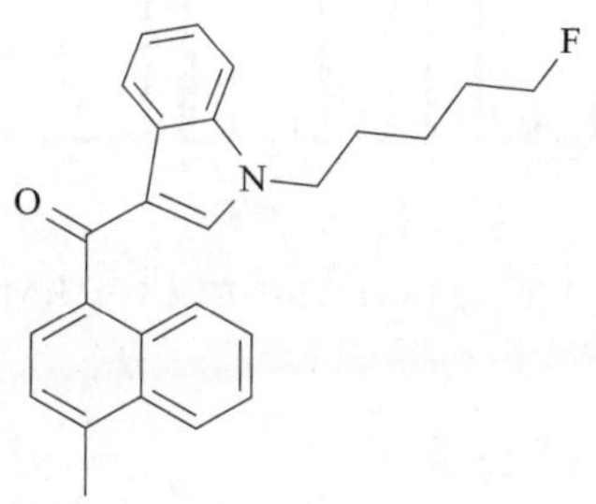

3.2.42.1　GC-MS 离子对/色谱图

MAM-2201 的 GC-MS 参考保留时间和质谱特征离子质荷比，见表 3-83。

表 3-83　MAM-2201 的 GC-MS 参考保留时间和质谱特征离子质荷比

化合物名称	保留时间/min	质谱特征离子质荷比(*m/z*)
MAM-2201	12.71	373*,356,298,232

注：* 表示基峰。

MAM-2201 的 EIC 谱图，见图 3-165。

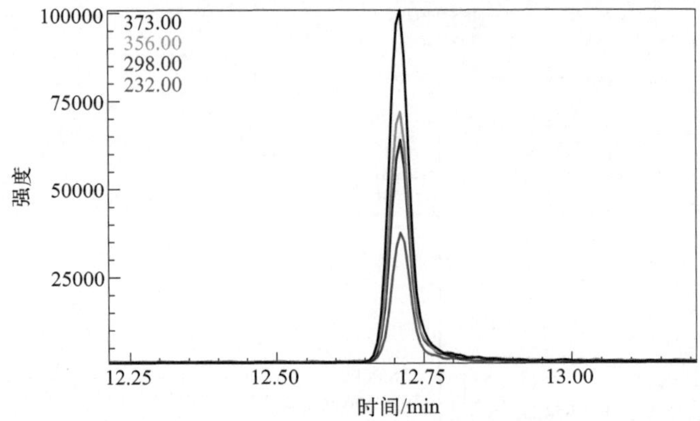

图 3-165 MAM-2201 的 EIC 谱图

3.2.42.2 GC-HRMS 图

MAM-2201 的 GC-HRMS 图，见图 3-166。

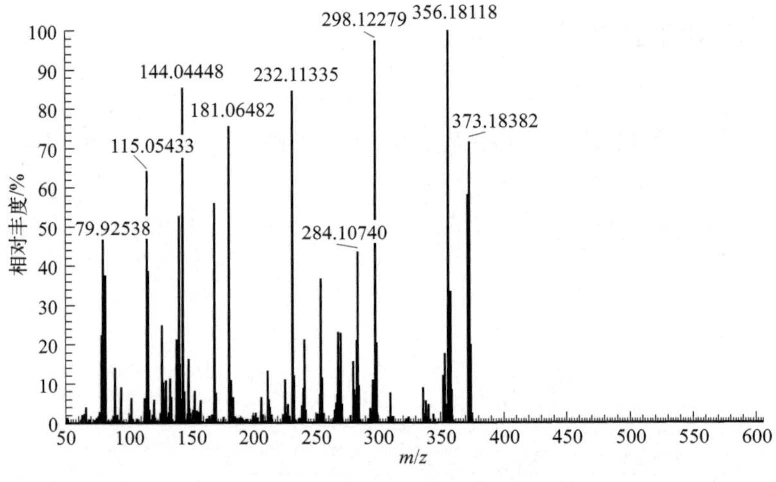

图 3-166 MAM-2201 的 GC-HRMS 图

3.2.42.3 LC-MS/MS 离子对/色谱图

MAM-2201 的 LC-MS/MS 采集参数，见表 3-84。

表 3-84 MAM-2201 的 LC-MS/MS 采集参数

化合物名称	保留时间/min	母离子质荷比(m/z)	子离子质荷比(m/z)(碰撞能量/eV)
MAM-2201	8.38	374.2	169.1(−26)
MAM-2201	8.38	374.2	141.1(−43)
MAM-2201	8.38	374.2	232.1(−26)

MAM-2201 的 MRM 谱图，见图 3-167。

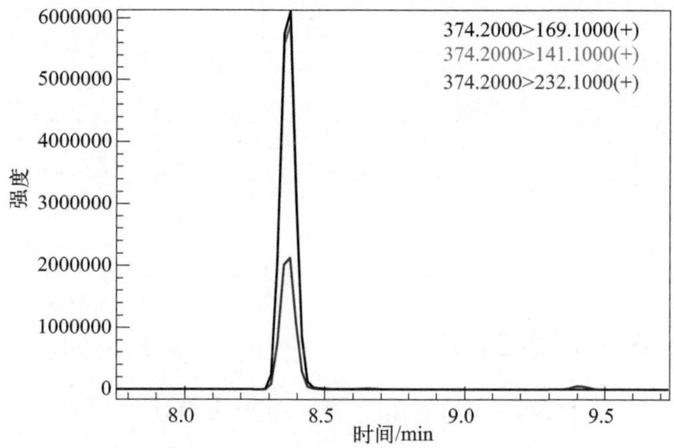

图 3-167　MAM-2201 的 MRM 谱图

3.2.42.4　LC-HRMS 图

MAM-2201 的 LC-HRMS 图，见图 3-168。

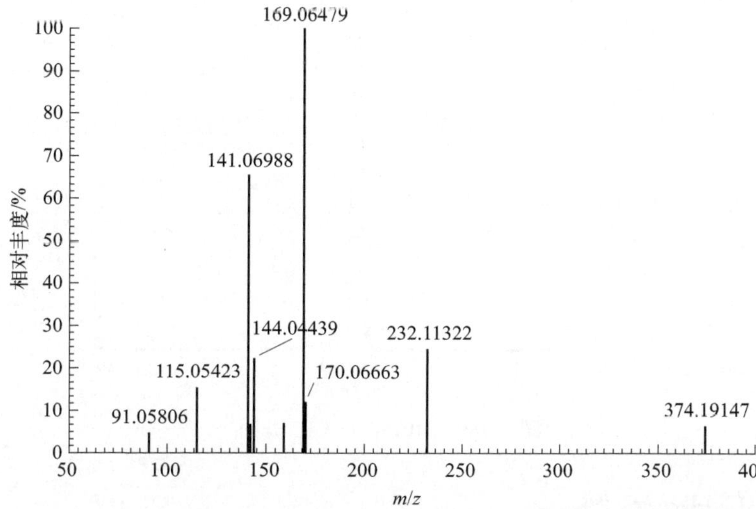

图 3-168　MAM-2201 的 LC-HRMS 图

3.2.43　RCS-4

中文名称：1-戊基-3-(4-甲氧基苯甲酰基)吲哚

CAS 号：1345966-78-0

分子式：$C_{21}H_{23}NO_2$

分子量：321.42

结构式：

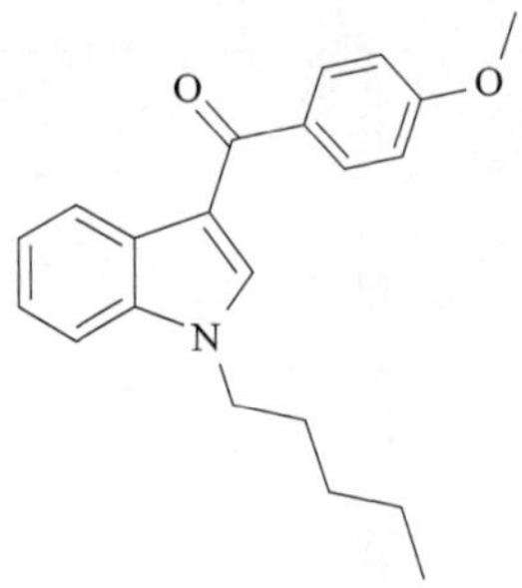

3.2.43.1 GC-MS 离子对/色谱图

RCS-4 的 GC-MS 参考保留时间和质谱特征离子质荷比，见表 3-85。

表 3-85 RCS-4 的 GC-MS 参考保留时间和质谱特征离子质荷比

化合物名称	保留时间/min	质谱特征离子质荷比(m/z)
RCS-4	10.00	321*,264,214,135

注：*表示基峰。

RCS-4 的 EIC 谱图，见图 3-169。

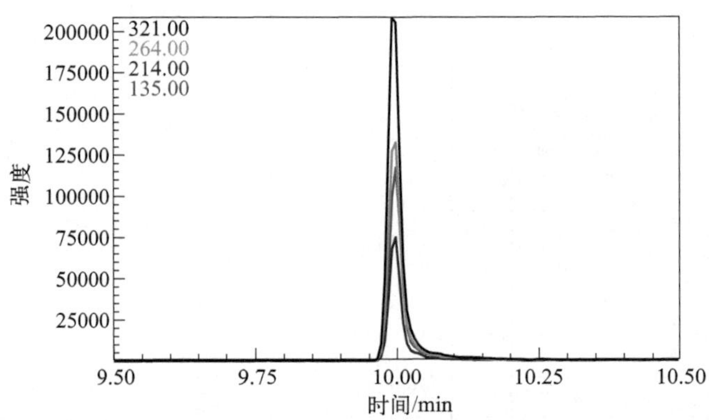

图 3-169 RCS-4 的 EIC 谱图

3.2.43.2 GC-HRMS 图

RCS-4 的 GC-HRMS 图，见图 3-170。

3.2.43.3 LC-MS/MS 离子对/色谱图

RCS-4 的 LC-MS/MS 采集参数，见表 3-86。

表 3-86 RCS-4 的 LC-MS/MS 采集参数

化合物名称	保留时间/min	母离子质荷比(m/z)	子离子质荷比(m/z)(碰撞能量/eV)
RCS-4	8.19	322.2	135.0(−23)
RCS-4	8.19	322.2	107.0(−40)
RCS-4	8.19	322.2	214.1(−23)

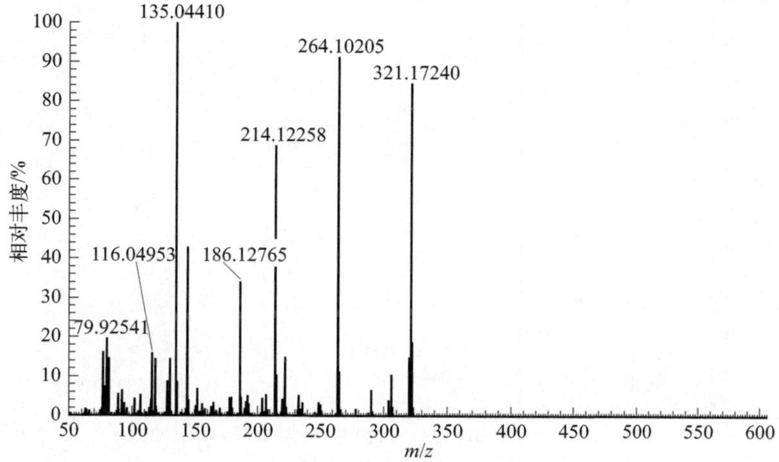

图 3-170　RCS-4 的 GC-HRMS 图

RCS-4 的 MRM 谱图，见图 3-171。

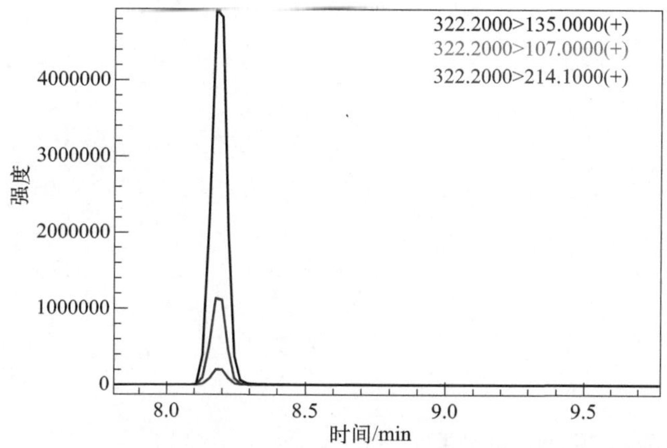

图 3-171　RCS-4 的 MRM 谱图

3.2.43.4　LC-HRMS 图

RCS-4 的 LC-HRMS 图，见图 3-172。

3.2.44　STS-135

中文名称：*N*-(1-金刚烷基)-1-(5-氟戊基)吲哚-3-甲酰胺

CAS 号：1354631-26-7

分子式：$C_{24}H_{31}FN_2O$

分子量：382.52

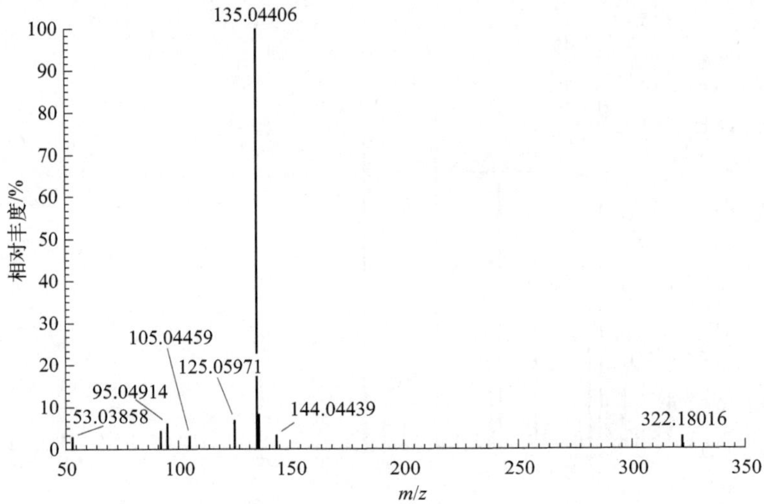

图 3-172 RCS-4 的 LC-HRMS 图

结构式：

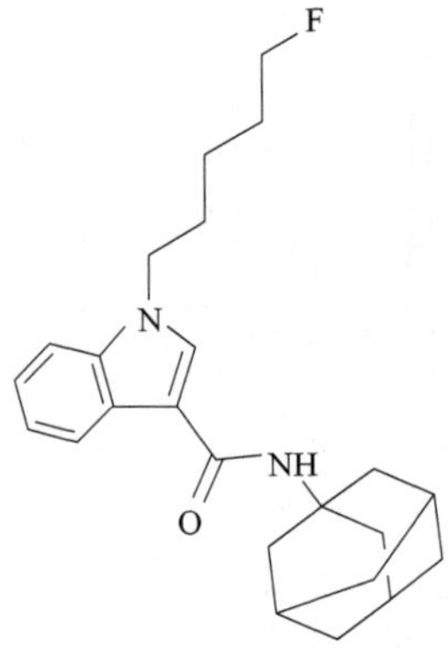

3.2.44.1 GC-MS 离子对/色谱图

STS-135 的 GC-MS 参考保留时间和质谱特征离子质荷比，见表 3-87。

表 3-87 STS-135 的 GC-MS 参考保留时间和质谱特征离子质荷比

化合物名称	保留时间/min	质谱特征离子质荷比(m/z)
STS-135	13.26	232*,382,307,144

注：*表示基峰。

STS-135 的 EIC 谱图，见图 3-173。

3.2.44.2 GC-HRMS 图

STS-135 的 GC-HRMS 图，见图 3-174。

3.2.44.3 LC-MS/MS 离子对/色谱图

STS-135 的 LC-MS/MS 采集参数，见表 3-88。

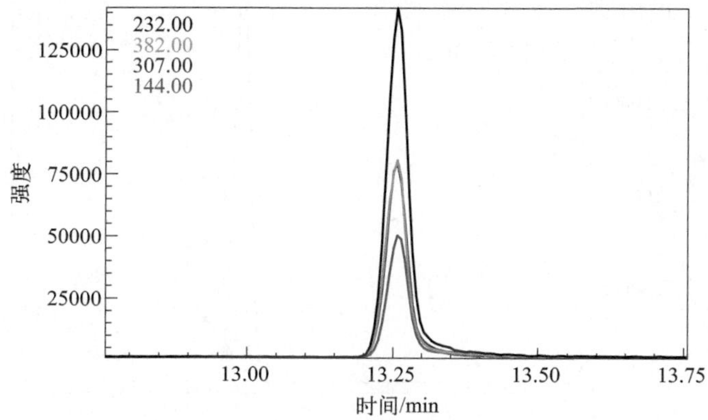

图 3-173　STS-135 的 EIC 谱图

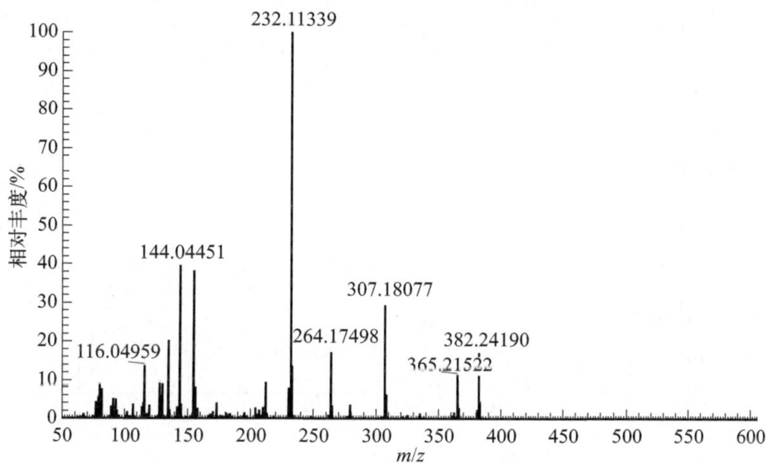

图 3-174　STS-135 的 GC-HRMS 图

表 3-88　STS-135 的 LC-MS/MS 采集参数

化合物名称	保留时间/min	母离子质荷比(m/z)	子离子质荷比(m/z)(碰撞能量/eV)
STS-135	8.70	383.2	135.1(−31)
STS-135	8.70	383.2	232.1(−24)
STS-135	8.70	383.2	107.1(−24)

STS-135 的 MRM 谱图，见图 3-175。

3.2.44.4 LC-HRMS 图

STS-135 的 LC-HRMS 图，见图 3-176。

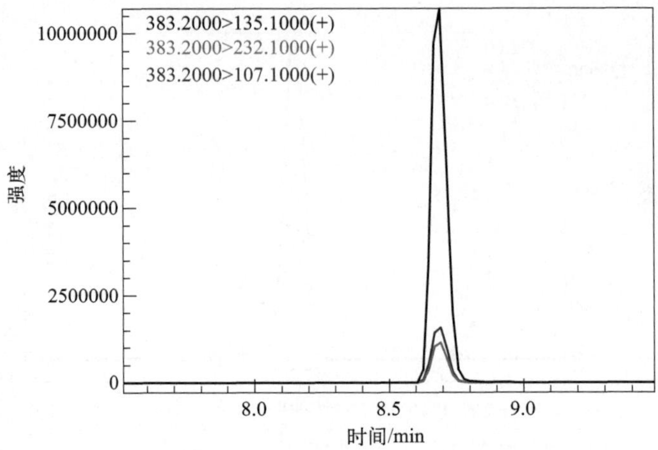

图 3-175 STS-135 的 MRM 谱图

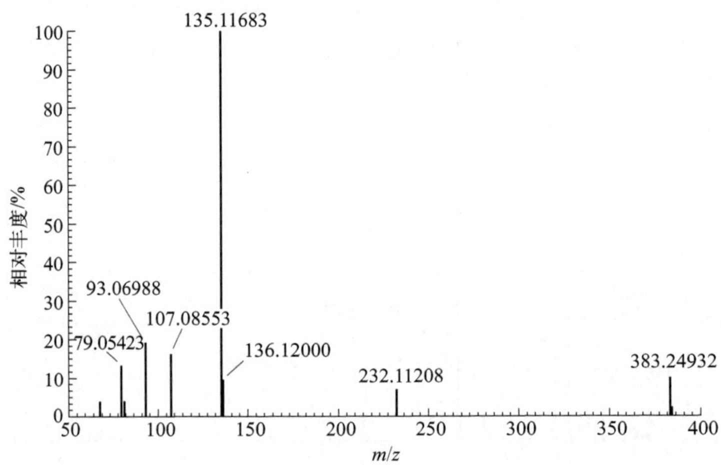

图 3-176 STS-135 的 LC-HRMS 图

3.2.45 5F-CUMYL-PICA

中文名称：1-(5-氟戊基)-*N*-(2-苯基丙-2-基)-1*H*-吲哚-3-甲酰胺

CAS 号：1400742-18-8

分子式：$C_{23}H_{27}FN_2O$

分子量：366.47

结构式：

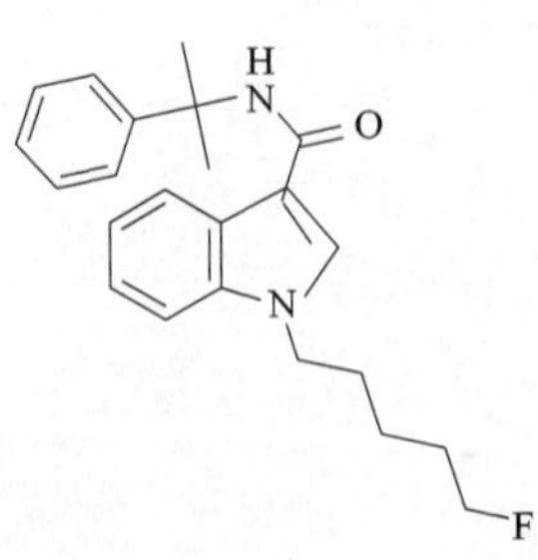

3.2.45.1 GC-MS 离子对/色谱图

5F-CUMYL-PICA 的 GC-MS 参考保留时间和质谱特征离子质荷比，见表 3-89。

表 3-89　5F-CUMYL-PICA 的 GC-MS 参考保留时间和质谱特征离子质荷比

化合物名称	保留时间/min	质谱特征离子质荷比(m/z)
5F-CUMYL-PICA	10.59	232*,248,144

注：*表示基峰。

5F-CUMYL-PICA 的 EIC 谱图，见图 3-177。

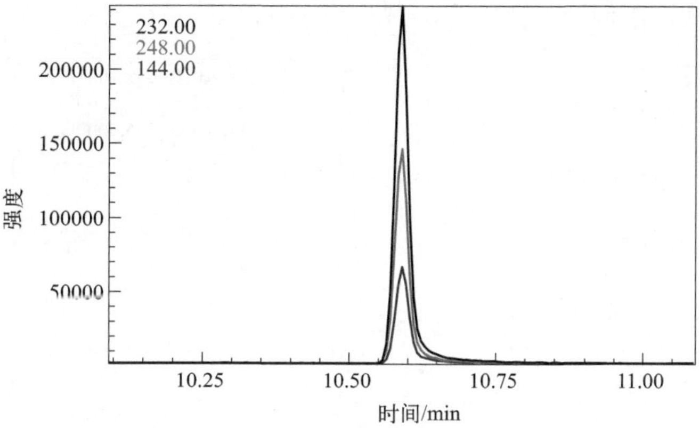

图 3-177　5F-CUMYL-PICA 的 EIC 谱图

3.2.45.2 GC-HRMS 图

5F-CUMYL-PICA 的 GC-HRMS 图，见图 3-178。

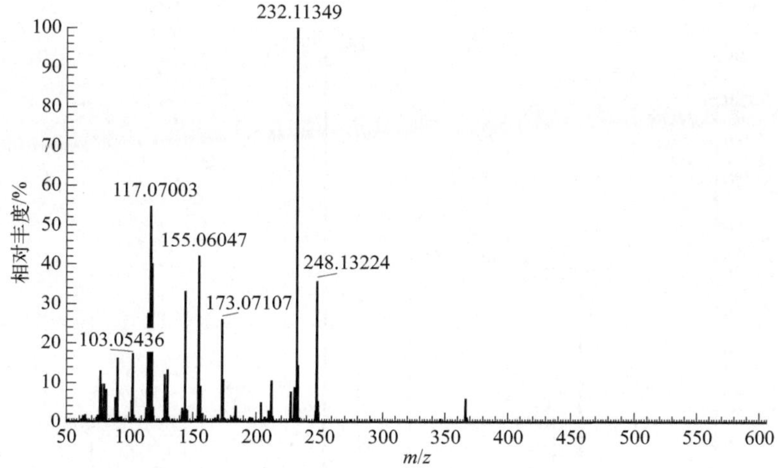

图 3-178　5F-CUMYL-PICA 的 GC-HRMS 图

3. 2. 45. 3　LC-MS/MS 离子对/色谱图

5F-CUMYL-PICA 的 LC-MS/MS 采集参数，见表 3-90。

表 3-90　5F-CUMYL-PICA 的 LC-MS/MS 采集参数

化合物名称	保留时间/min	母离子质荷比(m/z)	子离子质荷比(m/z)(碰撞能量/eV)
5F-CUMYL-PICA	7.06	367.2	249.1(−16)
5F-CUMYL-PICA	7.06	367.2	232.1(−28)
5F-CUMYL-PICA	7.06	367.2	206.1(−25)

5F-CUMYL-PICA 的 MRM 谱图，见图 3-179。

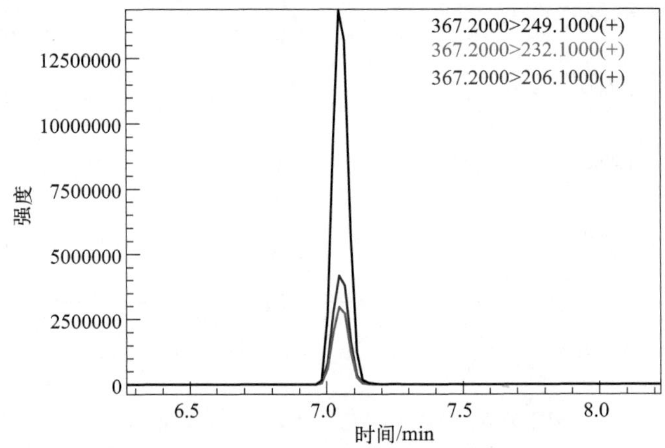

图 3-179　5F-CUMYL-PICA 的 MRM 谱图

3. 2. 45. 4　LC-HRMS 图

5F-CUMYL-PICA 的 LC-HRMS 图，见图 3-180。

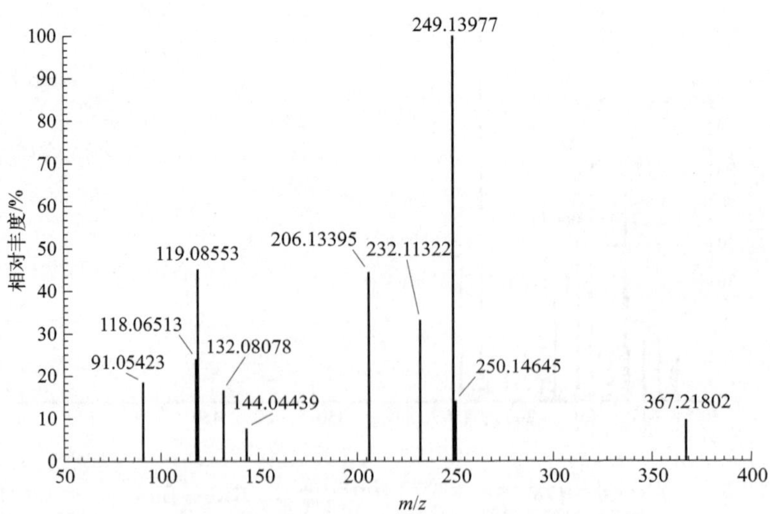

图 3-180　5F-CUMYL-PICA 的 LC-HRMS 图

3.2.46　EDMB-CHMICA

中文名称：2-[1-(环己基甲基)-1*H*-吲哚-3-甲酰氨基]-3,3-二甲基丁酸乙酯

CAS 号：—

分子式：$C_{24}H_{34}N_2O_3$

分子量：398.55

结构式：

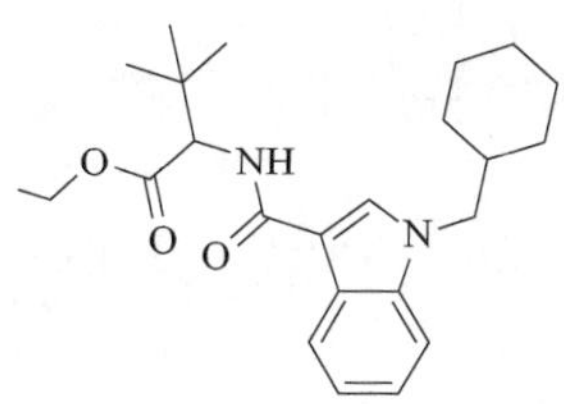

3.2.46.1　GC-MS 离子对/色谱图

EDMB-CHMICA 的 GC-MS 参考保留时间和质谱特征离子质荷比，见表 3-91。

表 3-91　EDMB-CHMICA 的 GC-MS 参考保留时间和质谱特征离子质荷比

化合物名称	保留时间/min	质谱特征离子质荷比(m/z)
EDMB-CHMICA	10.65	240*,398,342,144

注：*表示基峰。

EDMB-CHMICA 的 EIC 谱图，见图 3-181。

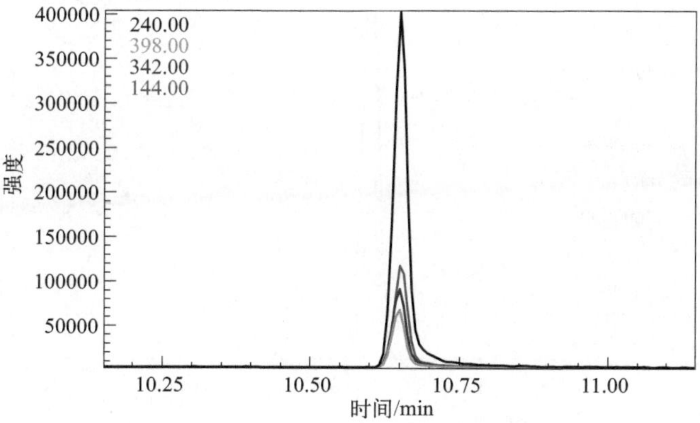

图 3-181　EDMB-CHMICA 的 EIC 谱图

3.2.46.2　GC-HRMS 图

EDMB-CHMICA 的 GC-HRMS 图，见图 3-182。

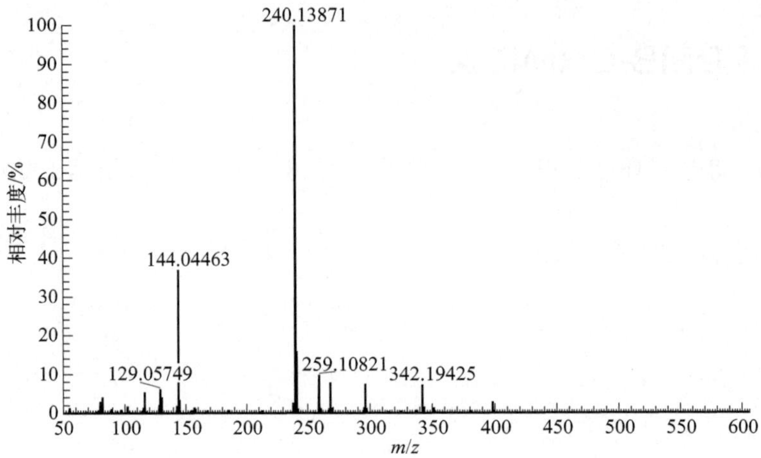

图 3-182 EDMB-CHMICA 的 GC-HRMS 图

3.2.46.3 LC-MS/MS 离子对/色谱图

EDMB-CHMICA 的 LC-MS/MS 采集参数，见表 3-92。

表 3-92 EDMB-CHMICA 的 LC-MS/MS 采集参数

化合物名称	保留时间/min	母离子质荷比(m/z)	子离子质荷比(m/z)(碰撞能量/eV)
EDMB-CHMICA	9.65	399.3	240.1(−20)
EDMB-CHMICA	9.65	399.3	144.0(−40)

EDMB-CHMICA 的 MRM 谱图，见图 3-183。

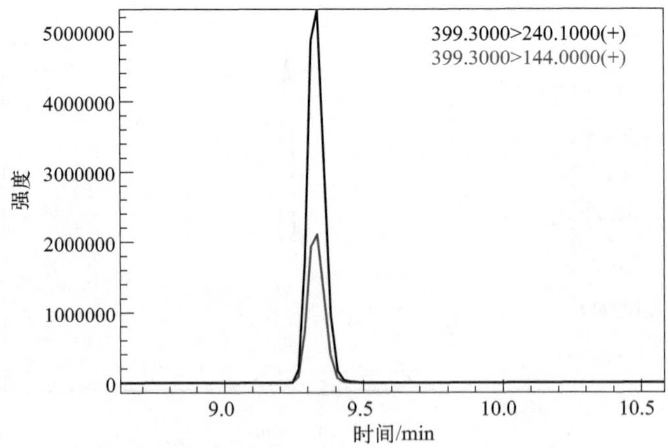

图 3-183 EDMB-CHMICA 的 MRM 谱图

3.2.46.4 LC-HRMS 图

EDMB-CHMICA 的 LC-HRMS 图，见图 3-184。

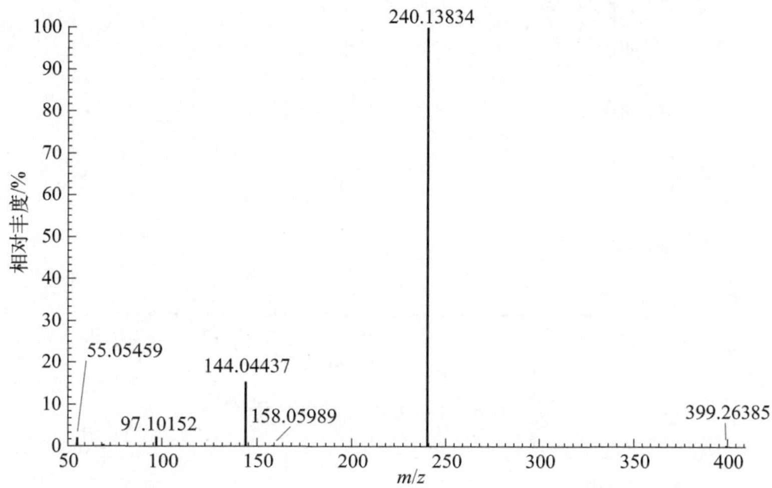

图 3-184　EDMB-CHMICA 的 LC-HRMS 图

3.2.47　JWH-184

中文名称：1-戊基-3-(4-甲基萘)甲基吲哚

CAS 号：619294-37-0

分子式：$C_{25}H_{27}N$

分子量：341.49

结构式：

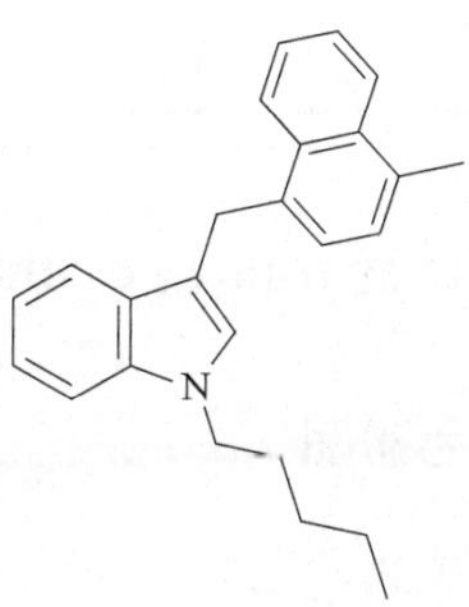

3.2.47.1　GC-MS 离子对/色谱图

JWH-184 的 GC-MS 参考保留时间和质谱特征离子质荷比，见表 3-93。

表 3-93　JWH-184 的 GC-MS 参考保留时间和质谱特征离子质荷比

化合物名称	保留时间/min	质谱特征离子质荷比(m/z)
JWH-184	10.03	341*,284,200,155

注：*表示基峰。

JWH-184 的 EIC 谱图，见图 3-185。

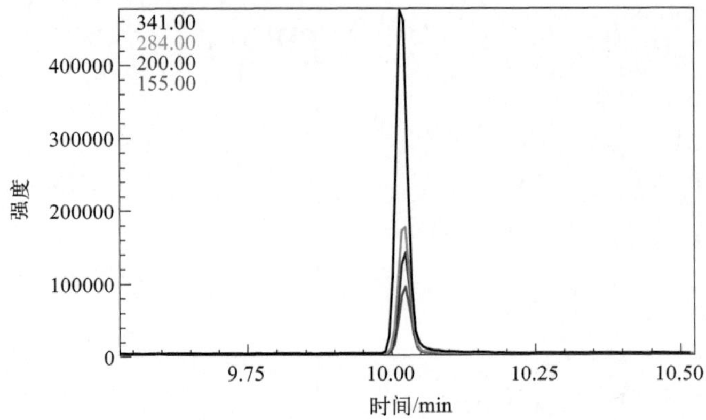

图 3-185　JWH-184 的 EIC 谱图

3.2.47.2　GC-HRMS 图

JWH-184 的 GC-HRMS 图，见图 3-186。

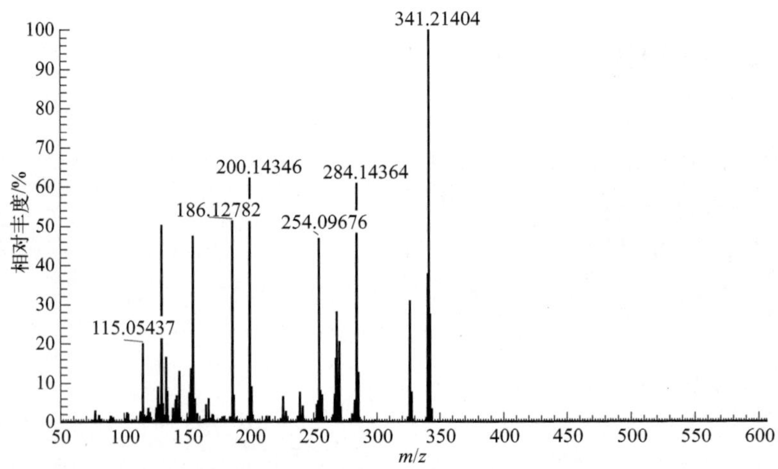

图 3-186　JWH-184 的 GC-HRMS 图

3.2.47.3　LC-MS/MS 离子对/色谱图

JWH-184 的 LC-MS/MS 采集参数，见表 3-94。

表 3-94　JWH-184 的 LC-MS/MS 采集参数

化合物名称	保留时间/min	母离子质荷比(m/z)	子离子质荷比(m/z)(碰撞能量/eV)
JWH-184	14.11	342.2	155.0(−20)
JWH-184	14.11	342.2	127.0(−54)

JWH-184 的 MRM 谱图，见图 3-187。

3.2.47.4　LC-HRMS 图

JWH-184 的 LC-HRMS 图，见图 3-188。

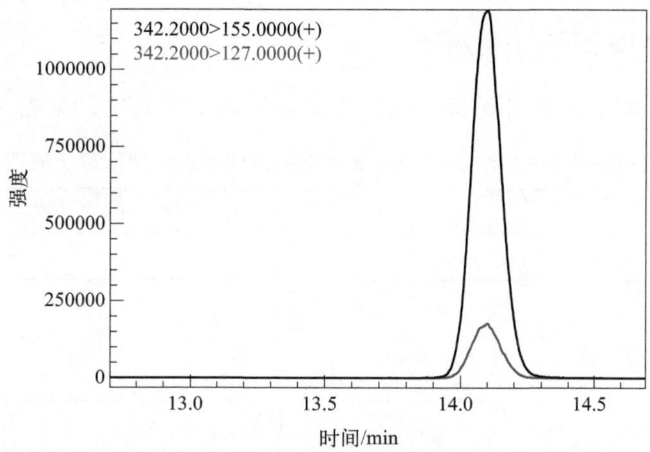

图 3-187　JWH-184 的 MRM 谱图

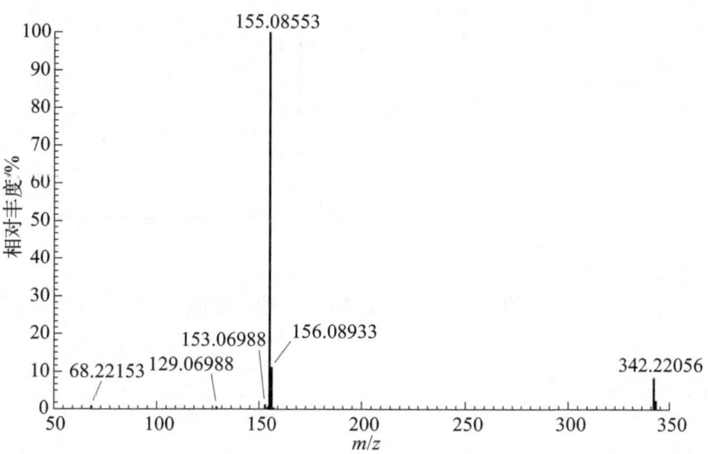

图 3-188　JWH-184 的 LC-HRMS 图

3.2.48　JWH-249

中文名称：1-戊基-3-(2-溴苯乙酰基)吲哚

CAS 号：864445-60-3

分子式：$C_{21}H_{22}BrNO$

分子量：384.31

结构式：

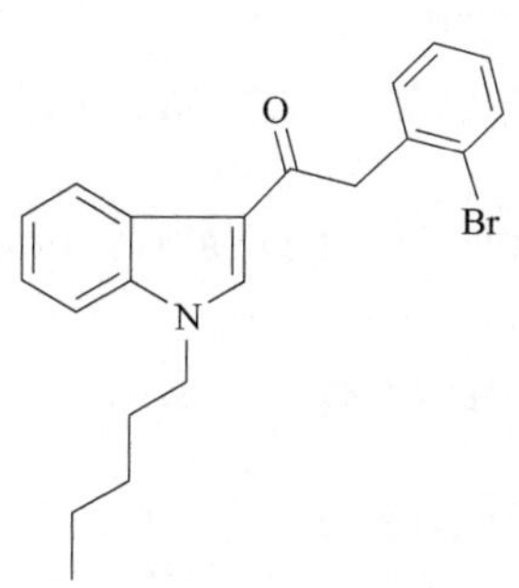

3.2.48.1 GC-MS 离子对/色谱图

JWH-249 的 GC-MS 参考保留时间和质谱特征离子质荷比，见表 3-95。

表 3-95 JWH-249 的 GC-MS 参考保留时间和质谱特征离子质荷比

化合物名称	保留时间/min	质谱特征离子质荷比(*m/z*)
JWH-249	10.16	214*,144,116

注：* 表示基峰。

JWH-249 的 EIC 谱图，见图 3-189。

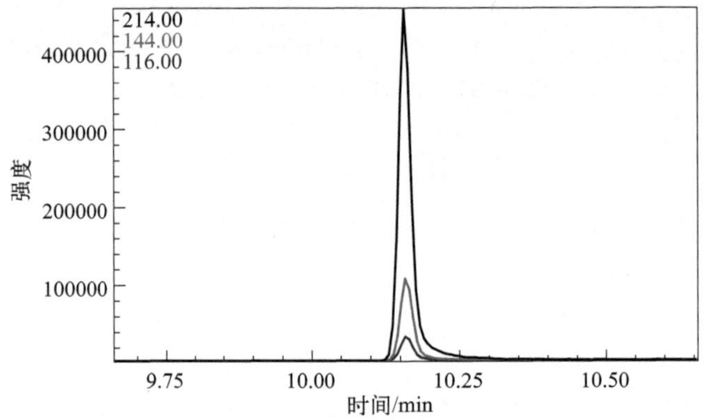

图 3-189 JWH-249 的 EIC 谱图

3.2.48.2 GC-HRMS 图

JWH-249 的 GC-HRMS 图，见图 3-190。

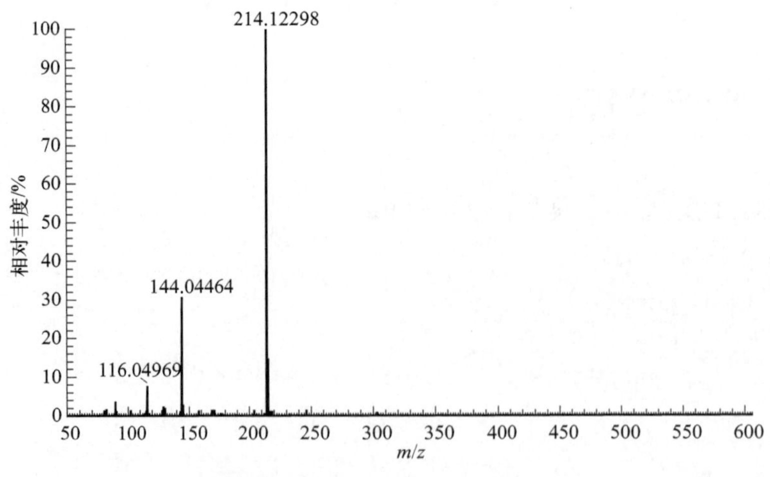

图 3-190 JWH-249 的 GC-HRMS 图

3.2.48.3 LC-MS/MS 离子对/色谱图

JWH-249 的 LC-MS/MS 采集参数，见表 3-96。

表 3-96　JWH-249 的 LC-MS/MS 采集参数

化合物名称	保留时间/min	母离子质荷比(m/z)	子离子质荷比(m/z)(碰撞能量/eV)
JWH-249	11.32	384.0	214.0(−28)
JWH-249	11.32	384.0	144.0(−41)
JWH-249	11.32	384.0	169.0(−28)

JWH-249 的 MRM 谱图，见图 3-191。

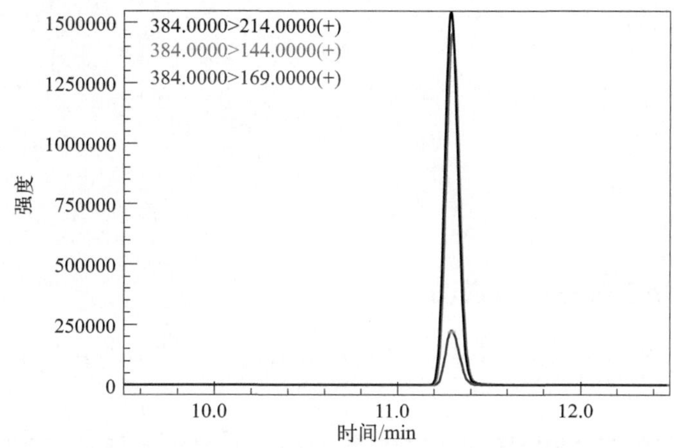

图 3-191　JWH-249 的 MRM 谱图

3.2.48.4　LC-HRMS 图

JWH-249 的 LC-HRMS 图，见图 3-192。

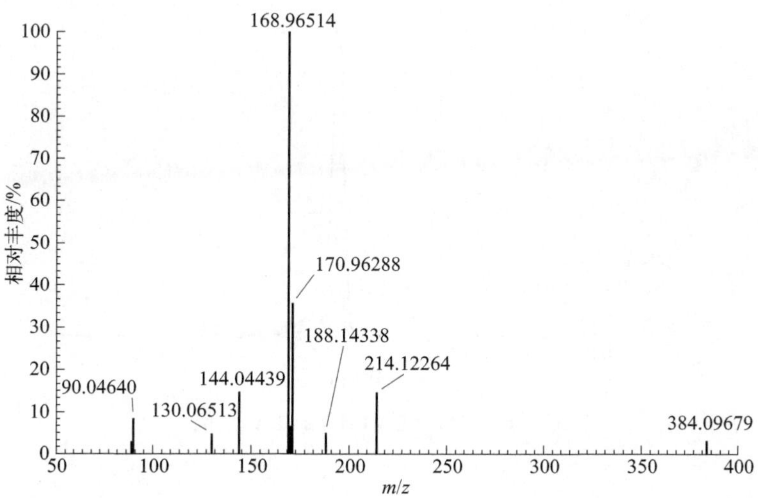

图 3-192　JWH-249 的 LC-HRMS 图

3.2.49 5F-PD-PIMO

中文名称：[1-(5-氟戊基)-1*H*-吲哚-3-基](吡啶-3-基)甲酮

CAS 号：—

分子式：$C_{19}H_{19}FN_2O$

分子量：310.4

结构式：

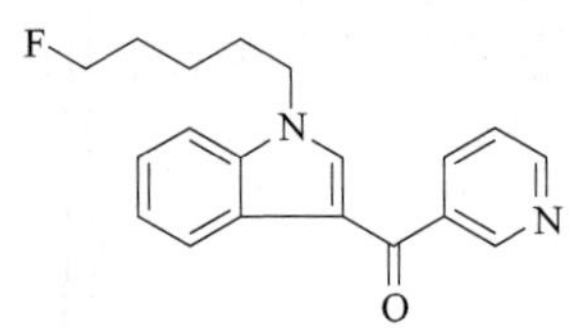

3.2.49.1 GC-MS 离子对/色谱图

5F-PD-PIMO 的 GC-MS 参考保留时间和质谱特征离子质荷比，见表 3-97。

表 3-97 5F-PD-PIMO 的 GC-MS 参考保留时间和质谱特征离子质荷比

化合物名称	保留时间/min	质谱特征离子质荷比(m/z)
5F-PD-PIMO	9.47	310*,235,144,106

注：* 表示基峰。

5F-PD-PIMO 的 EIC 谱图，见图 3-193。

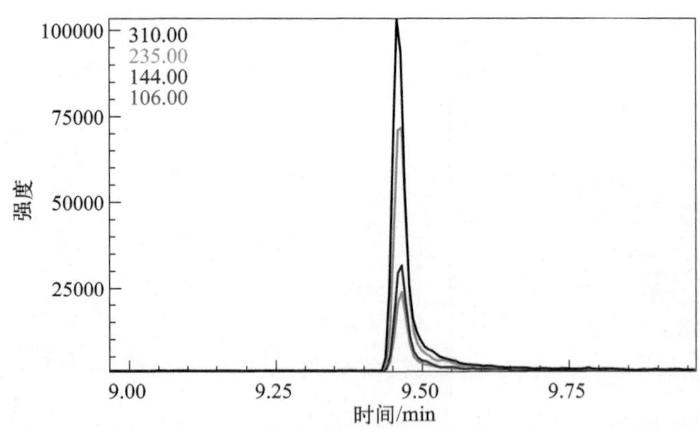

图 3-193 5F-PD-PIMO 的 EIC 谱图

3.2.49.2 GC-HRMS 图

5F-PD-PIMO 的 GC-HRMS 图，见图 3-194。

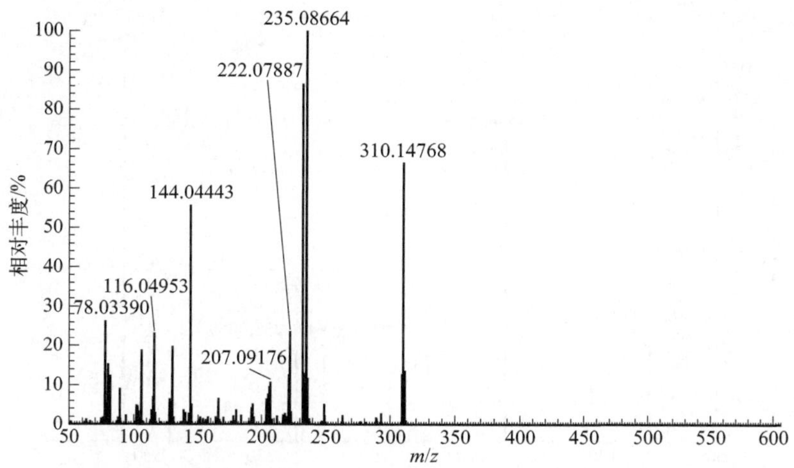

图 3-194　5F-PD-PIMO 的 GC-HRMS 图

3.2.49.3　LC-MS/MS 离子对/色谱图

5F-PD-PIMO 的 LC-MS/MS 采集参数，见表 3-98。

表 3-98　5F-PD-PIMO 的 LC-MS/MS 采集参数

化合物名称	保留时间/min	母离子质荷比(m/z)	子离子质荷比(m/z)(碰撞能量/eV)
5F-PD-PIMO	4.66	311.3	144.0(−39)
5F-PD-PIMO	4.66	311.3	232.0(−31)
5F-PD-PIMO	4.66	311.3	223.0(−26)

5F-PD-PIMO 的 MRM 谱图，见图 3-195。

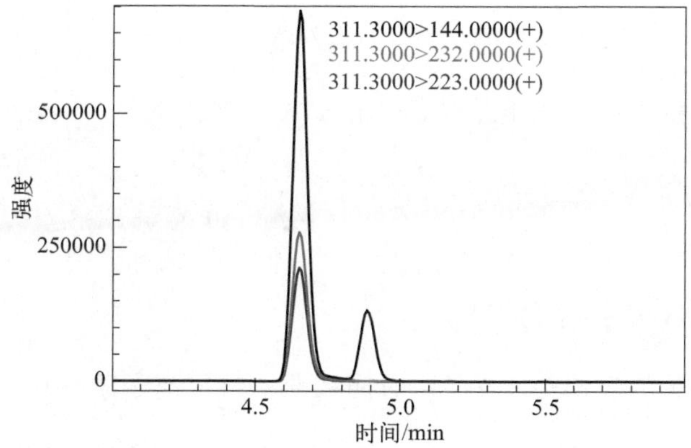

图 3-195　5F-PD-PIMO 的 MRM 谱图

3.2.49.4　LC-HRMS 图

5F-PD-PIMO 的 LC-HRMS 图，见图 3-196。

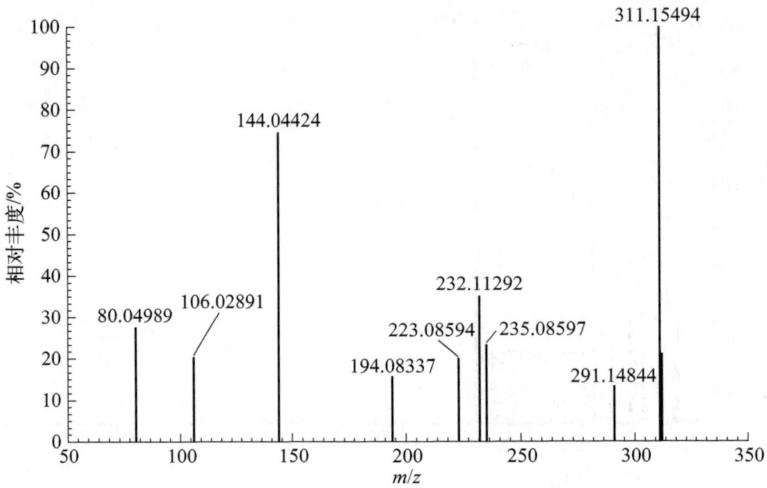

图 3-196 5F-PD-PIMO 的 LC-HRMS 图

3.2.50 ADB-FUBICA

中文名称：*N*-(1-氨基-3,3-二甲基-1-氧代丁-2-基)-1-(4-氟苄基)-1*H*-吲哚-3-甲酰胺

CAS 号：2748161-90-0

分子式：$C_{22}H_{24}FN_3O_2$

分子量：381.44

结构式：

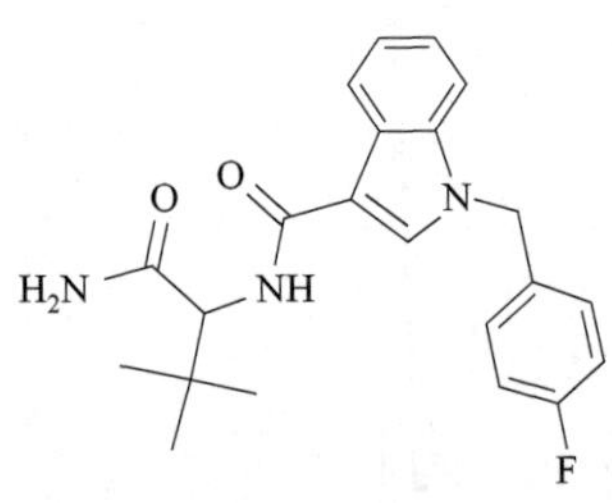

3.2.50.1 GC-MS 离子对/色谱图

ADB-FUBICA 的 GC-MS 参考保留时间和质谱特征离子质荷比，见表 3-99。

表 3-99 ADB-FUBICA 的 GC-MS 参考保留时间和质谱特征离子质荷比

化合物名称	保留时间/min	质谱特征离子质荷比(m/z)
ADB-FUBICA	11.62	252*,381,337,109

注：*表示基峰。

ADB-FUBICA 的 EIC 谱图，见图 3-197。

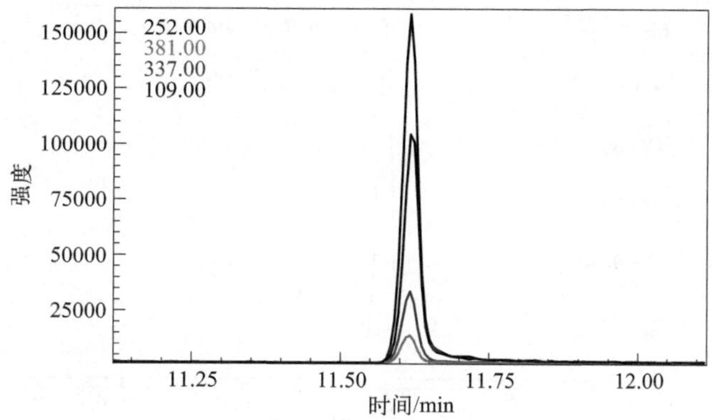

图 3-197　ADB-FUBICA 的 EIC 谱图

3.2.50.2　GC-HRMS 图

ADB-FUBICA 的 GC-HRMS 图，见图 3-198。

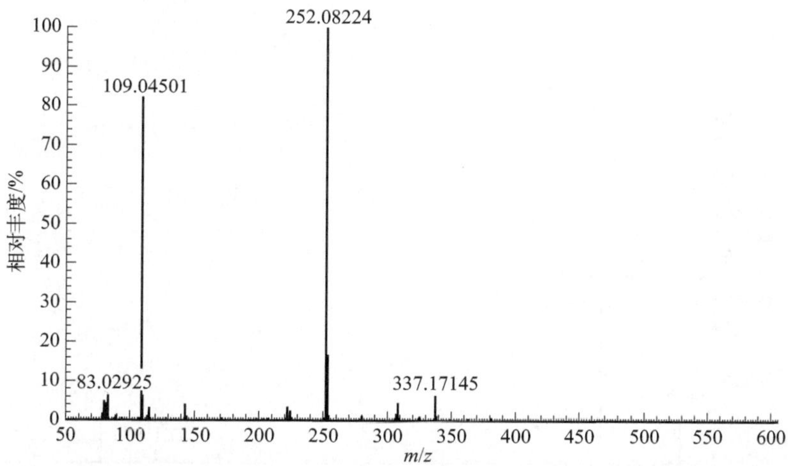

图 3-198　ADB-FUBICA 的 GC-HRMS 图

3.2.50.3　LC-MS/MS 离子对/色谱图

ADB-FUBICA 的 LC-MS/MS 采集参数，见表 3-100。

表 3-100　ADB-FUBICA 的 LC-MS/MS 采集参数

化合物名称	保留时间/min	母离子质荷比(m/z)	子离子质荷比(m/z)(碰撞能量/eV)
ADB-FUBICA	5.49	382.2	252.1(−22)
ADB-FUBICA	5.49	382.2	109.0(−42)

ADB-FUBICA 的 MRM 谱图，见图 3-199。

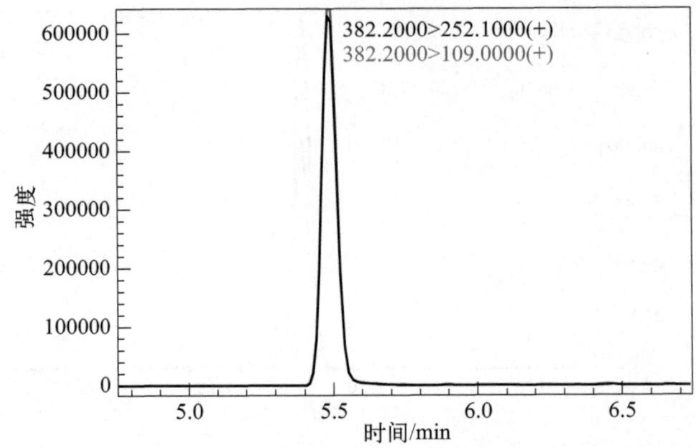

图 3-199 ADB-FUBICA 的 MRM 谱图

3.2.50.4 LC-HRMS 图

ADB-FUBICA 的 LC-HRMS 图，见图 3-200。

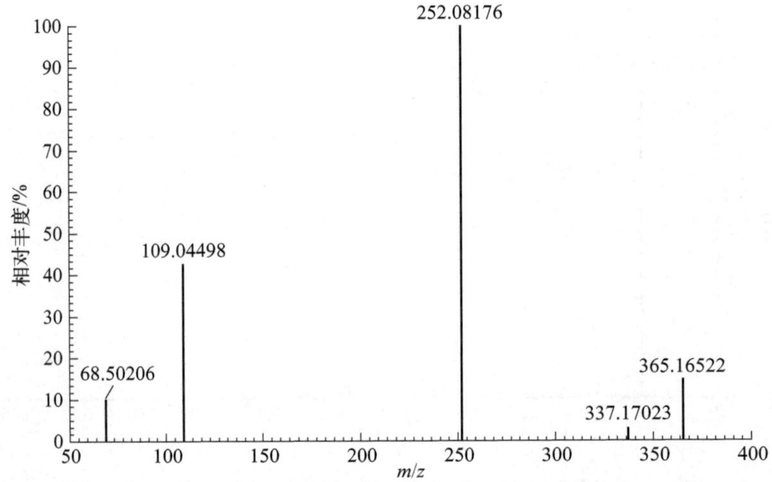

图 3-200 ADB-FUBICA 的 LC-HRMS 图

3.2.51 5F-BEPIRAPIM

中文名称：(4-苄基哌嗪-1-基)[1-(5-氟戊基)-1*H*-吲哚-3-基]甲酮

CAS 号：2365471-74-3

分子式：$C_{25}H_{30}FN_3O$

分子量：407.24

结构式：

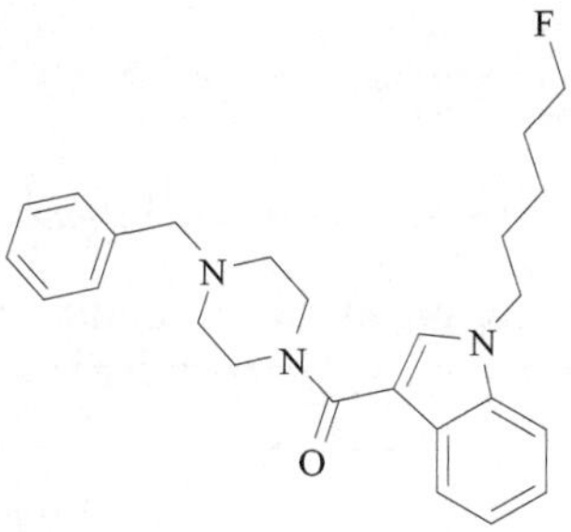

3.2.51.1 GC-MS 离子对/色谱图

5F-BEPIRAPIM 的 GC-MS 参考保留时间和质谱特征离子质荷比，见表 3-101。

表 3-101　5F-BEPIRAPIM 的 GC-MS 参考保留时间和质谱特征离子质荷比

化合物名称	保留时间/min	质谱特征离子质荷比(m/z)
5F-BEPIRAPIM	14.75	232*,407,144,91

注：*表示基峰。

5F-BEPIRAPIM 的 EIC 谱图，见图 3-201。

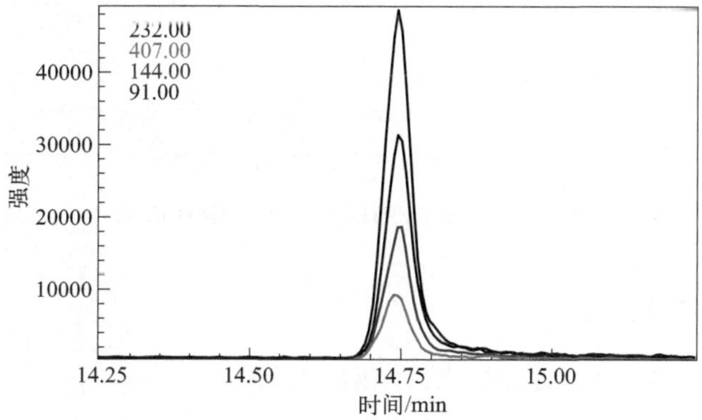

图 3-201　5F-BEPIRAPIM 的 EIC 谱图

3.2.51.2 GC-HRMS 图

5F-BEPIRAPIM 的 GC-HRMS 图，见图 3-202。

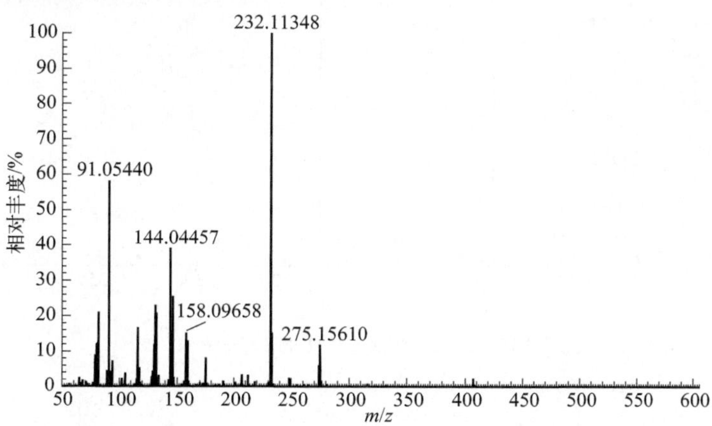

图 3-202　5F-BEPIRAPIM 的 GC-HRMS 图

3.2.51.3 LC-MS/MS 离子对/色谱图

5F-BEPIRAPIM 的 LC-MS/MS 采集参数，见表 3-102。

表 3-102 5F-BEPIRAPIM 的 LC-MS/MS 采集参数

化合物名称	保留时间/min	母离子质荷比(m/z)	子离子质荷比(m/z)(碰撞能量/eV)
5F-BEPIRAPIM	2.79	408.2	232.1(−25)
5F-BEPIRAPIM	2.79	408.2	144.0(−43)

5F-BEPIRAPIM 的 MRM 谱图，见图 3-203。

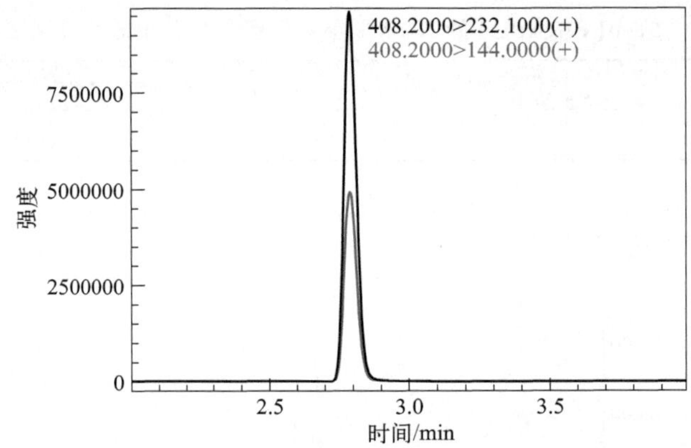

图 3-203 5F-BEPIRAPIM 的 MRM 谱图

3.2.51.4 LC-HRMS 图

5F-BEPIRAPIM 的 LC-HRMS 图，见图 3-204。

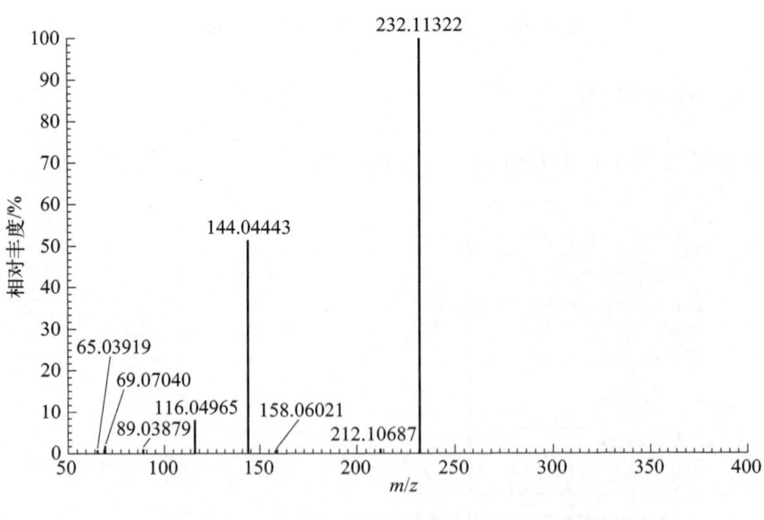

图 3-204 5F-BEPIRAPIM 的 LC-HRMS 图

3.2.52　JWH-193

中文名称：1-[2-(*N*-吗啉基)乙基]-3-(4-甲基-1-萘甲酰基)吲哚
CAS 号：133438-58-1
分子式：$C_{26}H_{26}N_2O_2$
分子量：398.51
结构式：

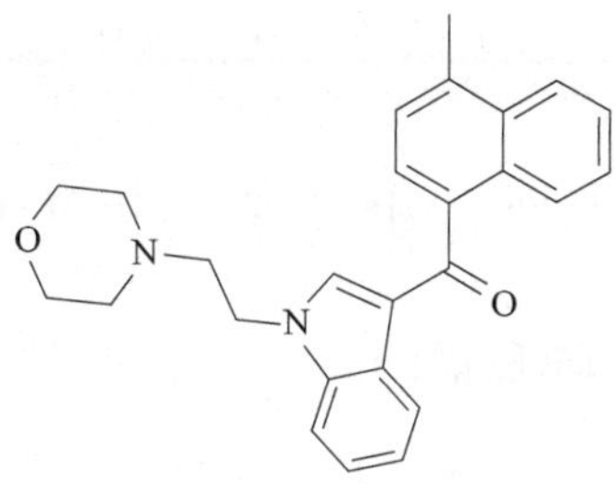

3.2.52.1　GC-MS 离子对/色谱图

JWH-193 的 GC-MS 参考保留时间和质谱特征离子质荷比，见表 3-103。

表 3-103　JWH-193 的 GC-MS 参考保留时间和质谱特征离子质荷比

化合物名称	保留时间/min	质谱特征离子质荷比(*m*/*z*)
JWH-193	16.09	100*,398,353

注：* 表示基峰。

JWH-193 的 EIC 谱图，见图 3-205。

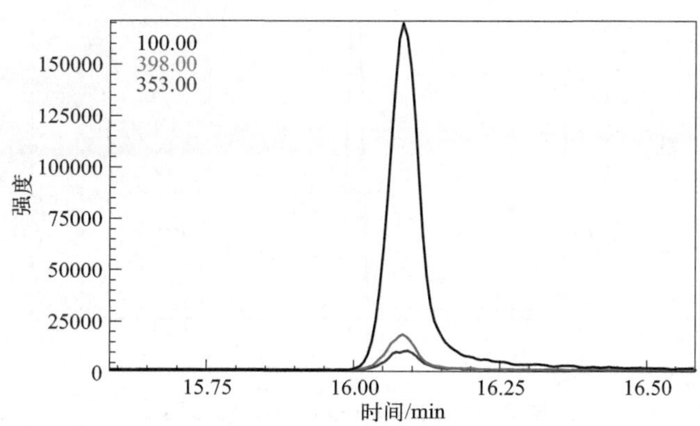

图 3-205　JWH-193 的 EIC 谱图

3.2.52.2　GC-HRMS 图

JWH-193 的 GC-HRMS 图，见图 3-206。

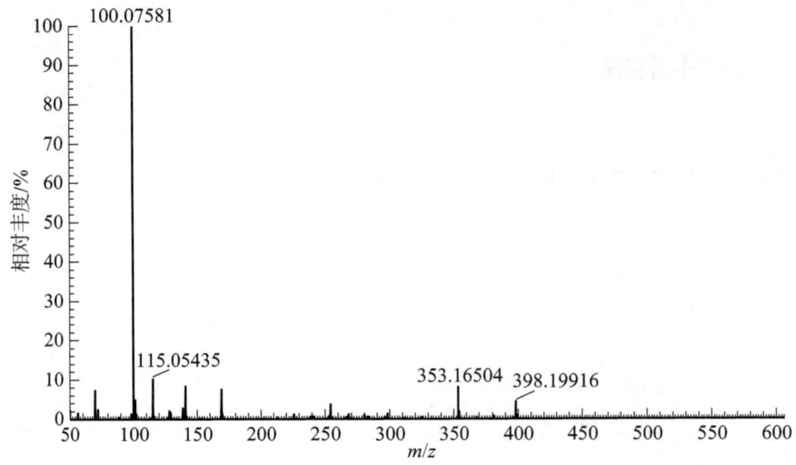

图 3-206 JWH-193 的 GC-HRMS 图

3.2.52.3 LC-MS/MS 离子对/色谱图

JWH-193 的 LC-MS/MS 采集参数，见表 3-104。

表 3-104 JWH-193 的 LC-MS/MS 采集参数

化合物名称	保留时间/min	母离子质荷比(*m/z*)	子离子质荷比(*m/z*)(碰撞能量/eV)
JWH-193	3.79	398.9	169.0(−23)
JWH-193	3.79	398.9	114.0(−27)
JWH-193	3.79	398.9	141.0(−46)

JWH-193 的 MRM 谱图，见图 3-207。

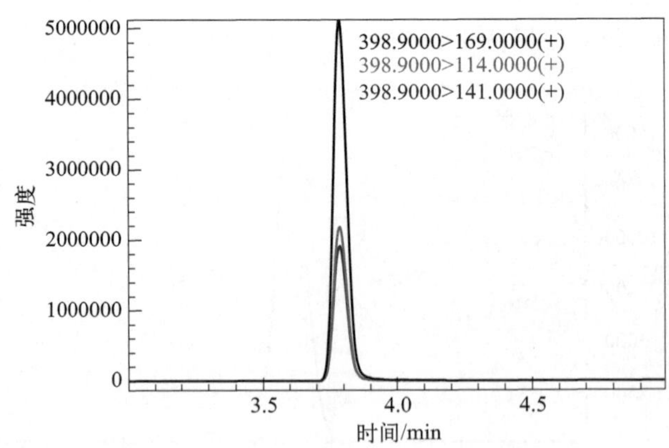

图 3-207 JWH-193 的 MRM 谱图

3.2.52.4 LC-HRMS 图

JWH-193 的 LC-HRMS 图，见图 3-208。

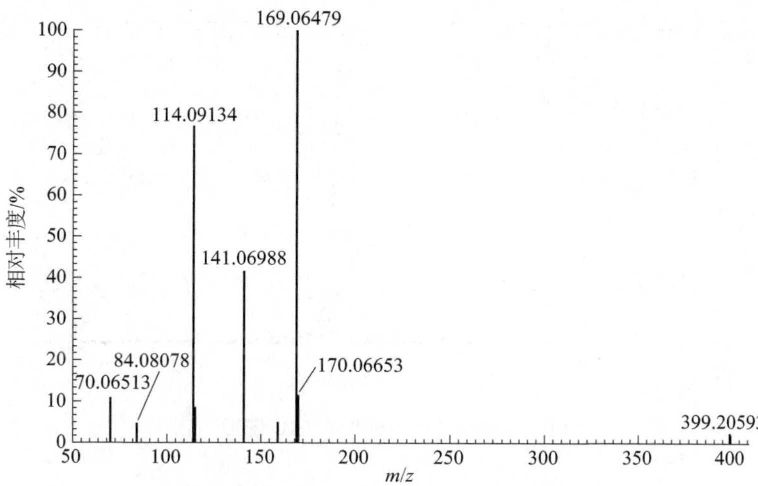

图 3-208　JWH-193 的 LC-HRMS 图

3.2.53　JWH-098

中文名称：2-甲基-1-戊基-3-(4-甲氧基-1-萘甲酰基)吲哚

CAS 号：316189-74-9

分子式：$C_{26}H_{27}NO_2$

分子量：385.51

结构式：

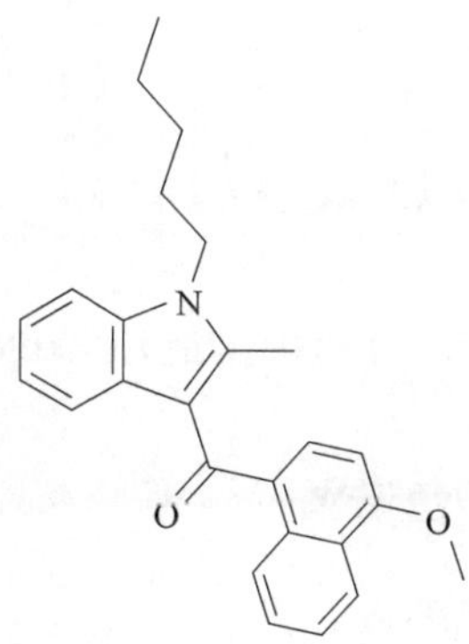

3.2.53.1　GC-MS 离子对/色谱图

JWH-098 的 GC-MS 参考保留时间和质谱特征离子质荷比，见表 3-105。

表 3-105　JWH-098 的 GC-MS 参考保留时间和质谱特征离子质荷比

化合物名称	保留时间/min	质谱特征离子质荷比(m/z)
JWH-098	13.23	370*,385,185,158

注：*表示基峰。

JWH-098 的 EIC 谱图，见图 3-209。

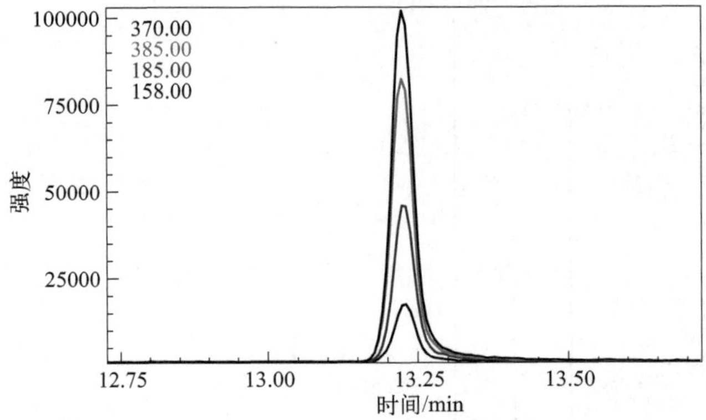

图 3-209 JWH-098 的 EIC 谱图

3.2.53.2 GC-HRMS 图

JWH-098 的 GC-HRMS 图，见图 3-210。

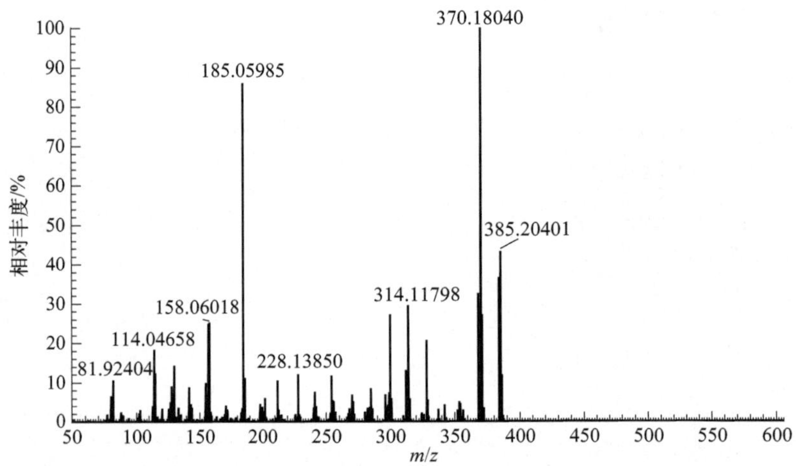

图 3-210 JWH-098 的 GC-HRMS 图

3.2.53.3 LC-MS/MS 离子对/色谱图

JWH-098 的 LC-MS/MS 采集参数，见表 3-106。

表 3-106 JWH-098 的 LC-MS/MS 采集参数

化合物名称	保留时间/min	母离子质荷比(m/z)	子离子质荷比(m/z)(碰撞能量/eV)
JWH-098	9.76	386.2	185.0(−25)
JWH-098	9.76	386.2	157.0(−42)
JWH-098	9.76	386.2	228.0(−35)

JWH-098 的 MRM 谱图，见图 3-211。

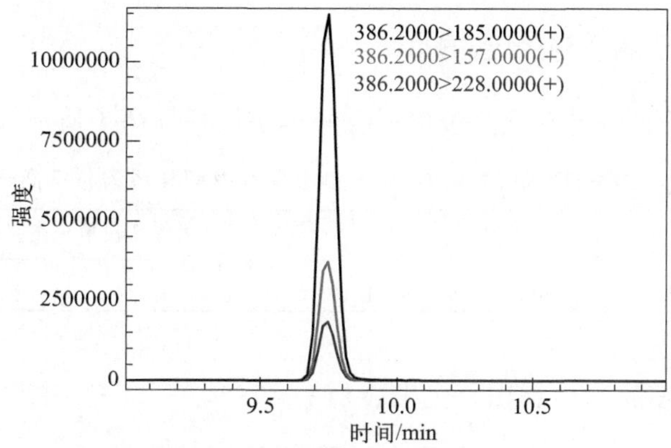

图 3-211　JWH-098 的 MRM 谱图

3.2.53.4　LC-HRMS 图

JWH-098 的 LC-HRMS 图，见图 3-212。

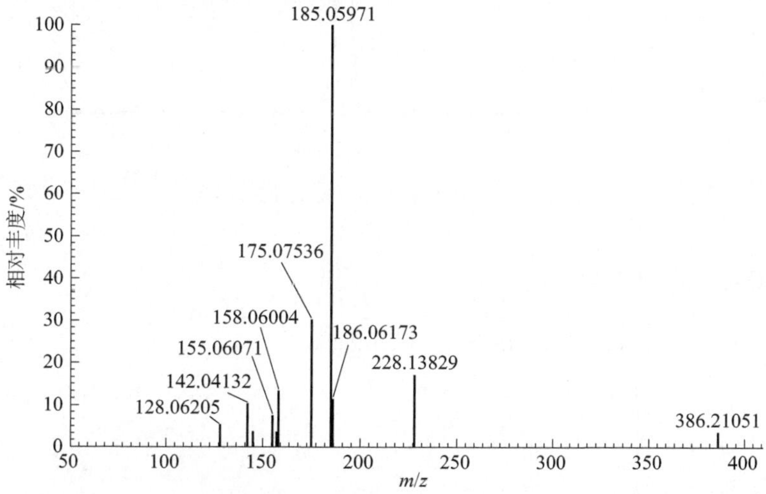

图 3-212　JWH-098 的 LC-HRMS 图

3.2.54　ADB-FUBIATA

中文名称：*N*-(1-氨甲酰基-2,2-二甲基丙基)-1-(4-氟苄基)吲哚-3-乙酰胺

CAS 号：2938025-73-9

分子式：$C_{23}H_{26}FN_3O_2$

分子量：395.47

结构式：

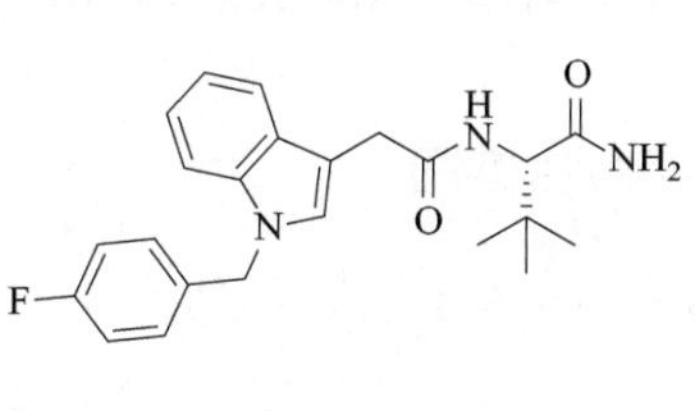

3.2.54.1 GC-MS 离子对/色谱图

ADB-FUBIATA 的 GC-MS 参考保留时间和质谱特征离子质荷比，见表 3-107。

表 3-107 ADB-FUBIATA 的 GC-MS 参考保留时间和质谱特征离子质荷比

化合物名称	保留时间/min	质谱特征离子质荷比(m/z)
ADB-FUBIATA	10.85	109*,395,265,238

注：*表示基峰。

ADB-FUBIATA 的 EIC 谱图，见图 3-213。

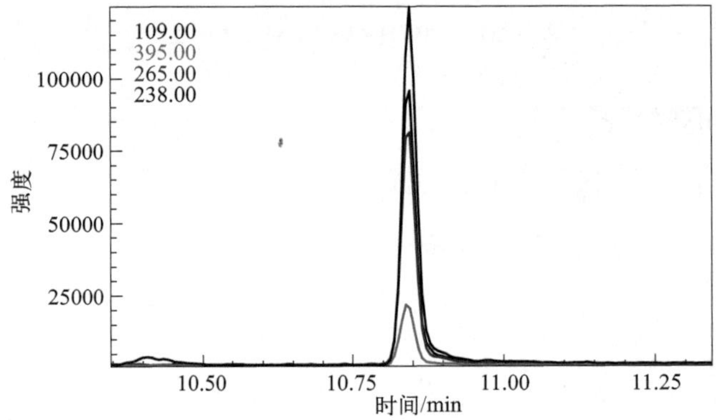

图 3-213 ADB-FUBIATA 的 EIC 谱图

3.2.54.2 GC-HRMS 图

ADB-FUBIATA 的 GC-HRMS 图，见图 3-214。

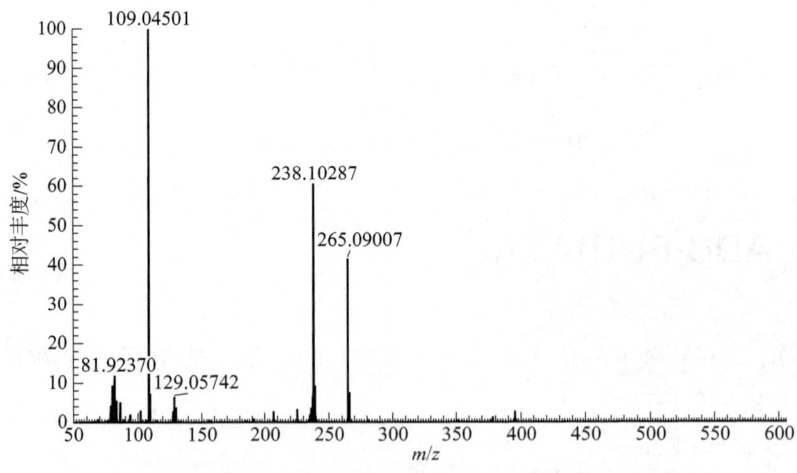

图 3-214 ADB-FUBIATA 的 GC-HRMS 图

3.2.54.3 LC-MS/MS 离子对/色谱图

ADB-FUBIATA 的 LC-MS/MS 采集参数，见表 3-108。

表 3-108　ADB-FUBIATA 的 LC-MS/MS 采集参数

化合物名称	保留时间/min	母离子质荷比(m/z)	子离子质荷比(m/z)(碰撞能量/eV)
ADB-FUBIATA	5.57	396.2	109.0(−45)
ADB-FUBIATA	5.57	396.2	238.0(−26)

ADB-FUBIATA 的 MRM 谱图，见图 3-215。

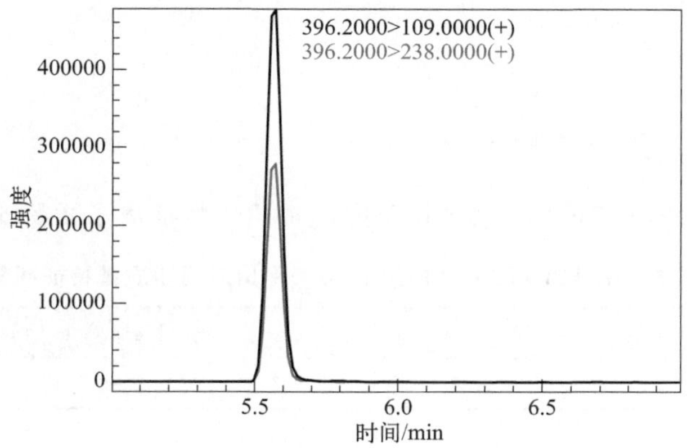

图 3-215　ADB-FUBIATA 的 MRM 谱图

3.2.54.4　LC-HRMS 图

ADB-FUBIATA 的 LC-HRMS 图，见图 3-216。

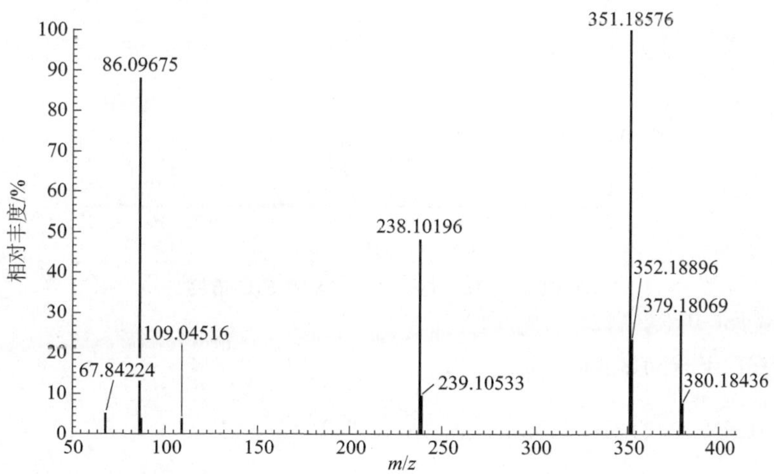

图 3-216　ADB-FUBIATA 的 LC-HRMS 图

3.2.55　5F-MDMB-PICA

中文名称：2-[1-(5-氟戊基)-1*H*-吲哚-3-甲酰氨基]-3,3-二甲基丁酸甲酯

CAS 号：2482776-65-6

分子式：$C_{21}H_{29}FN_2O_3$

分子量：376.47

结构式：

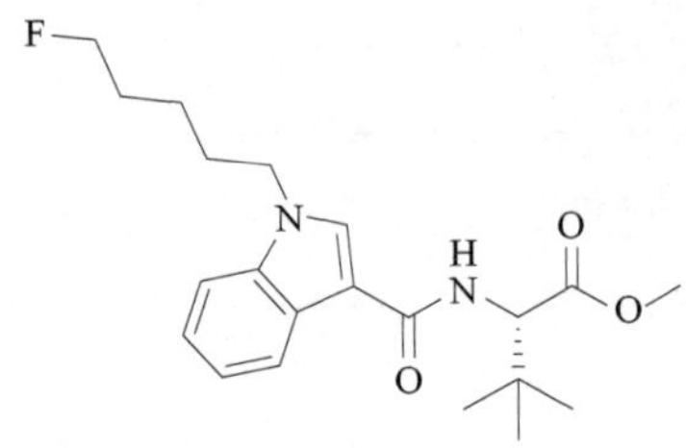

3.2.55.1 GC-MS 离子对/色谱图

5F-MDMB-PICA 的 GC-MS 参考保留时间和质谱特征离子质荷比，见表 3-109。

表 3-109 5F-MDMB-PICA 的 GC-MS 参考保留时间和质谱特征离子质荷比

化合物名称	保留时间/min	质谱特征离子质荷比(*m/z*)
5F-MDMB-PICA	9.49	232*,376,144

注：* 表示基峰。

5F-MDMB-PICA 的 EIC 谱图，见图 3-217。

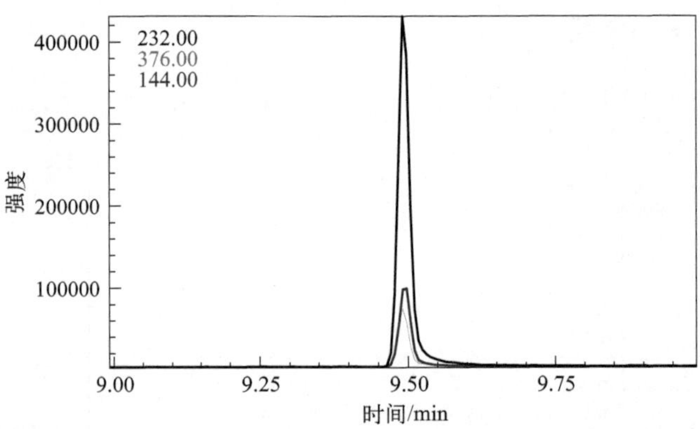

图 3-217 5F-MDMB-PICA 的 EIC 谱图

3.2.55.2 GC-HRMS 图

5F-MDMB-PICA 的 GC-HRMS 图，见图 3-218。

3.2.55.3 LC-MS/MS 离子对/色谱图

5F-MDMB-PICA 的 LC-MS/MS 采集参数，见表 3-110。

表 3-110 5F-MDMB-PICA 的 LC-MS/MS 采集参数

化合物名称	保留时间/min	母离子质荷比(*m/z*)	子离子质荷比(*m/z*)(碰撞能量/eV)
5F-MDMB-PICA	6.85	377.2	232.1(−19)
5F-MDMB-PICA	6.85	377.2	144.0(−39)

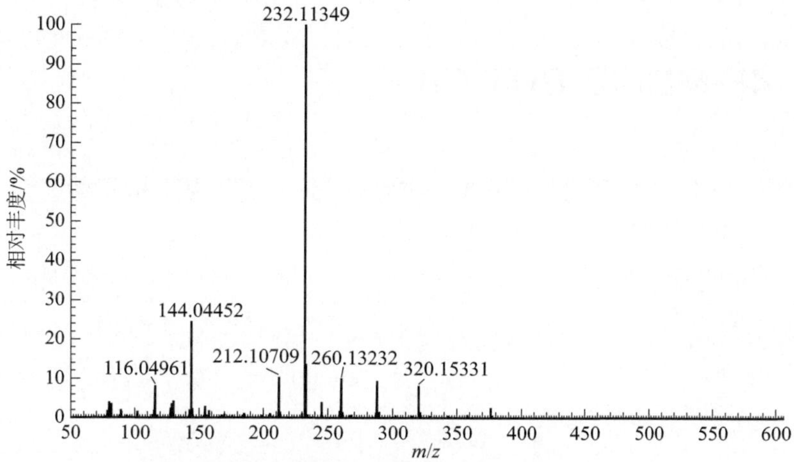

图 3-218　5F-MDMB-PICA 的 GC-HRMS 图

5F-MDMB-PICA 的 MRM 谱图，见图 3-219。

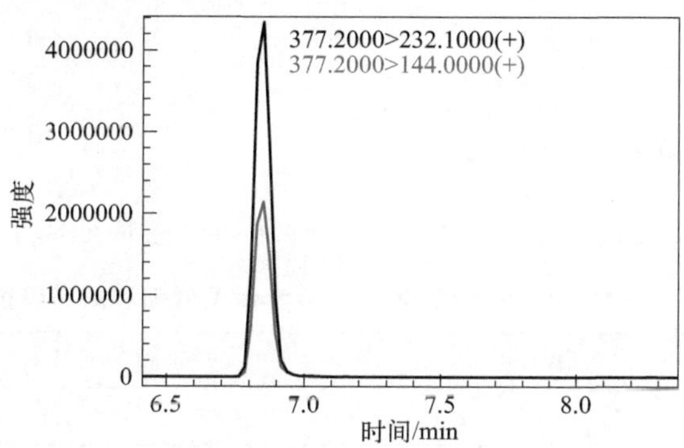

图 3-219　5F-MDMB-PICA 的 MRM 谱图

3.2.55.4　LC-HRMS 图

5F-MDMB-PICA 的 LC-HRMS 图，见图 3-220。

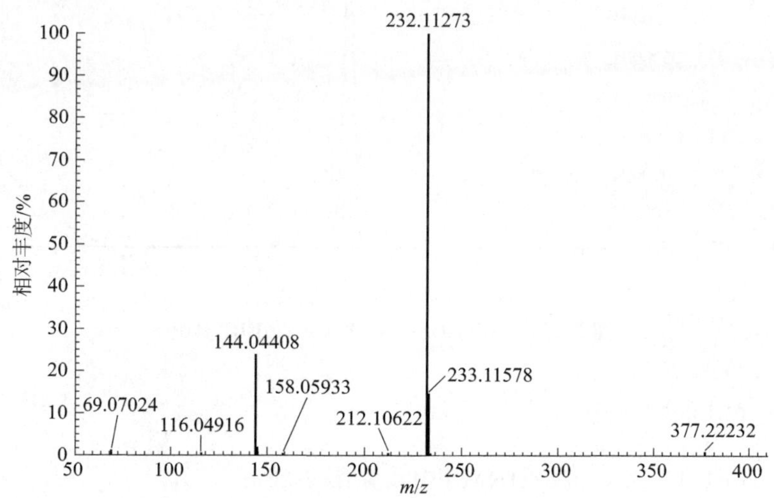

图 3-220　5F-MDMB-PICA 的 LC-HRMS 图

3.2.56　4F-MDMB-BUTICA

中文名称：2-[1-(4-氟丁基)吲哚-3-甲酰氨基]-3,3-二甲基丁酸甲酯

CAS 号：2666932-37-0

分子式：$C_{20}H_{27}FN_2O_3$

分子量：362.45

结构式：

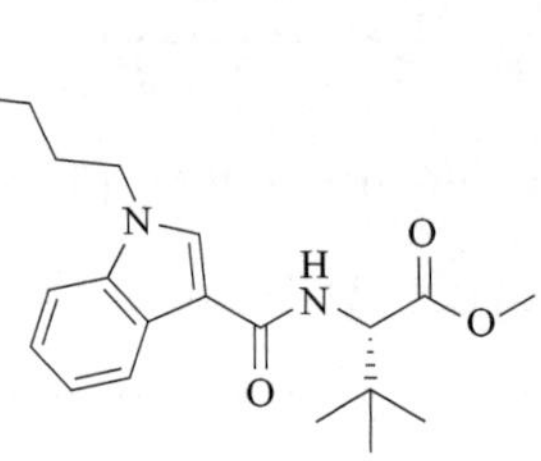

3.2.56.1　GC-MS 离子对/色谱图

4F-MDMB-BUTICA 的 GC-MS 参考保留时间和质谱特征离子质荷比，见表 3-111。

表 3-111　4F-MDMB-BUTICA 的 GC-MS 参考保留时间和质谱特征离子质荷比

化合物名称	保留时间/min	质谱特征离子质荷比(m/z)
4F-MDMB-BUTICA	9.11	218*,306,274,144

注：* 表示基峰。

4F-MDMB-BUTICA 的 EIC 谱图，见图 3-221。

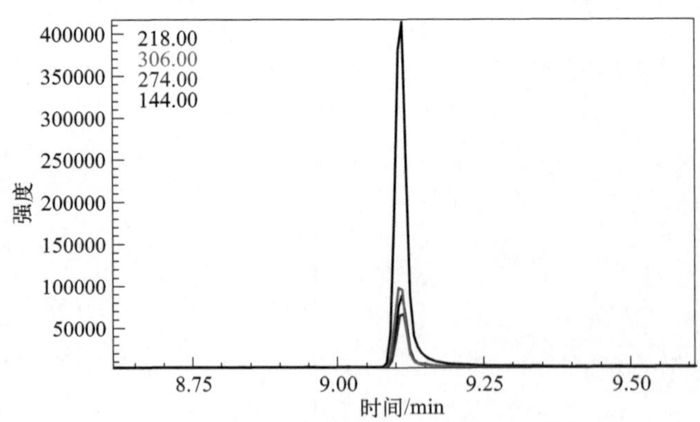

图 3-221　4F-MDMB-BUTICA 的 EIC 谱图

3.2.56.2　GC-HRMS 图

4F-MDMB-BUTICA 的 GC-HRMS 图，见图 3-222。

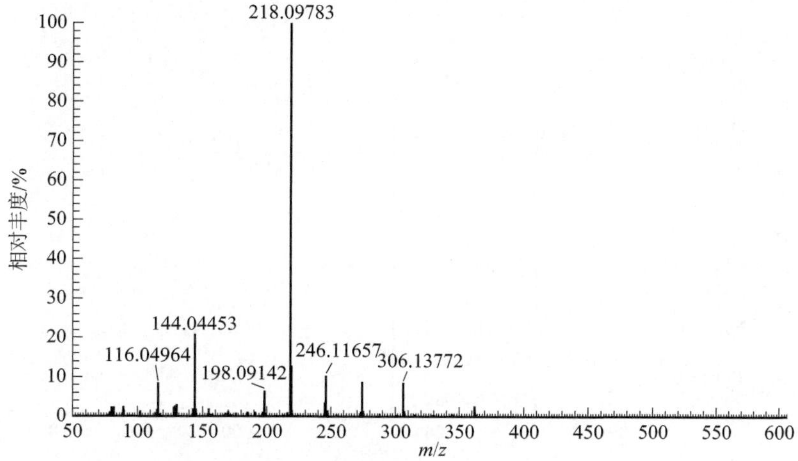

图 3-222　4F-MDMB-BUTICA 的 GC-HRMS 图

3.2.56.3　LC-MS/MS 离子对/色谱图

4F-MDMB-BUTICA 的 LC-MS/MS 采集参数，见表 3-112。

表 3-112　4F-MDMB-BUTICA 的 LC-MS/MS 采集参数

化合物名称	保留时间/min	母离子质荷比(m/z)	子离子质荷比(m/z)(碰撞能量/eV)
4F-MDMB-BUTICA	6.28	363.2	218.1(−19)
4F-MDMB-BUTICA	6.28	363.2	144.0(−39)
4F-MDMB-BUTICA	6.28	363.2	116.0(−55)

4F-MDMB-BUTICA 的 MRM 谱图，见图 3-223。

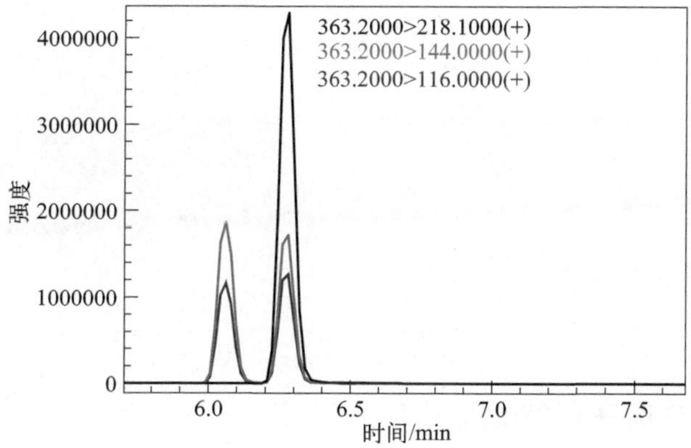

图 3-223　4F-MDMB-BUTICA 的 MRM 谱图

3.2.56.4　LC-HRMS 图

4F-MDMB-BUTICA 的 LC-HRMS 图，见图 3-224。

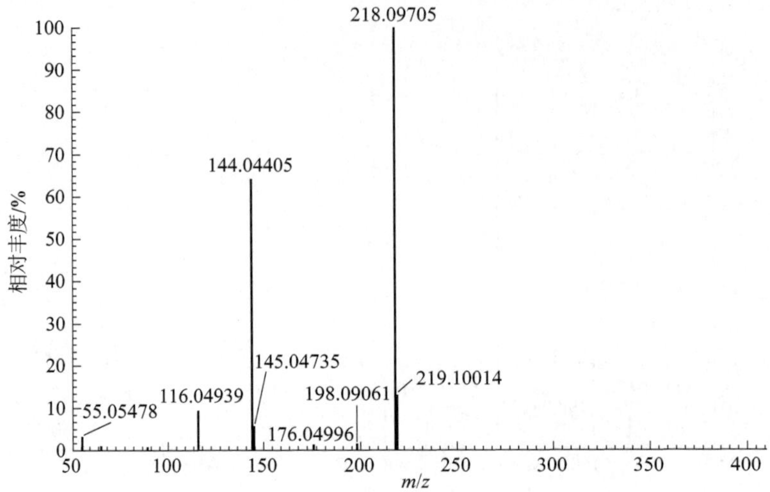

图 3-224 4F-MDMB-BUTICA 的 LC-HRMS 图

3.2.57 5F-EDMB-PICA

中文名称：2-[1-(5-氟戊基)-1*H*-吲哚-3-甲酰氨基]-3,3-二甲基丁酸乙酯

CAS 号：2648861-83-8

分子式：$C_{22}H_{31}FN_2O_3$

分子量：390.50

结构式：

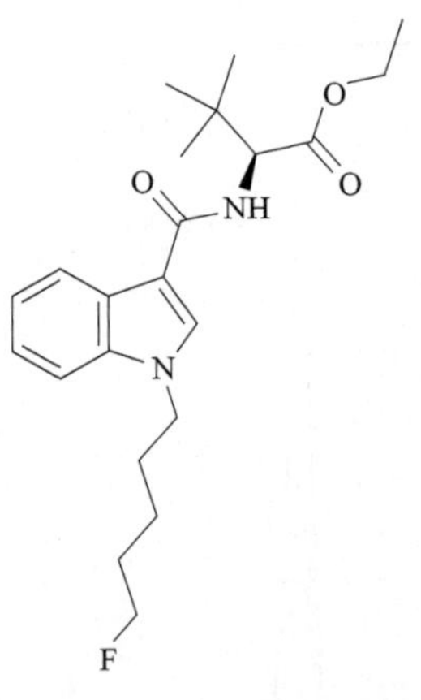

3.2.57.1 GC-MS 离子对/色谱图

5F-EDMB-PICA 的 GC-MS 参考保留时间和质谱特征离子质荷比，见表 3-113。

表 3-113 5F-EDMB-PICA 的 GC-MS 参考保留时间和质谱特征离子质荷比

化合物名称	保留时间/min	质谱特征离子质荷比(m/z)
5F-EDMB-PICA	9.70	232*,390,334,144

注：*表示基峰。

5F-EDMB-PICA 的 EIC 谱图，见图 3-225。

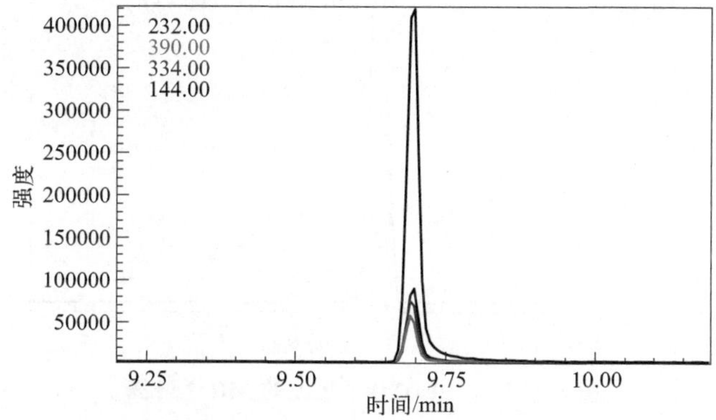

图 3-225　5F-EDMB-PICA 的 EIC 谱图

3.2.57.2　GC-HRMS 图

5F-EDMB-PICA 的 GC-HRMS 图，见图 3-226。

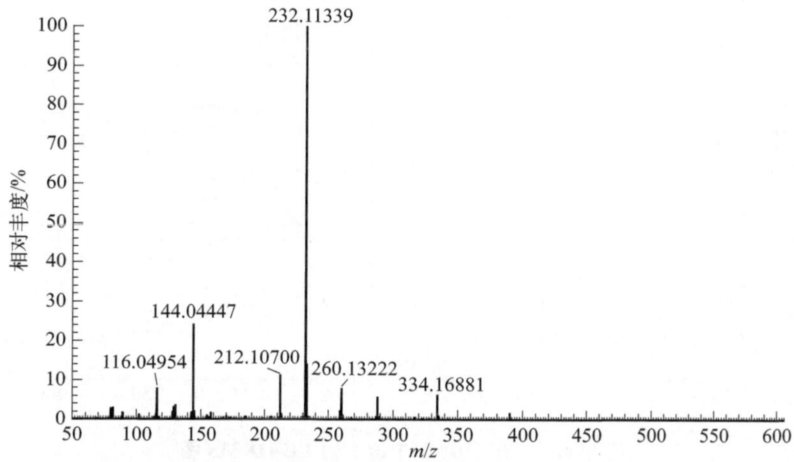

图 3-226　5F-EDMB-PICA 的 GC-HRMS 图

3.2.57.3　LC-MS/MS 离子对/色谱图

5F-EDMB-PICA 的 LC-MS/MS 采集参数，见表 3-114。

表 3-114　5F-EDMB-PICA 的 LC-MS/MS 采集参数

化合物名称	保留时间/min	母离子质荷比(m/z)	子离子质荷比(m/z)(碰撞能量/eV)
5F-EDMB-PICA	7.49	391.2	232.2(−19)
5F-EDMB-PICA	7.49	391.2	144.0(−40)
5F-EDMB-PICA	7.49	391.2	116.0(−55)

5F-EDMB-PICA 的 MRM 谱图，见图 3-227。

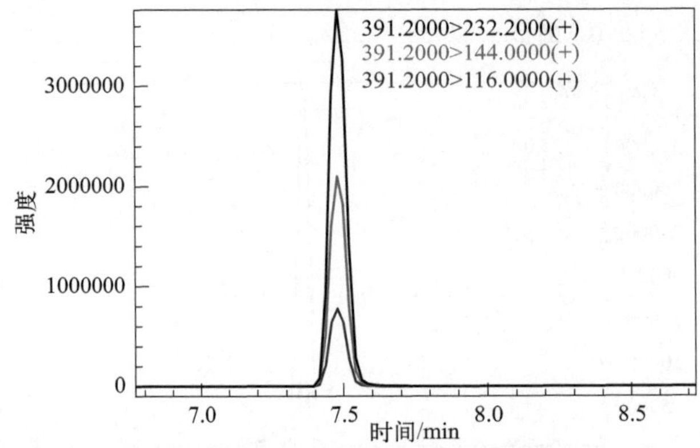

图 3-227 5F-EDMB-PICA 的 MRM 谱图

3.2.57.4 LC-HRMS 图

5F-EDMB-PICA 的 LC-HRMS 图，见图 3-228。

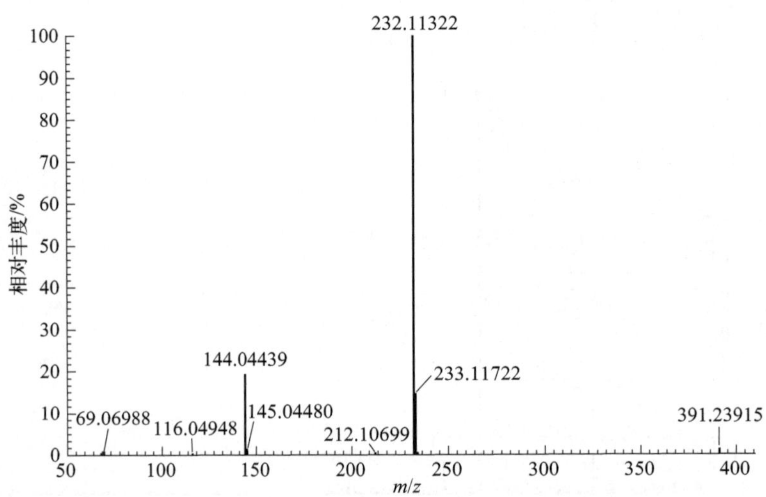

图 3-228 5F-EDMB-PICA 的 LC-HRMS 图

3.3 吲唑类合成大麻素谱图信息

3.3.1 5F-APINACA

中文名称：*N*-(1-金刚烷基)-1-(5-氟戊基)吲唑-3-甲酰胺

CAS 号：1400742-13-3

分子式：$C_{23}H_{30}FN_3O$

分子量：383.51

结构式：

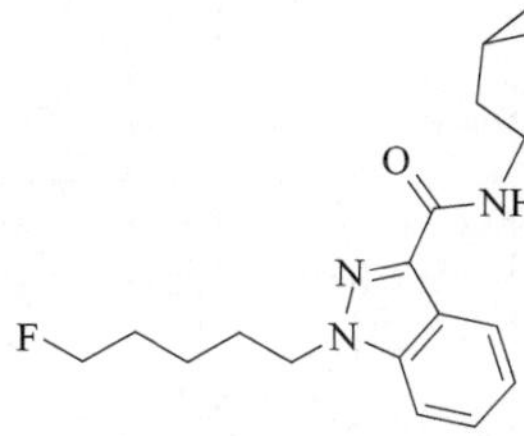

3.3.1.1 GC-MS 离子对/色谱图

5F-APINACA 的 GC-MS 参考保留时间和质谱特征离子质荷比，见表 3-115。

表 3-115　5F-APINACA 的 GC-MS 参考保留时间和质谱特征离子质荷比

化合物名称	保留时间/min	质谱特征离子质荷比(m/z)
5F-APINACA	11.46	233*,355,294

注：* 表示基峰。

5F-APINACA 的 EIC 谱图，见图 3-229。

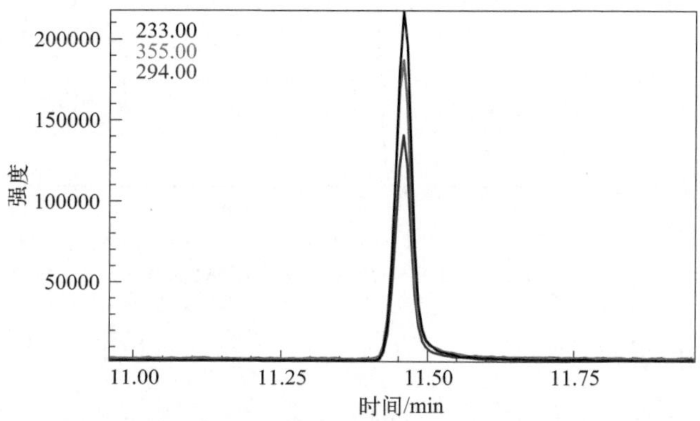

图 3-229　5F-APINACA 的 EIC 谱图

3.3.1.2 GC-HRMS 图

5F-APINACA 的 GC-HRMS 图，见图 3-230。

3.3.1.3 LC-MS/MS 离子对/色谱图

5F-APINACA 的 LC-MS/MS 采集参数，见表 3-116。

表 3-116　5F-APINACA 的 LC-MS/MS 采集参数

化合物名称	保留时间/min	母离子质荷比(m/z)	子离子质荷比(m/z)(碰撞能量/eV)
5F-APINACA	9.55	384.2	135.1(−20)
5F-APINACA	9.55	384.2	107.1(−45)

5F-APINACA 的 MRM 谱图，见图 3-231。

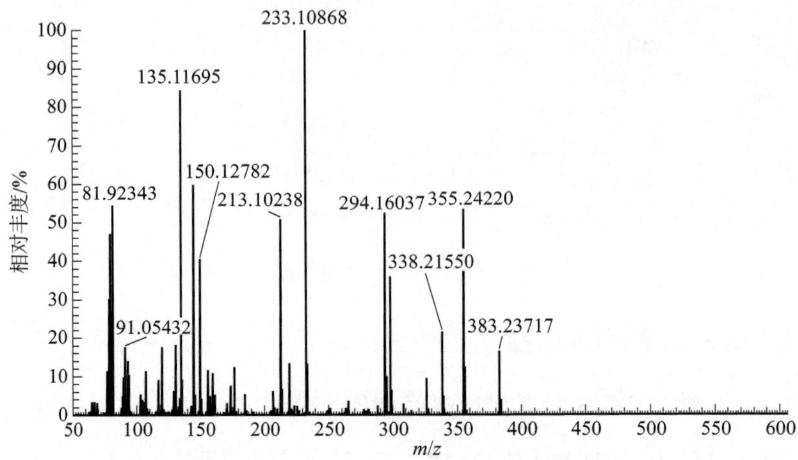

图 3-230 5F-APINACA 的 GC-HRMS 图

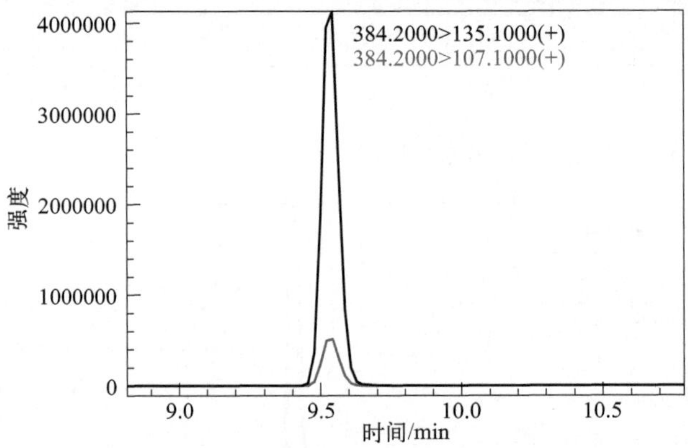

图 3-231 5F-APINACA 的 MRM 谱图

3.3.1.4 LC-HRMS 图

5F-APINACA 的 LC-HRMS 图，见图 3-232。

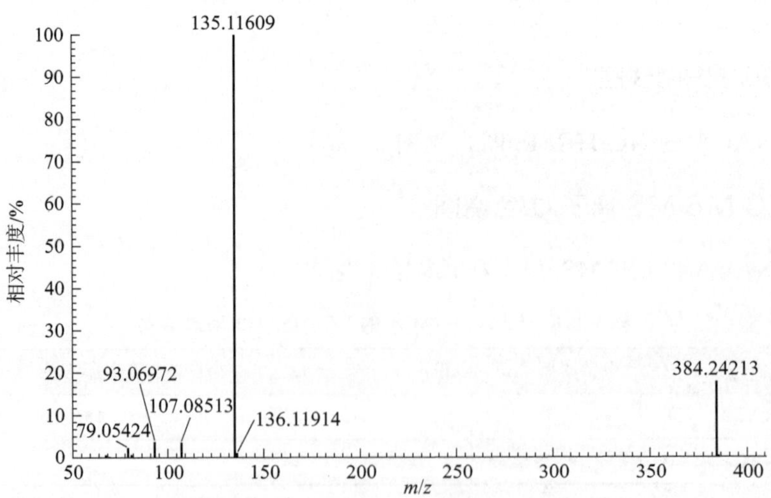

图 3-232 5F-APINACA 的 LC-HRMS 图

3. 3. 2　AB-CHMINACA

中文名称：*N*-(1-氨甲酰基-2-甲基丙基)-1-(环己基甲基)吲唑-3-甲酰胺
CAS 号：1805788-79-7
分子式：$C_{20}H_{28}N_4O_2$
分子量：356. 47
结构式：

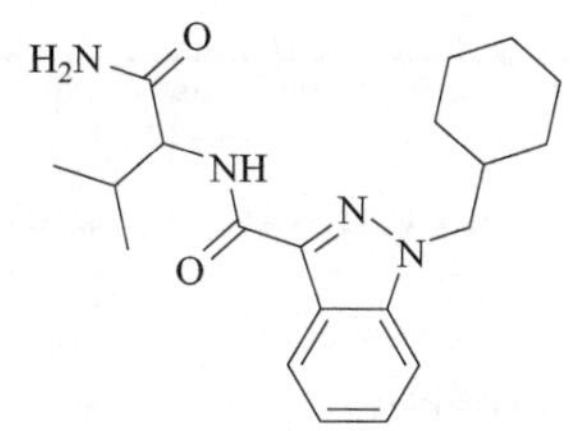

3. 3. 2. 1　GC-MS 离子对/色谱图

AB-CHMINACA 的 GC-MS 参考保留时间和质谱特征离子质荷比，见表 3-117。

表 3-117　AB-CHMINACA 的 GC-MS 参考保留时间和质谱特征离子质荷比

化合物名称	保留时间/min	质谱特征离子质荷比(*m*/*z*)
AB-CHMINACA	10. 33	241*,312,145

注：* 表示基峰。

AB-CHMINACA 的 EIC 谱图，见图 3-233。

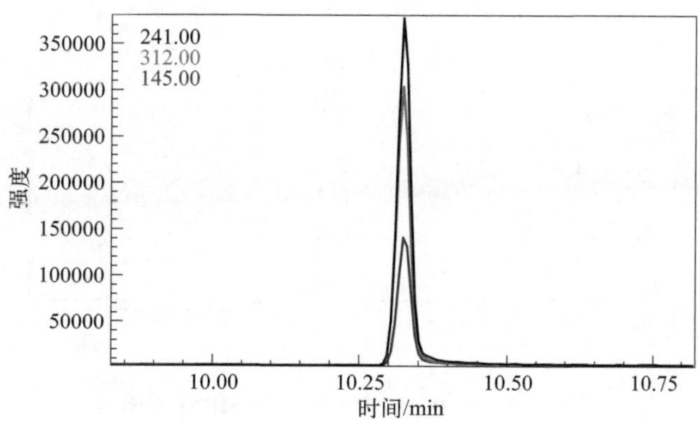

图 3-233　AB-CHMINACA 的 EIC 谱图

3. 3. 2. 2　GC-HRMS 图

AB-CHMINACA 的 GC-HRMS 图，见图 3-234。

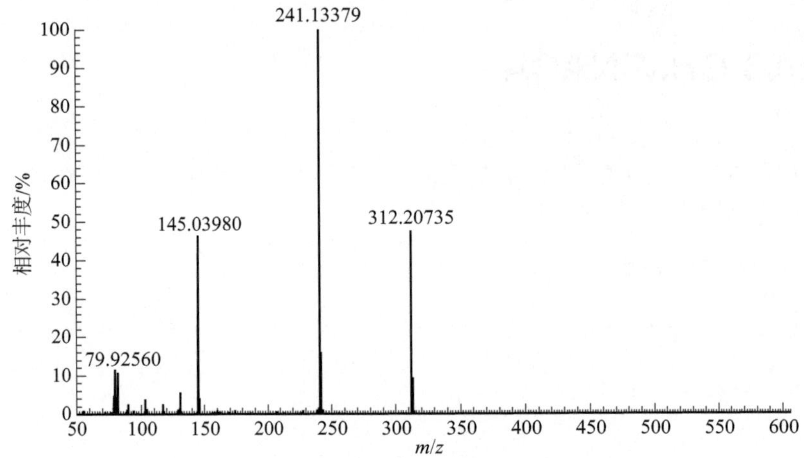

图 3-234 AB-CHMINACA 的 GC-HRMS 图

3.3.2.3 LC-MS/MS 离子对/色谱图

AB-CHMINACA 的 LC-MS/MS 采集参数，见表 3-118。

表 3-118 AB-CHMINACA 的 LC-MS/MS 采集参数

化合物名称	保留时间/min	母离子质荷比(m/z)	子离子质荷比(m/z)(碰撞能量/eV)
AB-CHMINACA	6.90	357.0	241.0(−26)
AB-CHMINACA	6.90	357.0	312.0(−17)

AB-CHMINACA 的 MRM 谱图，见图 3-235。

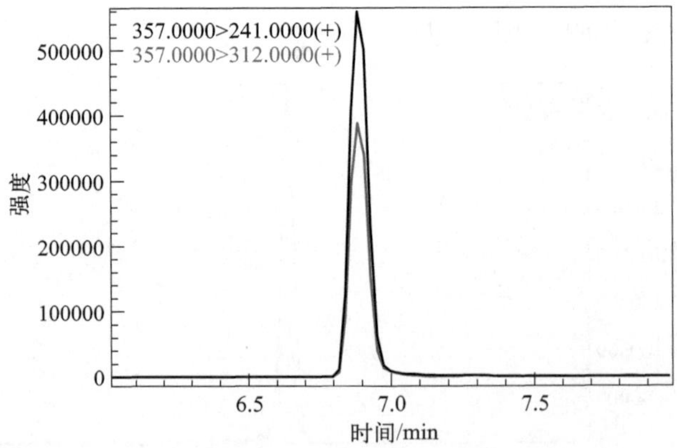

图 3-235 AB-CHMINACA 的 MRM 谱图

3.3.2.4 LC-HRMS 图

AB-CHMINACA 的 LC-HRMS 图，见图 3-236。

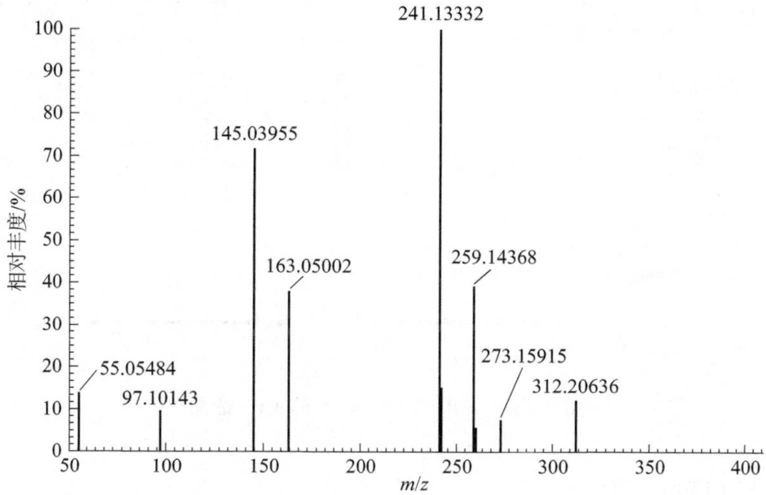

图 3-236　AB-CHMINACA 的 LC-HRMS 图

3.3.3 AB-FUBINACA

中文名称：*N*-(1-氨甲酰基-2-甲基丙基)-1-(4-氟苄基)吲唑-3-甲酰胺

CAS 号：1629062-56-1

分子式：$C_{20}H_{21}FN_4O_2$

分子量：368.41

结构式：

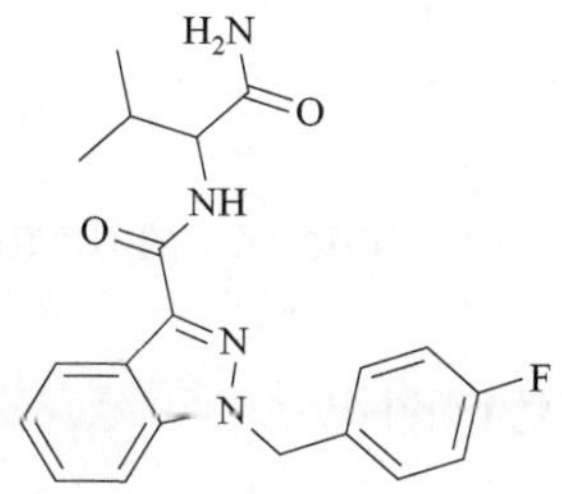

3.3.3.1 GC-MS 离子对/色谱图

AB-FUBINACA 的 GC-MS 参考保留时间和质谱特征离子质荷比，见表 3-119。

表 3-119　AB-FUBINACA 的 GC-MS 参考保留时间和质谱特征离子质荷比

化合物名称	保留时间/min	质谱特征离子质荷比(m/z)
AB-FUBINACA	10.37	253*,324,109

注：*表示基峰。

AB-FUBINACA 的 EIC 谱图，见图 3-237。

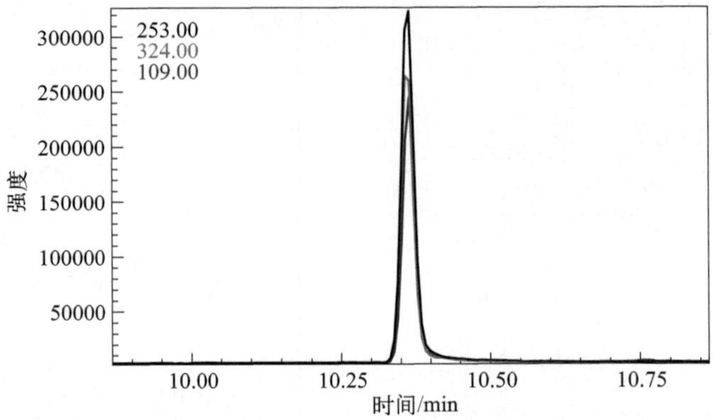

图 3-237 AB-FUBINACA 的 EIC 谱图

3.3.3.2 GC-HRMS 图

AB-FUBINACA 的 GC-HRMS 图，见图 3-238。

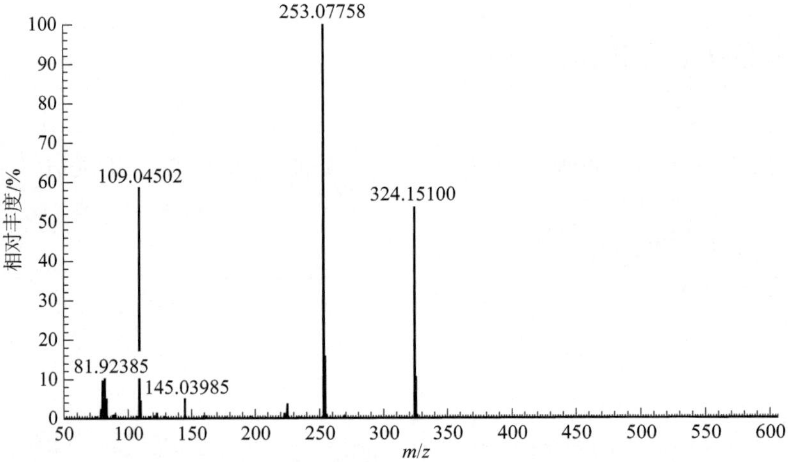

图 3-238 AB-FUBINACA 的 GC-HRMS 图

3.3.3.3 LC-MS/MS 离子对/色谱图

AB-FUBINACA 的 LC-MS/MS 采集参数，见表 3-120。

表 3-120 AB-FUBINACA 的 LC-MS/MS 采集参数

化合物名称	保留时间/min	母离子质荷比(m/z)	子离子质荷比(m/z)(碰撞能量/eV)
AB-FUBINACA	4.98	369.2	109.0(−44)
AB-FUBINACA	4.98	369.2	324.1(−16)
AB-FUBINACA	4.98	369.2	253.0(−24)

AB-FUBINACA 的 MRM 谱图，见图 3-239。

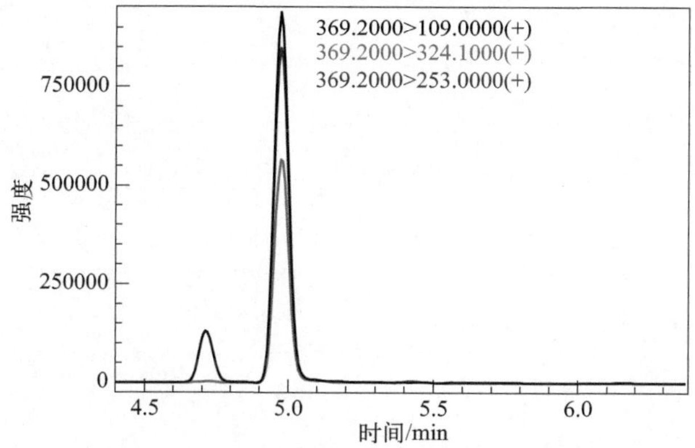

图 3-239　AB-FUBINACA 的 MRM 谱图

3.3.3.4　LC-HRMS 图

AB-FUBINACA 的 LC-HRMS 图，见图 3-240。

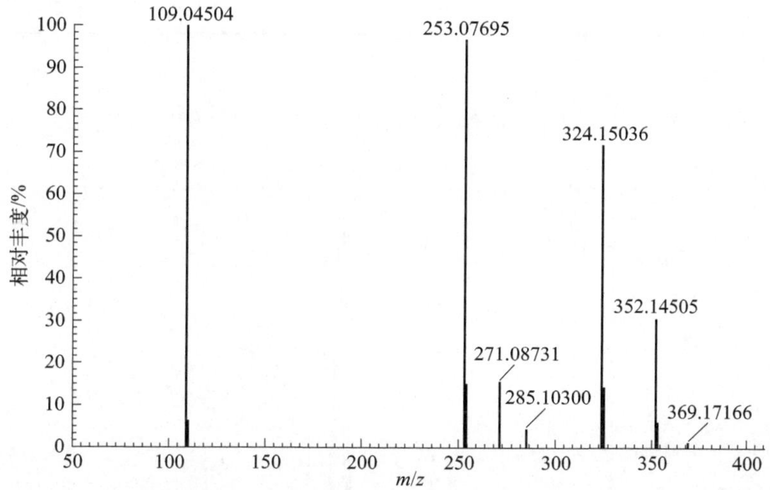

图 3-240　AB-FUBINACA 的 LC-HRMS 图

3.3.4　ADB-PINACA

中文名称：*N*-(1-氨甲酰基-2,2-二甲基丙基)-1-戊基吲唑-3-甲酰胺

CAS 号：1633766-73-0

分子式：$C_{19}H_{28}N_4O_2$

分子量：344.46

结构式：

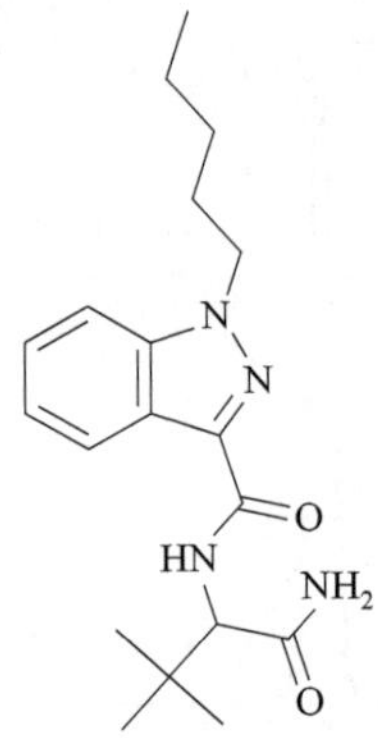

3.3.4.1 GC-MS 离子对/色谱图

ADB-PINACA 的 GC-MS 参考保留时间和质谱特征离子质荷比，见表 3-121。

表 3-121 ADB-PINACA 的 GC-MS 参考保留时间和质谱特征离子质荷比

化合物名称	保留时间/min	质谱特征离子质荷比(m/z)
ADB-PINACA	9.07	215*,300,145

注：*表示基峰。

ADB-PINACA 的 EIC 谱图，见图 3-241。

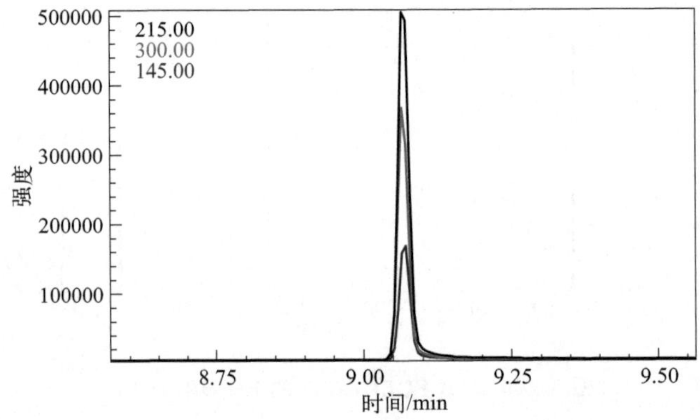

图 3-241 ADB-PINACA 的 EIC 谱图

3.3.4.2 GC-HRMS 图

ADB-PINACA 的 GC-HRMS 图，见图 3-242。

3.3.4.3 LC-MS/MS 离子对/色谱图

ADB-PINACA 的 LC-MS/MS 采集参数，见表 3-122。

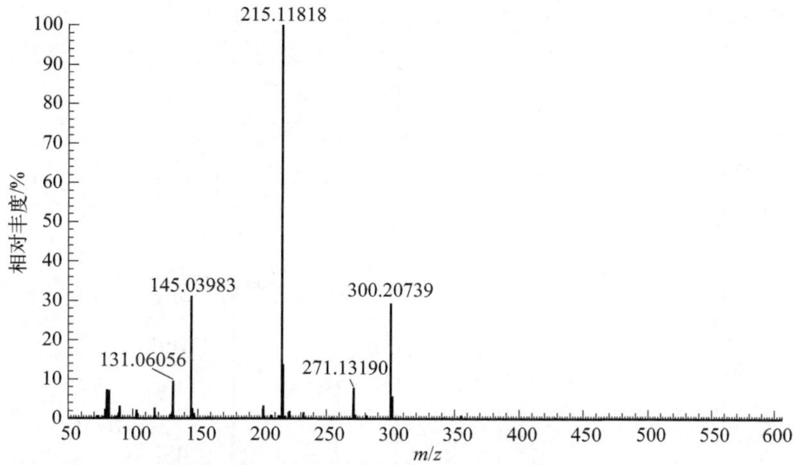

图 3-242　ADB-PINACA 的 GC-HRMS 图

表 3-122　ADB-PINACA 的 LC-MS/MS 采集参数

化合物名称	保留时间/min	母离子质荷比(*m*/*z*)	子离子质荷比(*m*/*z*)(碰撞能量/eV)
ADB-PINACA	6.82	345.2	215.1(−26)
ADB-PINACA	6.82	345.2	300.2(−15)
ADB-PINACA	6.82	345.2	328.2(−10)

ADB-PINACA 的 MRM 谱图，见图 3-243。

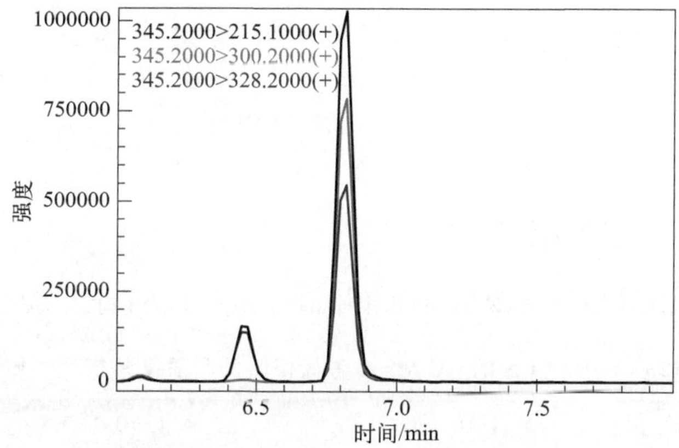

图 3-243　ADB-PINACA 的 MRM 谱图

3.3.4.4　LC-HRMS 图

ADB-PINACA 的 LC-HRMS 图，见图 3-244。

3.3.5　APINACA

中文名称：*N*-(1-金刚烷基)-1-戊基吲唑-3-甲酰胺

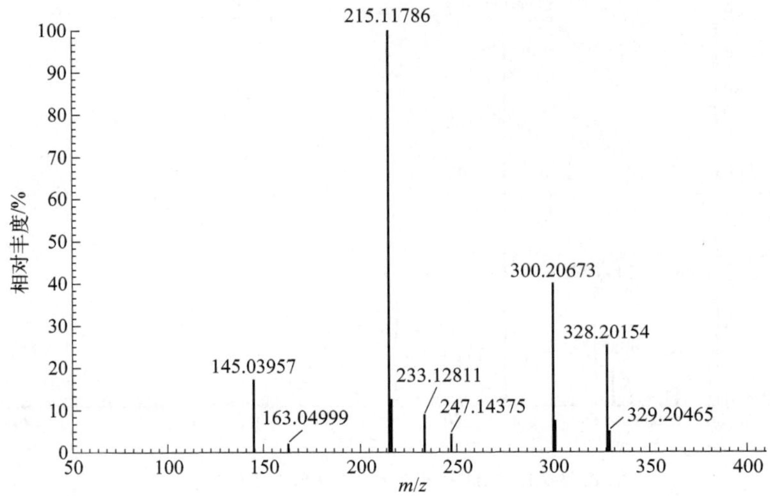

图 3-244 ADB-PINACA 的 LC-HRMS 图

CAS 号：1345973-53-6

分子式：$C_{23}H_{31}N_3O$

分子量：365.52

结构式：

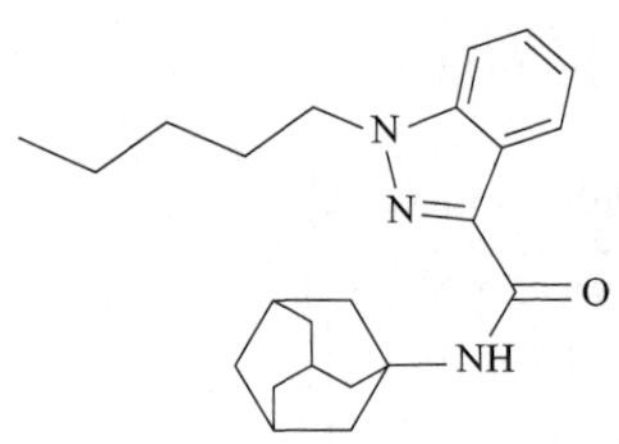

3.3.5.1 GC-MS 离子对/色谱图

APINACA 的 GC-MS 参考保留时间和质谱特征离子质荷比，见表 3-123。

表 3-123 APINACA 的 GC-MS 参考保留时间和质谱特征离子质荷比

化合物名称	保留时间/min	质谱特征离子质荷比(m/z)
APINACA	10.81	215*,337,294,145

注：*表示基峰。

APINACA 的 EIC 谱图，见图 3-245。

3.3.5.2 GC-HRMS 图

APINACA 的 GC-HRMS 图，见图 3-246。

3.3.5.3 LC-MS/MS 离子对/色谱图

APINACA 的 LC-MS/MS 采集参数，见表 3-124。

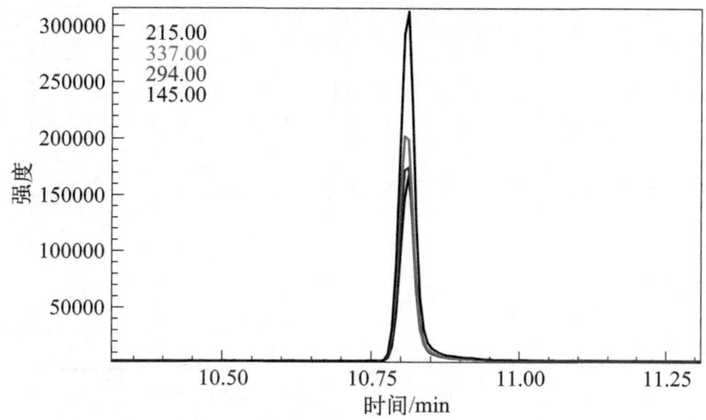

图 3-245　APINACA 的 EIC 谱图

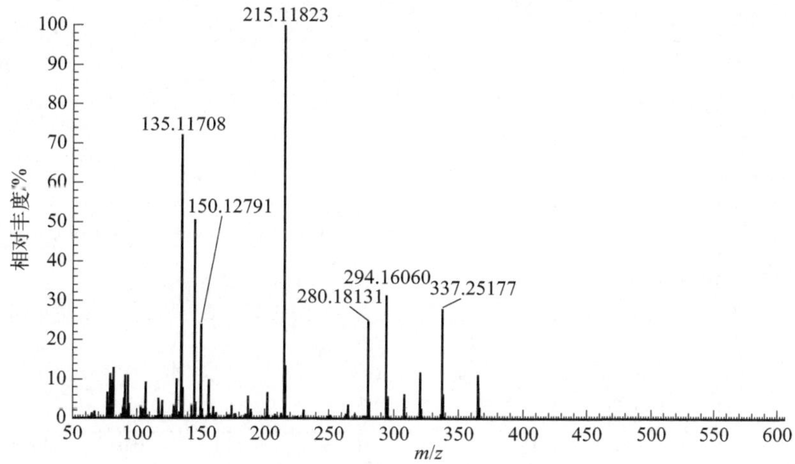

图 3-246　APINACA 的 GC-HRMS 图

表 3-124　APINACA 的 LC-MS/MS 采集参数

化合物名称	保留时间/min	母离子质荷比(m/z)	子离子质荷比(m/z)(碰撞能量/eV)
APINACA	11.87	366.2	135.1(−22)
APINACA	11.87	366.2	107.1(−42)

APINACA 的 MRM 谱图，见图 3-247。

3.3.5.4 LC-HRMS 图

APINACA 的 LC-HRMS 图，见图 3-248。

3.3.6 PX-2

中文名称：*N*-(1-氨甲酰基-2-苯基乙基)-1-(5-氟戊基)吲唑-3-甲酰胺

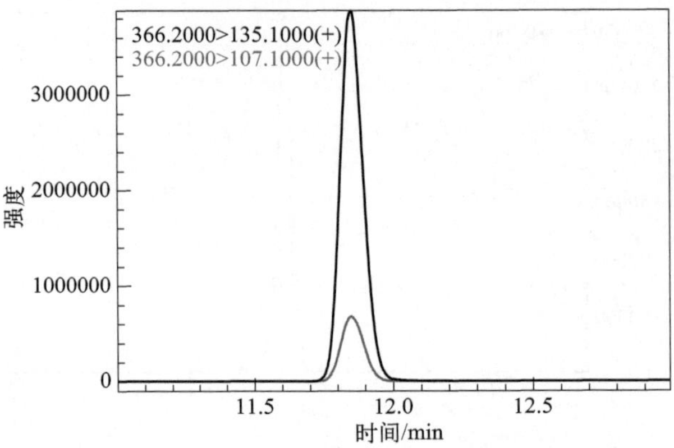

图 3-247 APINACA 的 MRM 谱图

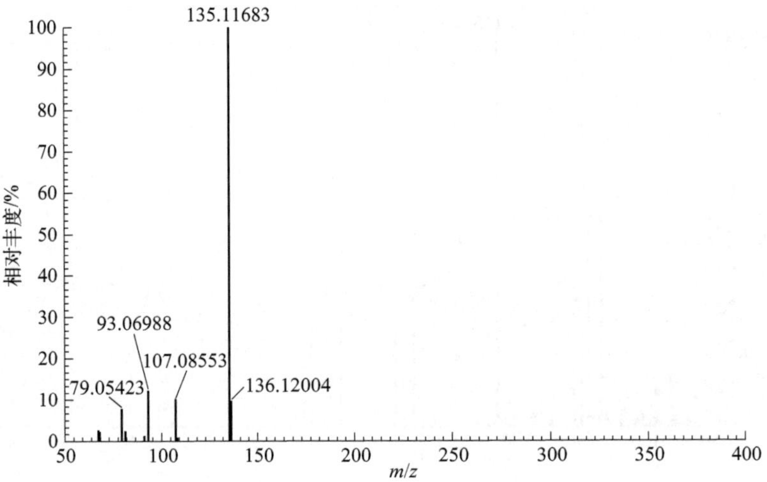

图 3-248 APINACA 的 LC-HRMS 图

CAS 号：2205029-76-9

分子式：$C_{22}H_{25}FN_4O_2$

分子量：396.47

结构式：

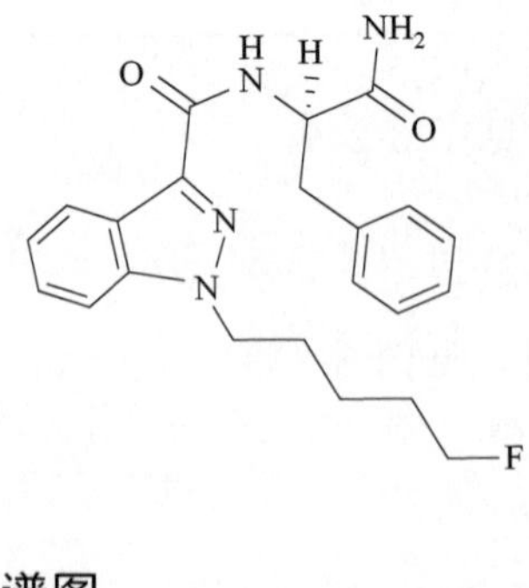

3.3.6.1 GC-MS 离子对/色谱图

PX-2 的 GC-MS 参考保留时间和质谱特征离子质荷比，见表 3-125。

表 3-125　PX-2 的 GC-MS 参考保留时间和质谱特征离子质荷比

化合物名称	保留时间/min	质谱特征离子质荷比(m/z)
PX-2	12.39	233*,352,213,145

注：*表示基峰。

PX-2 的 EIC 谱图，见图 3-249。

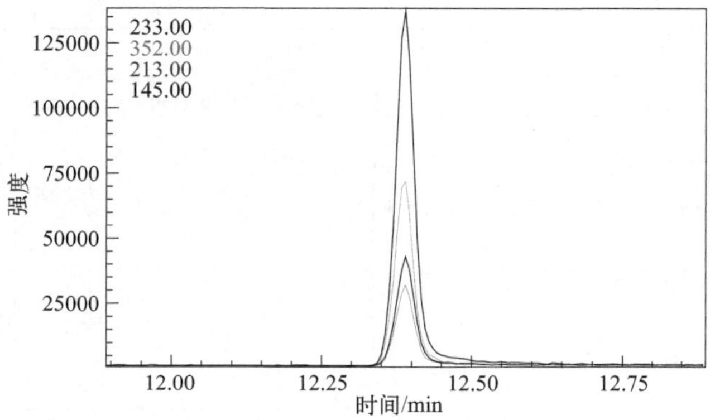

图 3-249　PX-2 的 EIC 谱图

3.3.6.2　GC-HRMS 图

PX-2 的 GC-HRMS 图，见图 3-250。

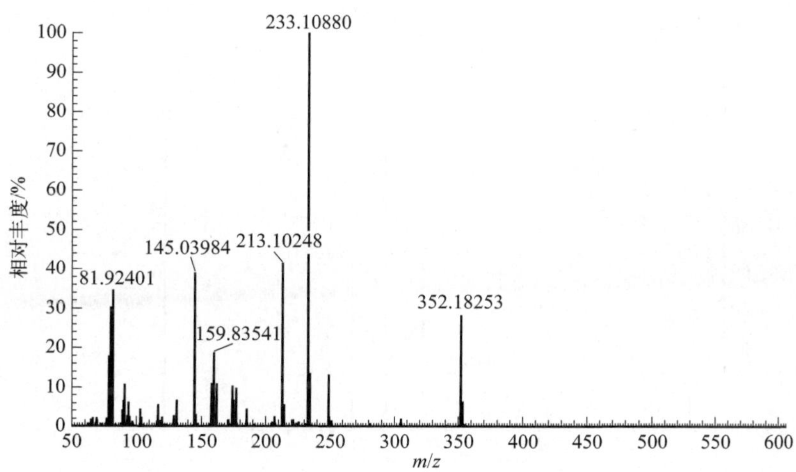

图 3-250　PX-2 的 GC-HRMS 图

3.3.6.3　LC-MS/MS 离子对/色谱图

PX-2 的 LC-MS/MS 采集参数，见表 3-126。

表 3-126 PX-2 的 LC-MS/MS 采集参数

化合物名称	保留时间/min	母离子质荷比(m/z)	子离子质荷比(m/z)(碰撞能量/eV)
PX-2	5.24	397.2	233.1(−25)
PX-2	5.24	397.2	213.0(−33)
PX-2	5.24	397.2	145.0(−46)

PX-2 的 MRM 谱图，见图 3-251。

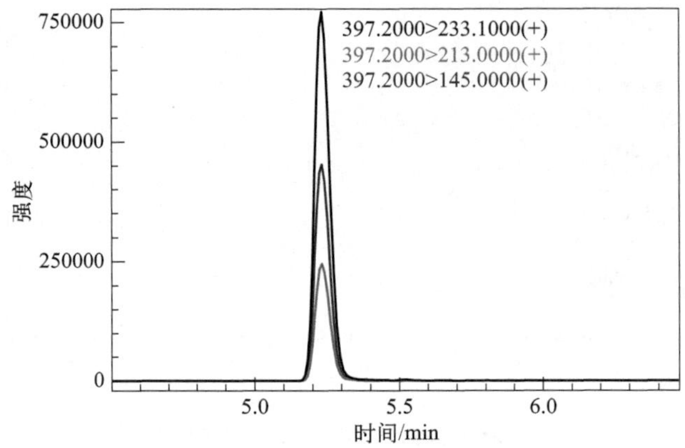

图 3-251 PX-2 的 MRM 谱图

3.3.6.4 LC-HRMS 图

PX-2 的 LC-HRMS 图，见图 3-252。

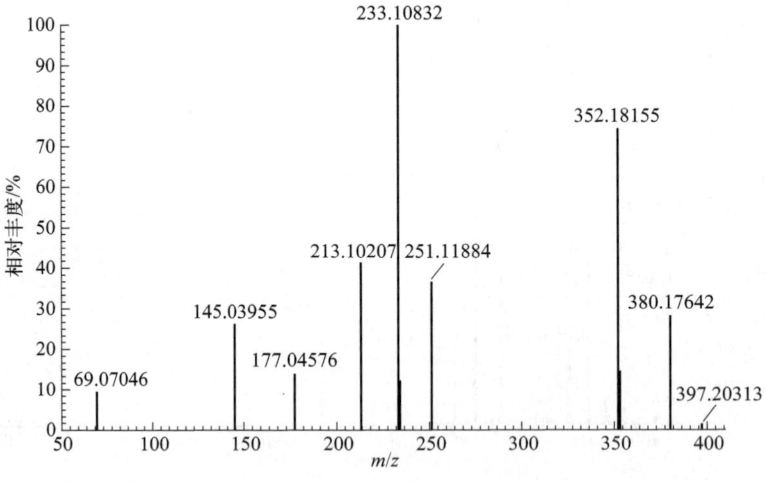

图 3-252 PX-2 的 LC-HRMS 图

3.3.7 4F-AB-BUTINACA

中文名称：*N*-(1-氨甲酰基-2-甲基丙基)-1-(4-氟丁基)吲唑-3-甲酰胺

CAS 号：—

分子式：$C_{17}H_{23}FN_4O_2$

分子量：334.40

结构式：

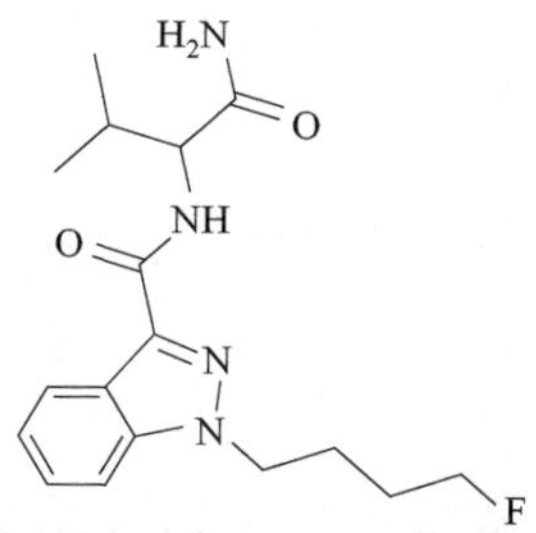

3.3.7.1 GC-MS 离子对/色谱图

4F-AB-BUTINACA 的 GC-MS 参考保留时间和质谱特征离子质荷比，见表 3-127。

表 3-127 4F-AB-BUTINACA 的 GC-MS 参考保留时间和质谱特征离子质荷比

化合物名称	保留时间/min	质谱特征离子质荷比(m/z)
4F-AB-BUTINACA	9.07	219*,290,145

注：* 表示基峰。

4F-AB-BUTINACA 的 EIC 谱图，见图 3-253。

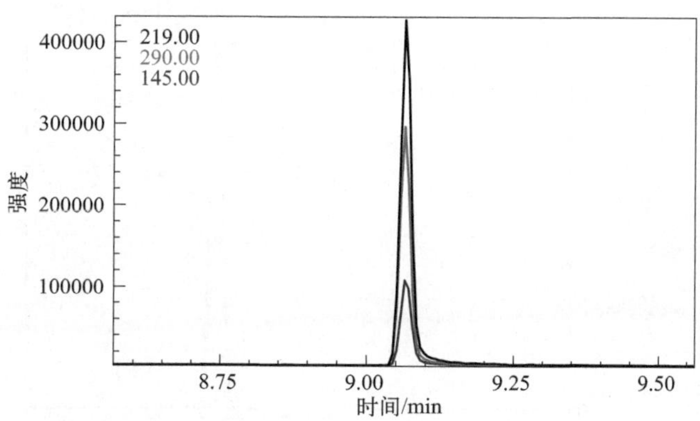

图 3-253 4F-AB-BUTINACA 的 EIC 谱图

3.3.7.2 GC-HRMS 图

4F-AB-BUTINACA 的 GC-HRMS 图，见图 3-254。

3.3.7.3 LC-MS/MS 离子对/色谱图

4F-AB-BUTINACA 的 LC-MS/MS 采集参数，见表 3-128。

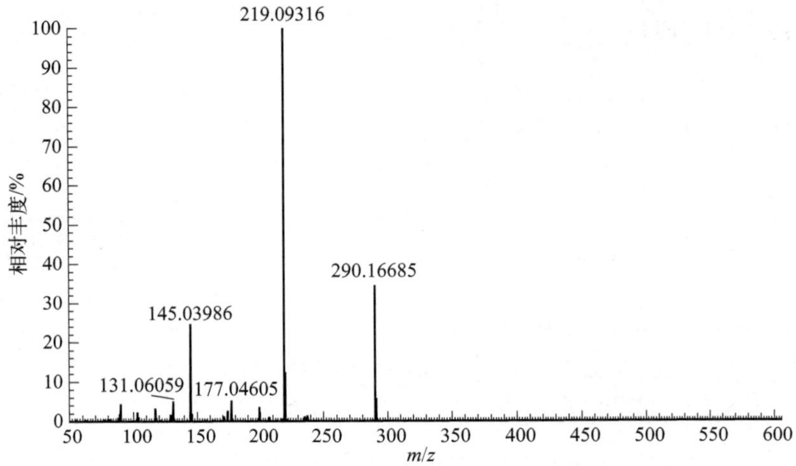

图 3-254 4F-AB-BUTINACA 的 GC-HRMS 图

表 3-128 4F-AB-BUTINACA 的 LC-MS/MS 采集参数

化合物名称	保留时间/min	母离子质荷比(m/z)	子离子质荷比(m/z)(碰撞能量/eV)
4F-AB-BUTINACA	3.79	335.1	219.1(−24)
4F-AB-BUTINACA	3.79	335.1	145.0(−41)
4F-AB-BUTINACA	3.79	335.1	177.0(−35)

4F-AB-BUTINACA 的 MRM 谱图，见图 3-255。

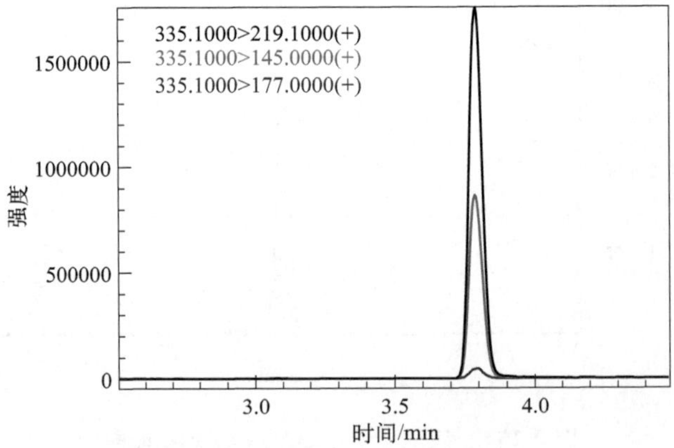

图 3-255 4F-AB-BUTINACA 的 MRM 谱图

3.3.7.4 LC-HRMS 图

4F-AB-BUTINACA 的 LC-HRMS 图，见图 3-256。

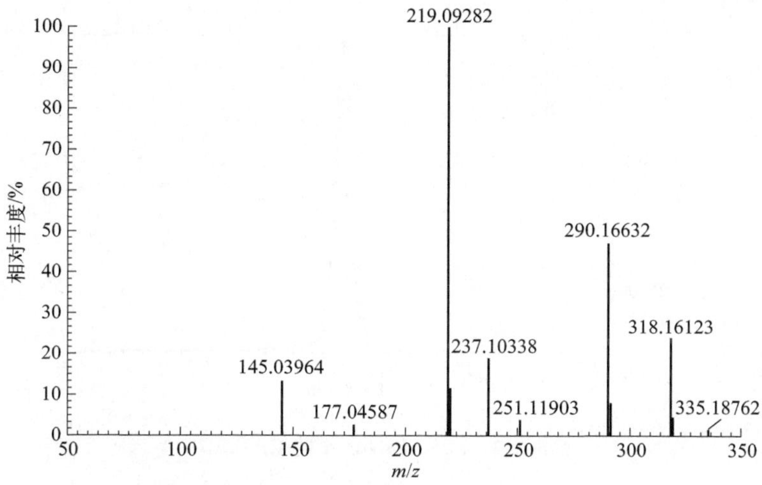

图 3-256　4F-AB-BUTINACA 的 LC-HRMS 图

3.3.8　5Cl-APINACA

中文名称：*N*-(金刚烷-1-基)-1-(5-氯戊基)-1*H*-吲唑-3-甲酰胺

CAS 号：2160555-52-0

分子式：$C_{23}H_{30}ClN_3O$

分子量：399.96

结构式：

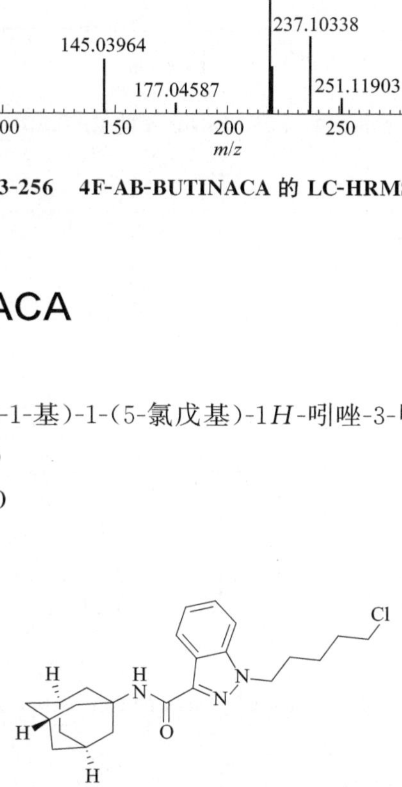

3.3.8.1　GC-MS 离子对/色谱图

5Cl-APINACA 的 GC-MS 参考保留时间和质谱特征离子质荷比，见表 3-129。

表 3-129　5Cl-APINACA 的 GC-MS 参考保留时间和质谱特征离子质荷比

化合物名称	保留时间/min	质谱特征离子质荷比(m/z)
5Cl-APINACA	13.21	249*,371,294,145

注：*表示基峰。

5Cl-APINACA 的 EIC 谱图，见图 3-257。

3.3.8.2　GC-HRMS 图

5Cl-APINACA 的 GC-HRMS 图，见图 3-258。

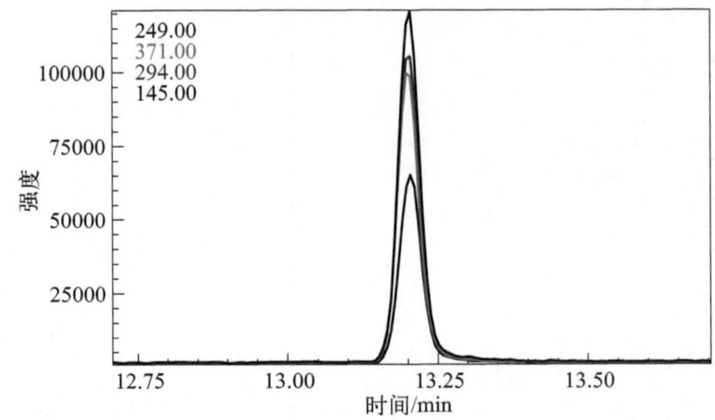

图 3-257 5Cl-APINACA 的 EIC 谱图

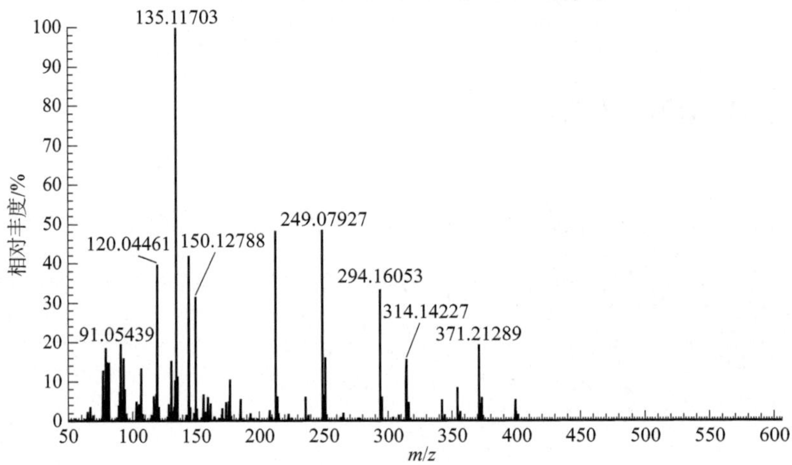

图 3-258 5Cl-APINACA 的 GC-HRMS 图

3.3.8.3 LC-MS/MS 离子对/色谱图

5Cl-APINACA 的 LC-MS/MS 采集参数，见表 3-130。

表 3-130 5Cl-APINACA 的 LC-MS/MS 采集参数

化合物名称	保留时间/min	母离子质荷比(m/z)	子离子质荷比(m/z)(碰撞能量/eV)
5Cl-APINACA	10.51	400.2	135.1(−23)
5Cl-APINACA	10.51	400.2	107.1(−48)

5Cl-APINACA 的 MRM 谱图，见图 3-259。

3.3.8.4 LC-HRMS 图

5Cl-APINACA 的 LC-HRMS 图，见图 3-260。

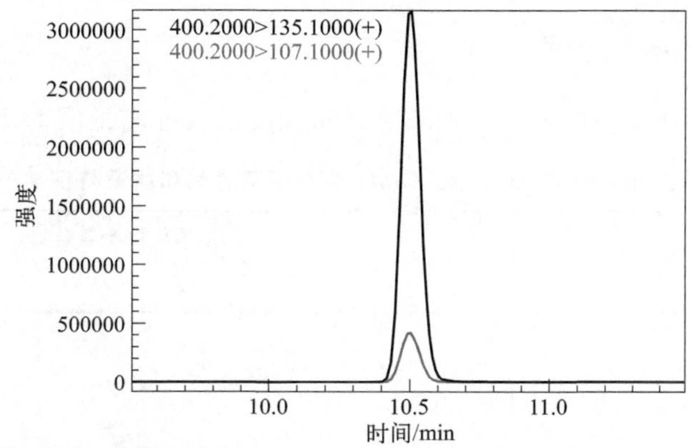

图 3-259　5Cl-APINACA 的 MRM 谱图

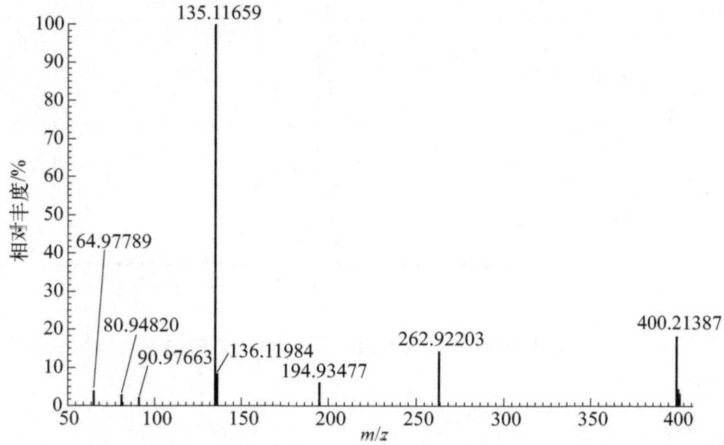

图 3-260　5Cl-APINACA 的 LC-HRMS 图

3.3.9　5Cl-AB-PINACA

中文名称：*N*-(1-氨基-3-甲基-1-氧代丁-2-基)-1-(5-氯戊基)-1*H*-吲唑-3-甲酰胺

CAS 号：1863066-01-6

分子式：$C_{18}H_{25}ClN_4O_2$

分子量：364.87

结构式：

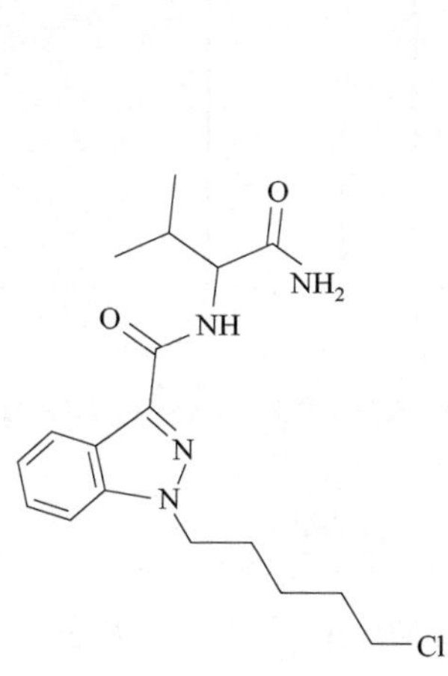

3.3.9.1 GC-MS 离子对/色谱图

5Cl-AB-PINACA 的 GC-MS 参考保留时间和质谱特征离子质荷比，见表 3-131。

表 3-131 5Cl-AB-PINACA 的 GC-MS 参考保留时间和质谱特征离子质荷比

化合物名称	保留时间/min	质谱特征离子质荷比(m/z)
5Cl-AB-PINACA	10.45	320*,249,213,145

注：*表示基峰。

5Cl-AB-PINACA 的 EIC 谱图，见图 3-261。

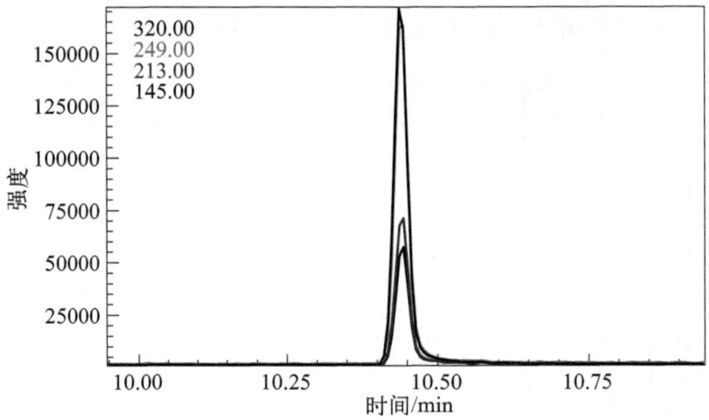

图 3-261 5Cl-AB-PINACA 的 EIC 谱图

3.3.9.2 GC-HRMS 图

5Cl-AB-PINACA 的 GC-HRMS 图，见图 3-262。

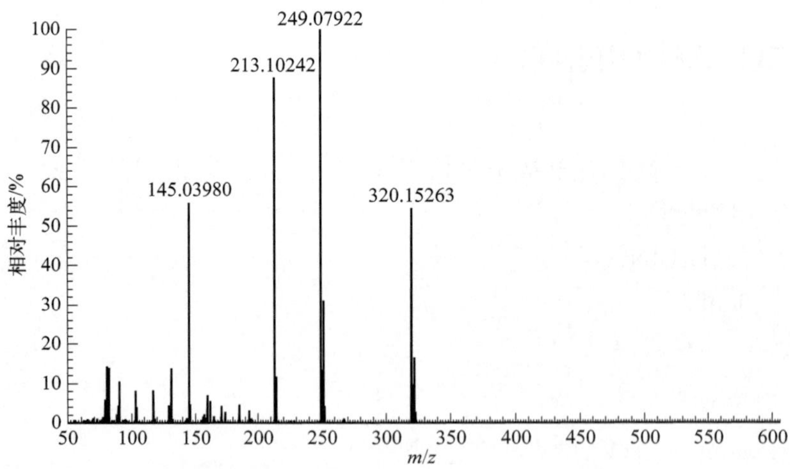

图 3-262 5Cl-AB-PINACA 的 GC-HRMS 图

3.3.9.3 LC-MS/MS 离子对/色谱图

5Cl-AB-PINACA 的 LC-MS/MS 采集参数，见表 3-132。

表 3-132　5Cl-AB-PINACA 的 LC-MS/MS 采集参数

化合物名称	保留时间/min	母离子质荷比(m/z)	子离子质荷比(m/z)(碰撞能量/eV)
5Cl-AB-PINACA	5.44	365.2	249.0(−25)
5Cl-AB-PINACA	5.44	365.2	145.0(−43)
5Cl-AB-PINACA	5.44	365.2	213.0(−33)

5Cl-AB-PINACA 的 MRM 谱图，见图 3-263。

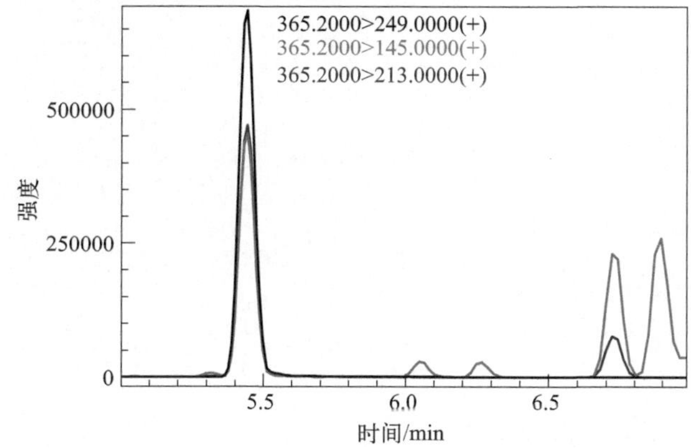

图 3-263　5Cl-AB-PINACA 的 MRM 谱图

3.3.9.4 LC-HRMS 图

5Cl-AB-PINACA 的 LC-HRMS 图，见图 3-264。

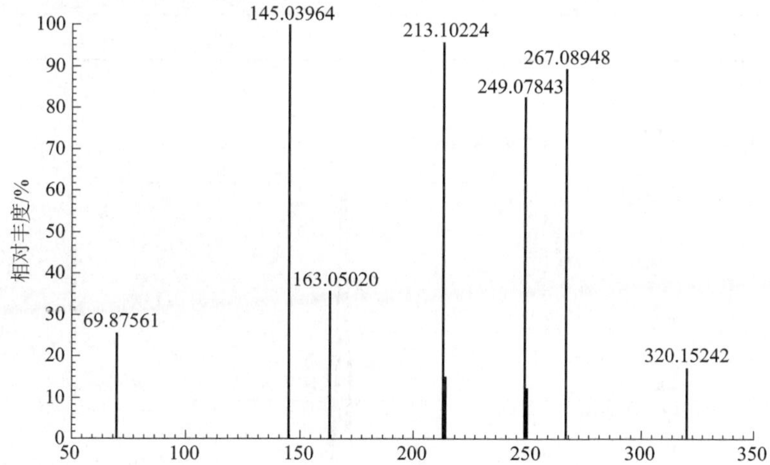

图 3-264　5Cl-AB-PINACA 的 LC-HRMS 图

3.3.10　4CN-MDMB-BUTINACA

中文名称：2-[1-(4-氰基丁基)吲唑-3-甲酰氨基]-3,3-二甲基丁酸甲酯

CAS 号：1185888-30-5

分子式：$C_{20}H_{26}N_4O_3$

分子量：370.45

结构式：

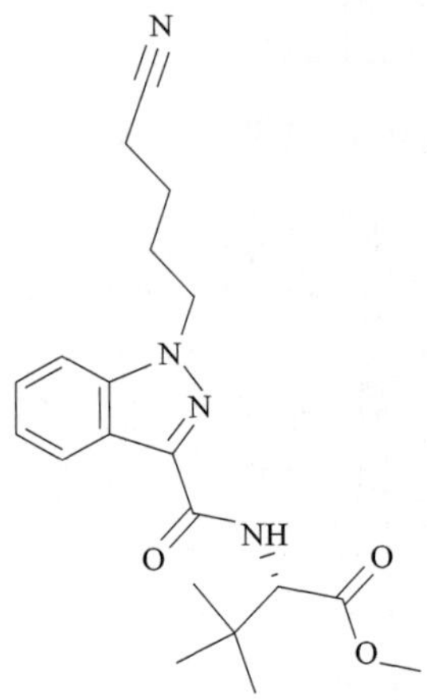

3.3.10.1 GC-MS 离子对/色谱图

4CN-MDMB-BUTINACA 的 GC-MS 参考保留时间和质谱特征离子质荷比，见表 3-133。

表 3-133 4CN-MDMB-BUTINACA 的 GC-MS 参考保留时间和质谱特征离子质荷比

化合物名称	保留时间/min	质谱特征离子质荷比(m/z)
4CN-MDMB-BUTINACA	9.58	226*,314,282,145

注：* 表示基峰。

4CN-MDMB-BUTINACA 的 EIC 谱图，见图 3-265。

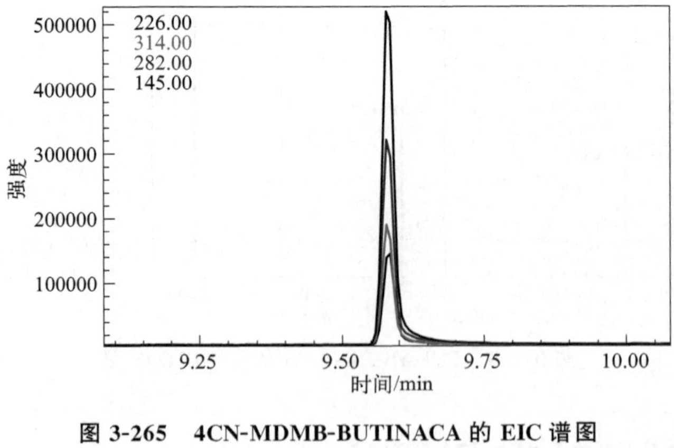

图 3-265 4CN-MDMB-BUTINACA 的 EIC 谱图

3.3.10.2 GC-HRMS 图

4CN-MDMB-BUTINACA 的 GC-HRMS 图，见图 3-266。

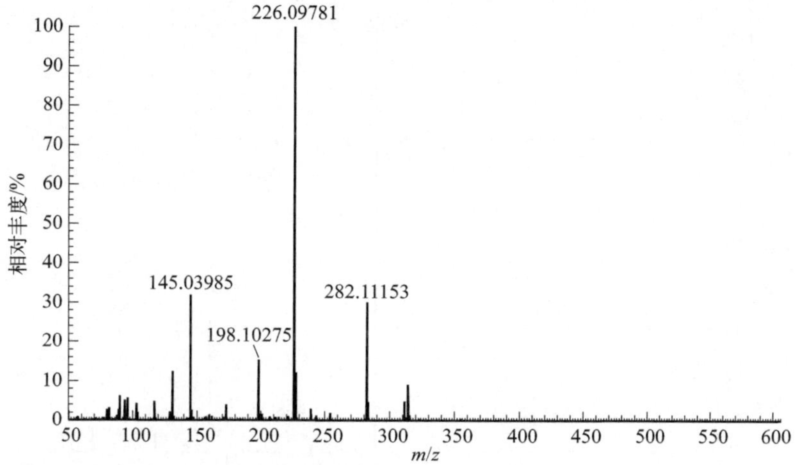

图 3-266　4CN-MDMB-BUTINACA 的 GC-HRMS 图

3.3.10.3　LC-MS/MS 离子对/色谱图

4CN-MDMB-BUTINACA 的 LC-MS/MS 采集参数，见表 3-134。

表 3-134　4CN-MDMB-BUTINACA 的 LC-MS/MS 采集参数

化合物名称	保留时间/min	母离子质荷比(m/z)	子离子质荷比(m/z)(碰撞能量/eV)
4CN-MDMB-BUTINACA	5.79	371.2	226.0(−28)
4CN-MDMB-BUTINACA	5.79	371.2	145.0(−44)

4CN-MDMB-BUTINACA 的 MRM 谱图，见图 3-267。

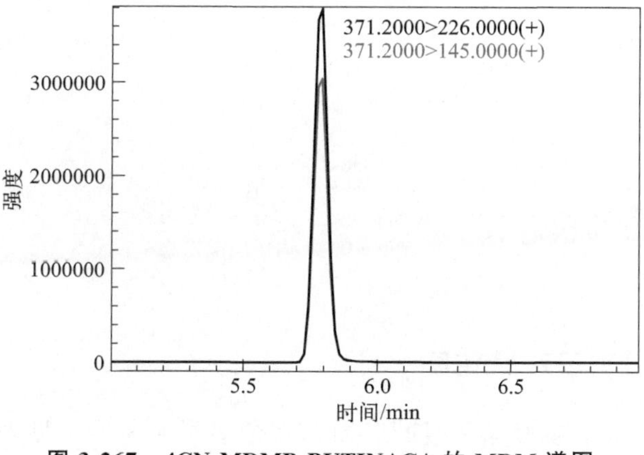

图 3-267　4CN-MDMB-BUTINACA 的 MRM 谱图

3.3.10.4　LC-HRMS 图

4CN-MDMB-BUTINACA 的 LC-HRMS 图，见图 3-268。

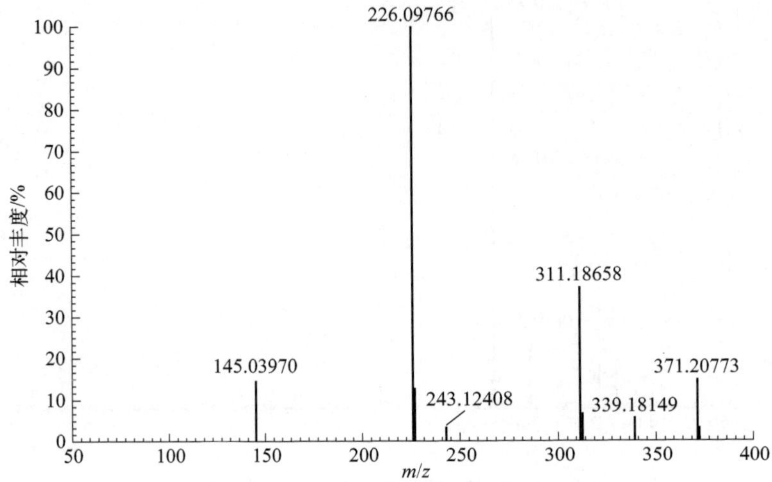

图 3-268　4CN-MDMB-BUTINACA 的 LC-HRMS 图

3.3.11　5Cl-ADB

中文名称：2-[1-(5-氯戊基)吲唑-3-甲酰氨基]-3,3-二甲基丁酸甲酯

CAS 号：—

分子式：$C_{20}H_{28}ClN_3O_3$

分子量：393.91

结构式：

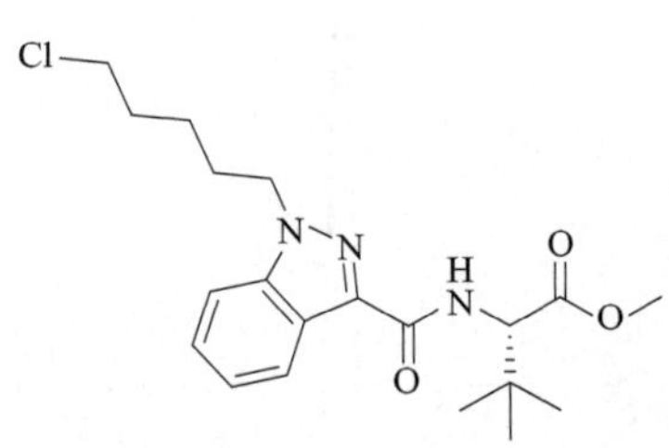

3.3.11.1　GC-MS 离子对/色谱图

5Cl-ADB 的 GC-MS 参考保留时间和质谱特征离子质荷比，见表 3-135。

表 3-135　5Cl-ADB 的 GC-MS 参考保留时间和质谱特征离子质荷比

化合物名称	保留时间/min	质谱特征离子质荷比(m/z)
5Cl-ADB	9.49	249*,337,305,213

注：* 表示基峰。

5Cl-ADB 的 EIC 谱图，见图 3-269。

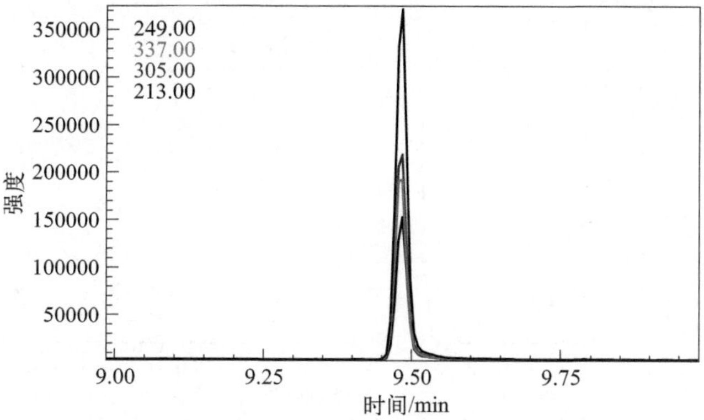

图 3-269 5Cl-ADB 的 EIC 谱图

3.3.11.2 GC-HRMS 图

5Cl-ADB 的 GC-HRMS 图，见图 3-270。

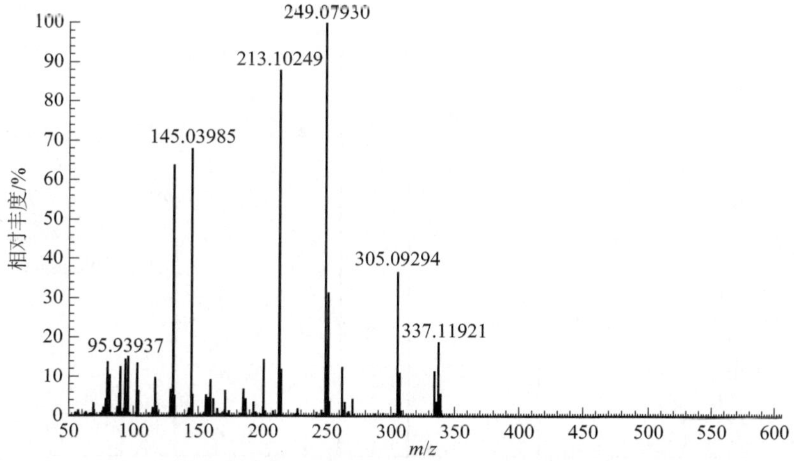

图 3-270 5Cl-ADB 的 GC-HRMS 图

3.3.11.3 LC-MS/MS 离子对/色谱图

5Cl-ADB 的 LC-MS/MS 采集参数，见表 3-136。

表 3-136 5Cl-ADB 的 LC-MS/MS 采集参数

化合物名称	保留时间/min	母离子质荷比(m/z)	子离子质荷比(m/z)(碰撞能量/eV)
5Cl-ADB	8.23	394.9	250.0(−25)
5Cl-ADB	8.23	394.9	214.0(−33)
5Cl-ADB	8.23	394.9	145.1(−42)

5Cl-ADB 的 MRM 谱图，见图 3-271。

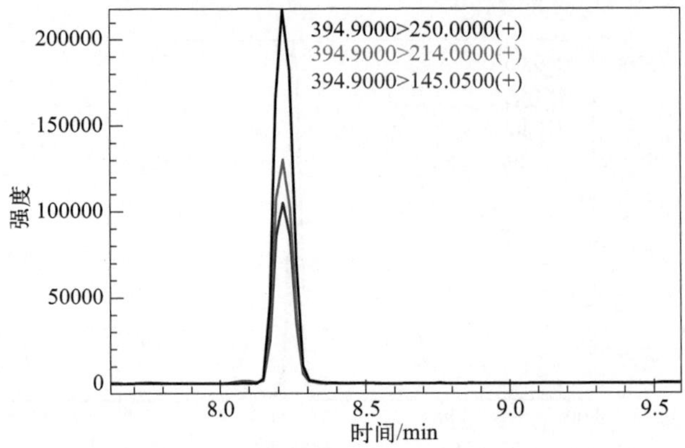

图 3-271　5Cl-ADB 的 MRM 谱图

3.3.11.4　LC-HRMS 图

5Cl-ADB 的 LC-HRMS 图，见图 3-272。

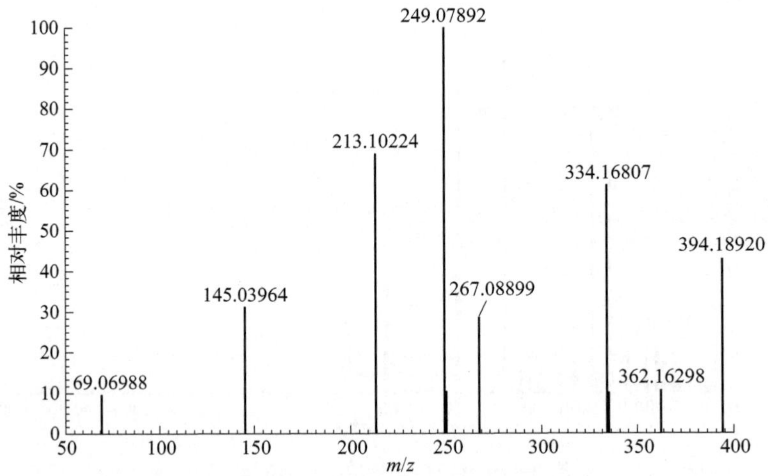

图 3-272　5Cl-ADB 的 LC-HRMS 图

3.3.12　4F-MMB-BUTINACA

中文名称：2-[1-(4-氟丁基)吲唑-3-甲酰氨基]-3-甲基丁酸甲酯

CAS 号：2668171-73-9

分子式：$C_{18}H_{24}FN_3O_3$

分子量：349.41

结构式：

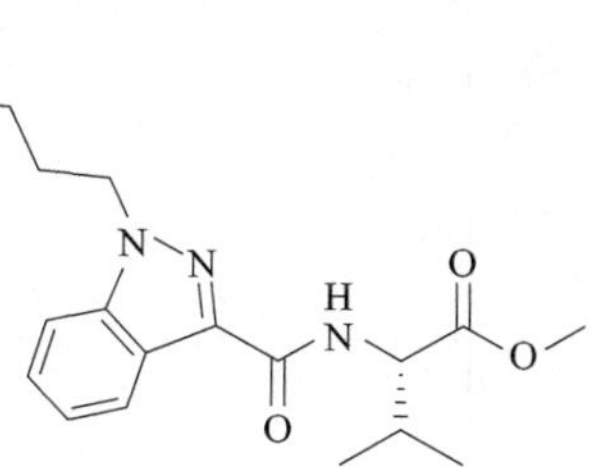

3.3.12.1　GC-MS 离子对/色谱图

4F-MMB-BUTINACA 的 GC-MS 参考保留时间和质谱特征离子质荷比，见表 3-137。

表 3-137　4F-MMB-BUTINACA 的 GC-MS 参考保留时间和质谱特征离子质荷比

化合物名称	保留时间/min	质谱特征离子质荷比（m/z）
4F-MMB-BUTINACA	8.21	219*，290，235，145

注：* 表示基峰。

4F-MMB-BUTINACA 的 EIC 谱图，见图 3-273。

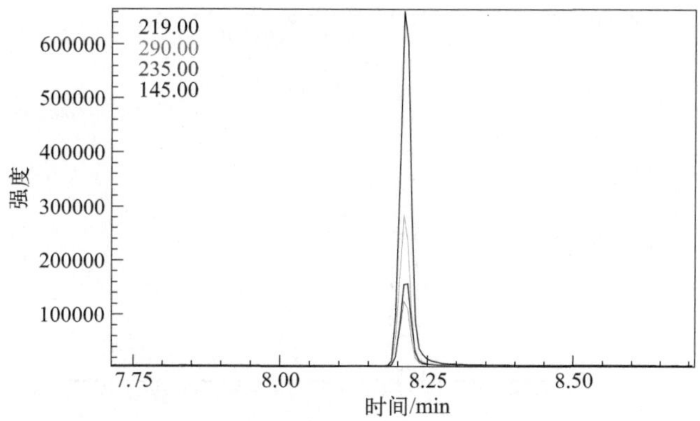

图 3-273　4F-MMB-BUTINACA 的 EIC 谱图

3.3.12.2　GC-HRMS 图

4F-MMB-BUTINACA 的 GC-HRMS 图，见图 3-274。

3.3.12.3　LC-MS/MS 离子对/色谱图

4F-MMB-BUTINACA 的 LC-MS/MS 采集参数，见表 3-138。

表 3-138　4F-MMB-BUTINACA 的 LC-MS/MS 采集参数

化合物名称	保留时间/min	母离子质荷比（m/z）	子离子质荷比（m/z）（碰撞能量/eV）
4F-MMB-BUTINACA	6.12	350.4	219.0(−24)
4F-MMB-BUTINACA	6.12	350.4	145.0(−39)
4F-MMB-BUTINACA	6.12	350.4	177.0(−33)

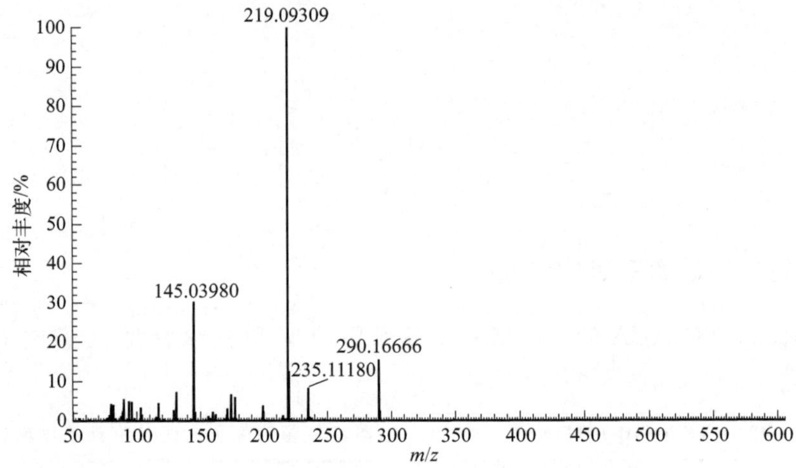

图 3-274　4F-MMB-BUTINACA 的 GC-HRMS 图

4F-MMB-BUTINACA 的 MRM 谱图，见图 3-275。

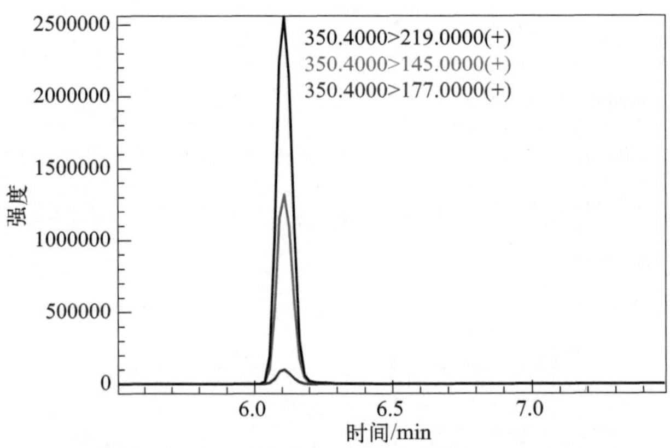

图 3-275　4F-MMB-BUTINACA 的 MRM 谱图

3.3.12.4　LC-HRMS 图

4F-MMB-BUTINACA 的 LC-HRMS 图，见图 3-276。

3.3.13　4F-CUMYL-BUTINACA

中文名称：*N*-(1-甲基-1-苯基乙基)-1-(4-氟丁基)吲唑-3-甲酰胺

CAS 号：—

分子式：$C_{21}H_{24}FN_3O$

分子量：353.44

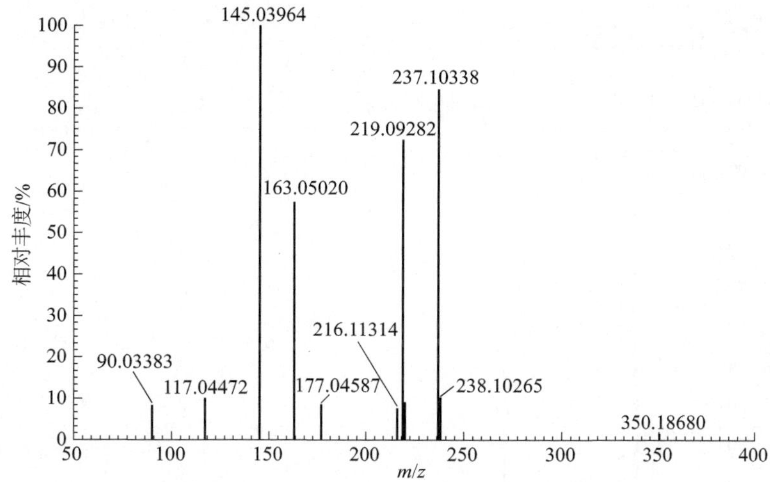

图 3-276　4F-MMB-BUTINACA 的 LC-HRMS 图

结构式：

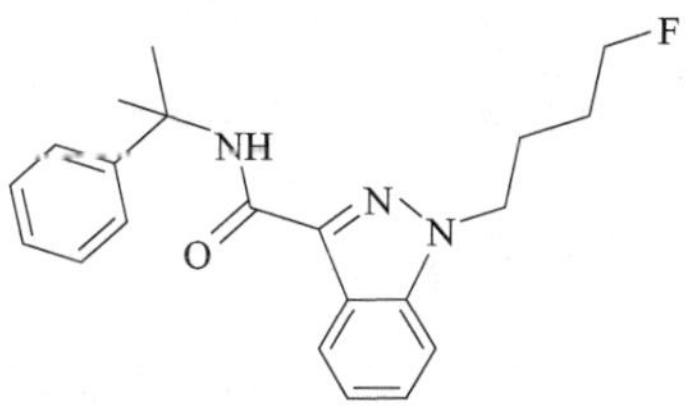

3.3.13.1　GC-MS 离子对/色谱图

4F-CUMYL-BUTINACA 的 GC-MS 参考保留时间和质谱特征离子质荷比，见表 3-139。

表 3-139　4F-CUMYL-BUTINACA 的 GC-MS 参考保留时间和质谱特征离子质荷比

化合物名称	保留时间/min	质谱特征离子质荷比(m/z)
4F-CUMYL-BUTINACA	9.15	219*,338,174,145

注：*表示基峰。

4F-CUMYL-BUTINACA 的 EIC 谱图，见图 3-277。

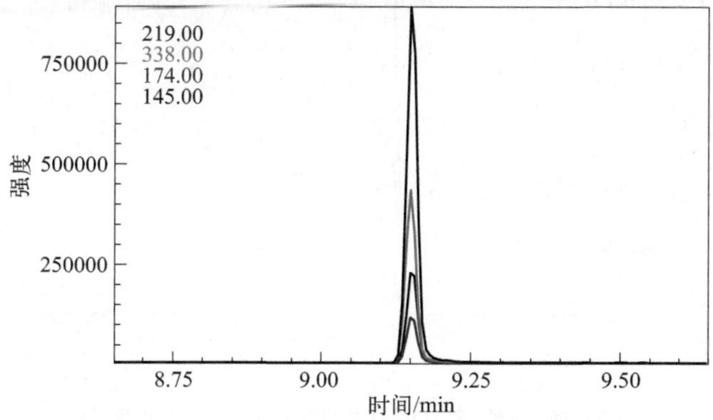

图 3-277　4F-CUMYL-BUTINACA 的 EIC 谱图

3.3.13.2 GC-HRMS 图

4F-CUMYL-BUTINACA 的 GC-HRMS 图，见图 3-278。

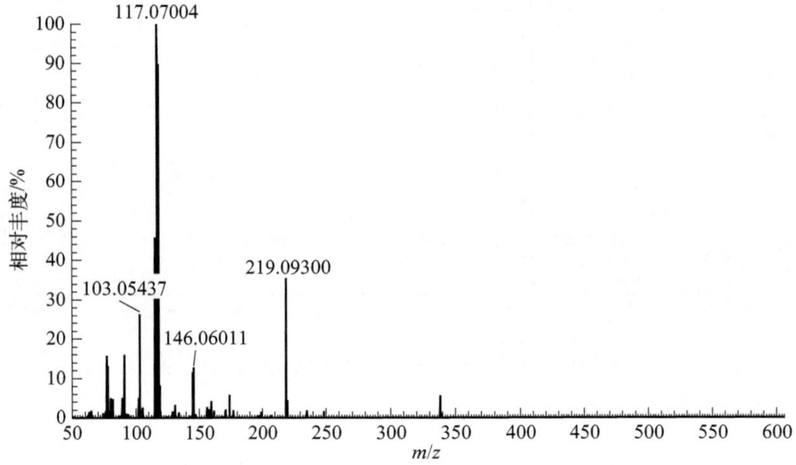

图 3-278 4F-CUMYL-BUTINACA 的 GC-HRMS 图

3.3.13.3 LC-MS/MS 离子对/色谱图

4F-CUMYL-BUTINACA 的 LC-MS/MS 采集参数，见表 3-140。

表 3-140 4F-CUMYL-BUTINACA 的 LC-MS/MS 采集参数

化合物名称	保留时间/min	母离子质荷比(m/z)	子离子质荷比(m/z)(碰撞能量/eV)
4F-CUMYL-BUTINACA	7.20	354.4	219.1(−21)
4F-CUMYL-BUTINACA	7.20	354.4	119.0(−24)
4F-CUMYL-BUTINACA	7.20	354.4	145.1(−41)

4F-CUMYL-BUTINACA 的 MRM 谱图，见图 3-279。

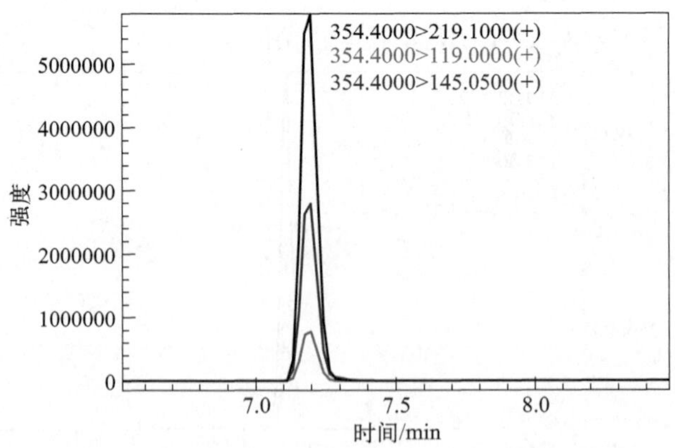

图 3-279 4F-CUMYL-BUTINACA 的 MRM 谱图

3.3.13.4 LC-HRMS 图

4F-CUMYL-BUTINACA 的 LC-HRMS 图，见图 3-280。

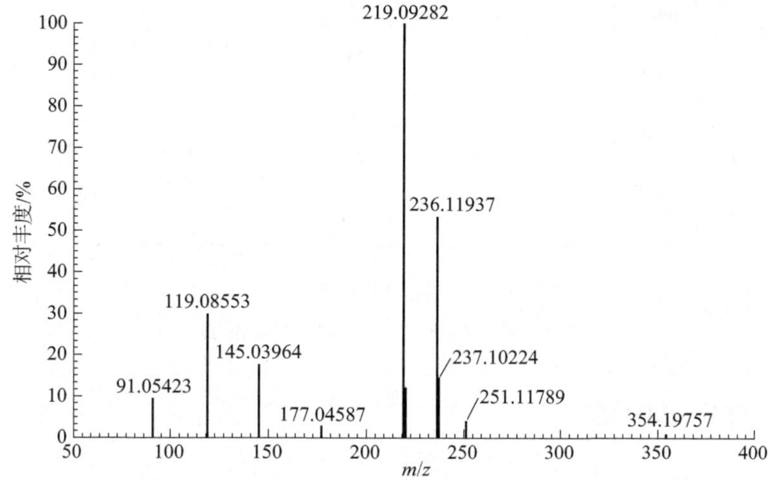

图 3-280　4F-CUMYL-BUTINACA 的 LC-HRMS 图

3.3.14 ADB-BINACA

中文名称：*N*-(1-氨基-3,3-二甲基-1-氧代丁-2-基)-1-苄基-1*H*-吲唑-3-甲酰胺
CAS 号：2748155-93-1
分子式：$C_{21}H_{24}N_4O_2$
分子量：364.45
结构式：

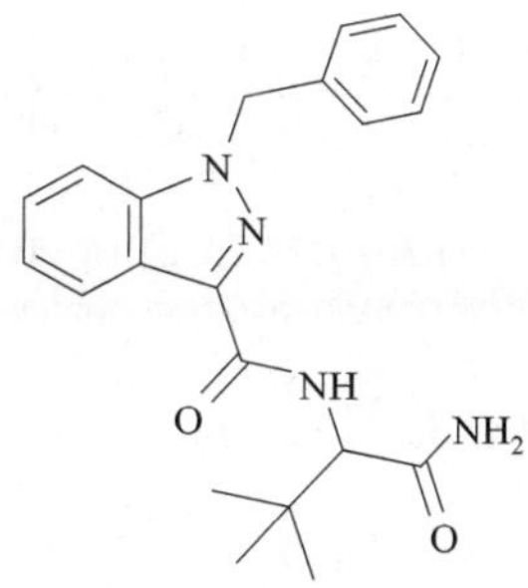

3.3.14.1 GC-MS 离子对/色谱图

ADB-BINACA 的 GC-MS 参考保留时间和质谱特征离子质荷比，见表 3-141。

表 3-141　ADB-BINACA 的 GC-MS 参考保留时间和质谱特征离子质荷比

化合物名称	保留时间/min	质谱特征离子质荷比(*m*/*z*)
ADB-BINACA	10.50	235*,320,91

注：* 表示基峰。

ADB-BINACA 的 EIC 谱图，见图 3-281。

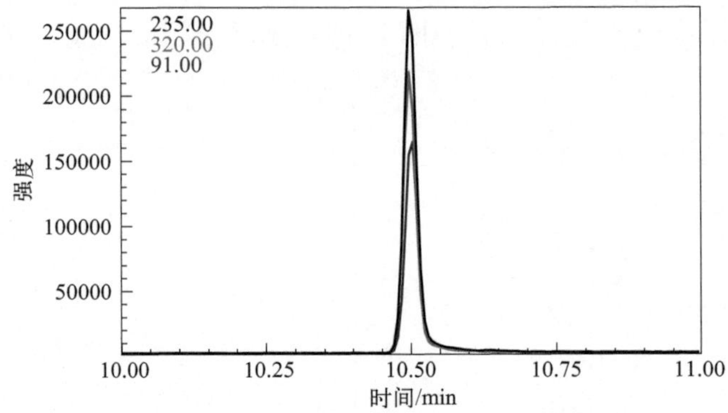

图 3-281 ADB-BINACA 的 EIC 谱图

3.3.14.2 GC-HRMS 图

ADB-BINACA 的 GC-HRMS 图，见图 3-282。

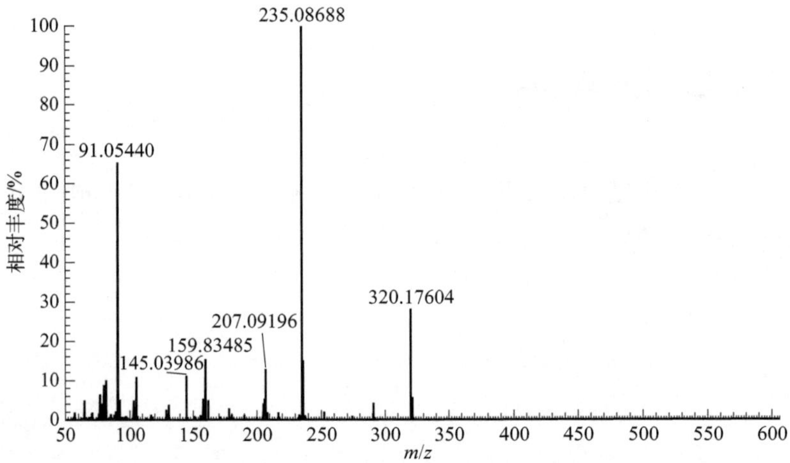

图 3-282 ADB-BINACA 的 GC-HRMS 图

3.3.14.3 LC-MS/MS 离子对/色谱图

ADB-BINACA 的 LC-MS/MS 采集参数，见表 3-142。

表 3-142 ADB-BINACA 的 LC-MS/MS 采集参数

化合物名称	保留时间/min	母离子质荷比(m/z)	子离子质荷比(m/z)(碰撞能量/eV)
ADB-BINACA	5.73	365.2	235.1(−25)
ADB-BINACA	5.73	365.2	320.2(−15)
ADB-BINACA	5.73	365.2	348.2(−10)

ADB-BINACA 的 MRM 谱图，见图 3-283。

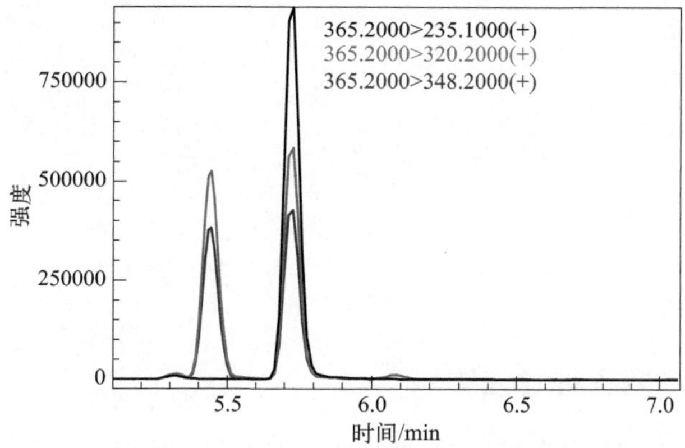

图 3-283　ADB-BINACA 的 MRM 谱图

3.3.14.4　LC-HRMS 图

ADB-BINACA 的 LC-HRMS 图，见图 3-284。

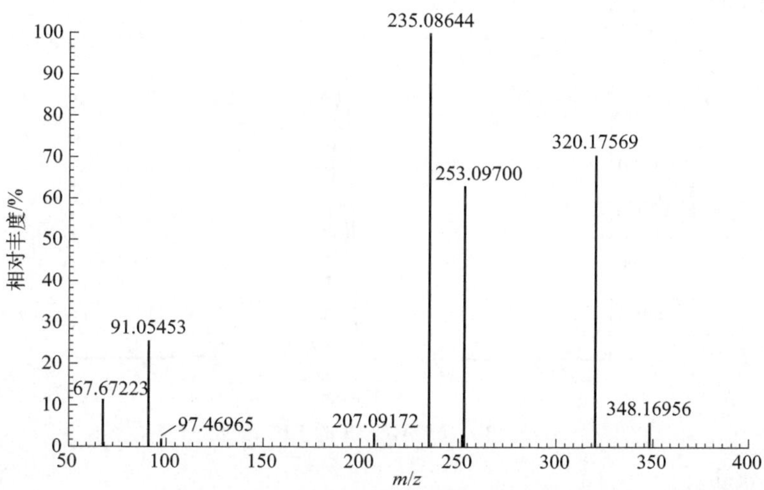

图 3-284　ADB-BINACA 的 LC-HRMS 图

3.3.15　5F-MN-18

中文名称：1-(5-氟戊基)-N-(萘-1-基)-1*H*-吲唑-3-甲酰胺

CAS 号：1445581-91-8

分子式：$C_{23}H_{22}FN_3O$

分子量：375.45

结构式：

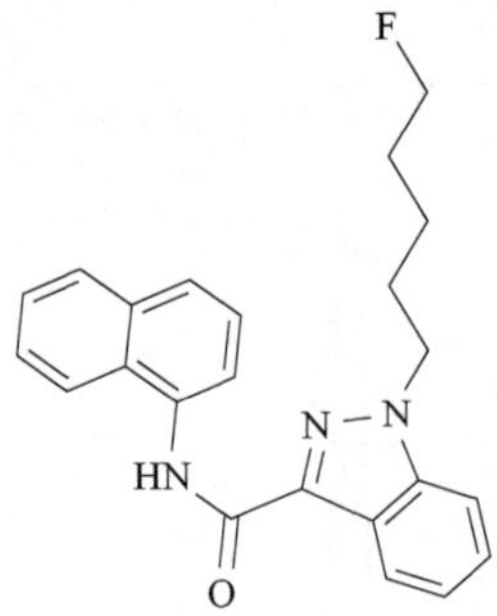

3.3.15.1 GC-MS 离子对/色谱图

5F-MN-18 的 GC-MS 参考保留时间和质谱特征离子质荷比，见表 3-143。

表 3-143 5F-MN-18 的 GC-MS 参考保留时间和质谱特征离子质荷比

化合物名称	保留时间/min	质谱特征离子质荷比(m/z)
5F-MN-18	13.19	233*,375,213,145

注：* 表示基峰。

5F-MN-18 的 EIC 谱图，见图 3-285。

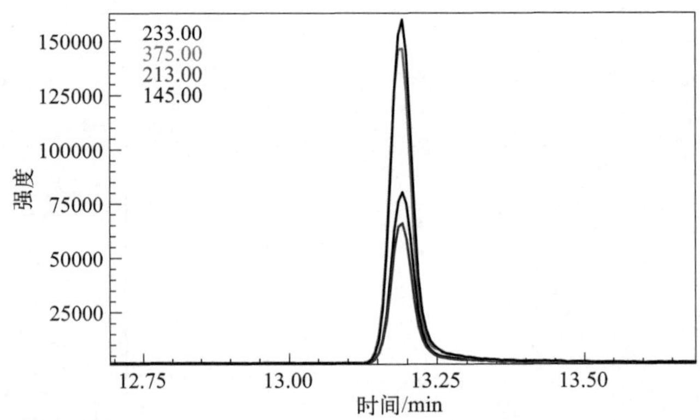

图 3-285 5F-MN-18 的 EIC 谱图

3.3.15.2 GC-HRMS 图

5F-MN-18 的 GC-HRMS 图，见图 3-286。

3.3.15.3 LC-MS/MS 离子对/色谱图

5F-MN-18 的 LC-MS/MS 采集参数，见表 3-144。

表 3-144 5F-MN-18 的 LC-MS/MS 采集参数

化合物名称	保留时间/min	母离子质荷比(m/z)	子离子质荷比(m/z)(碰撞能量/eV)
5F-MN-18	8.30	376.2	233.1(−17)
5F-MN-18	8.30	376.2	145.0(−38)
5F-MN-18	8.30	376.2	213.1(−28)

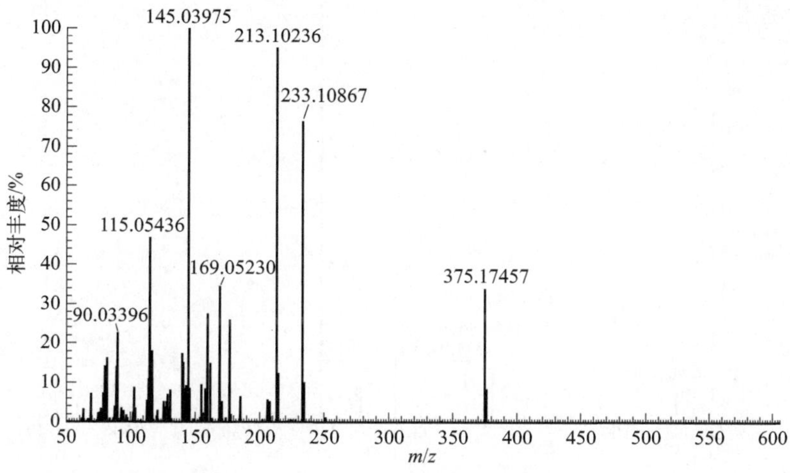

图 3-286　5F-MN-18 的 GC-HRMS 图

5F-MN-18 的 MRM 谱图，见图 3-287。

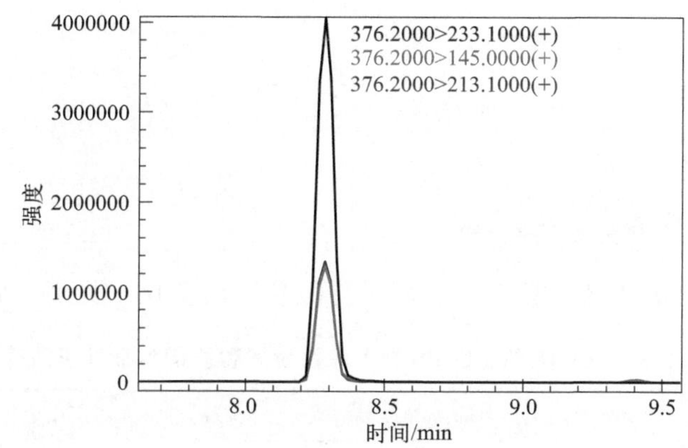

图 3-287　5F-MN-18 的 MRM 谱图

3.3.15.4　LC-HRMS 图

5F-MN-18 的 LC-HRMS 图，见图 3-288。

3.3.16　MN-18

中文名称：*N*-(萘-1-基)-1-戊基-1*H*-吲唑-3-甲酰胺

CAS 号：1391484-80-2

分子式：$C_{23}H_{23}N_3O$

分子量：357.46

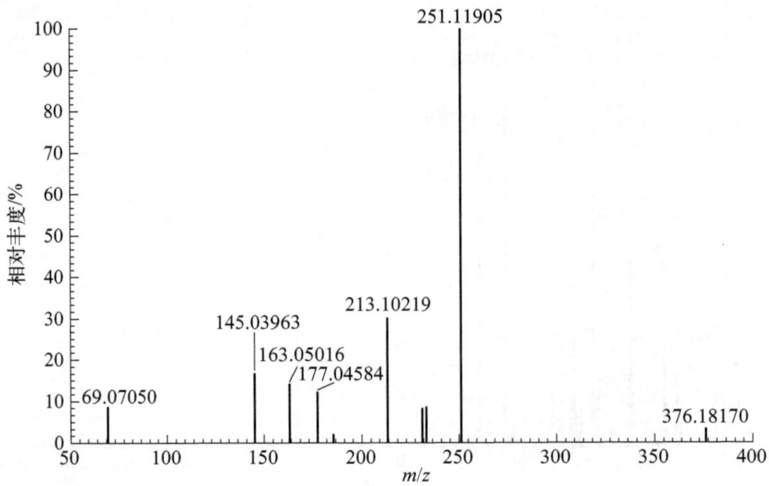

图 3-288　5F-MN-18 的 LC-HRMS 图

结构式：

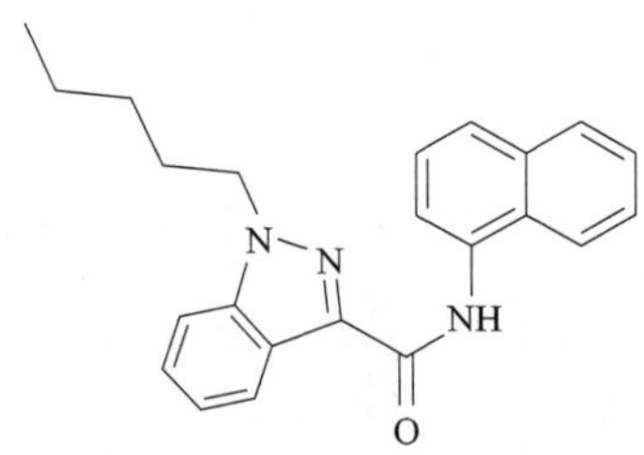

3.3.16.1　GC-MS 离子对/色谱图

MN-18 的 GC-MS 参考保留时间和质谱特征离子质荷比，见表 3-145。

表 3-145　MN-18 的 GC-MS 参考保留时间和质谱特征离子质荷比

化合物名称	保留时间/min	质谱特征离子质荷比(m/z)
MN-18	12.25	215*,357,145,115

注：*表示基峰。

MN-18 的 EIC 谱图，见图 3-289。

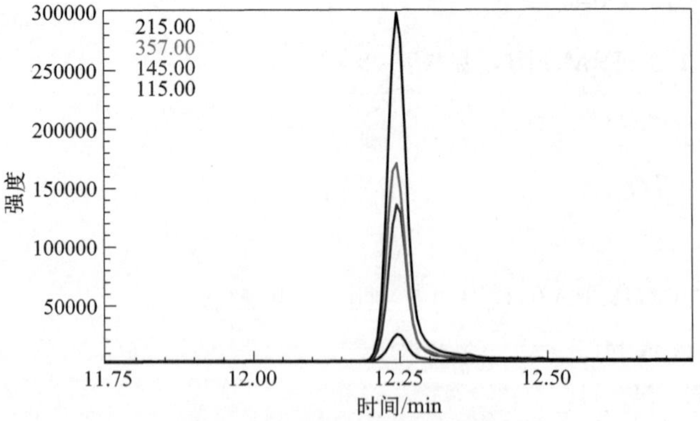

图 3-289　MN-18 的 EIC 谱图

3.3.16.2　GC-HRMS 图

MN-18 的 GC-HRMS 图，见图 3-290。

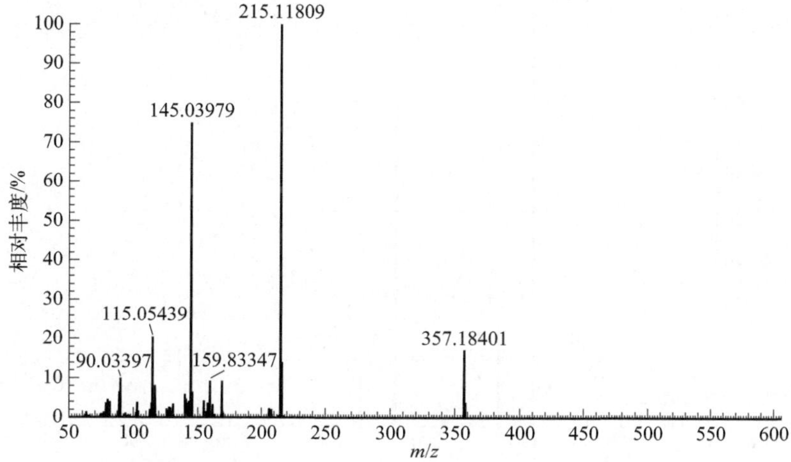

图 3-290　MN-18 的 GC-HRMS 图

3.3.16.3　LC-MS/MS 离子对/色谱图

MN-18 的 LC-MS/MS 采集参数，见表 3-146。

表 3-146　MN-18 的 LC-MS/MS 采集参数

化合物名称	保留时间/min	母离子质荷比(m/z)	子离子质荷比(m/z)(碰撞能量/eV)
MN-18	9.75	358.2	215.2(−19)
MN-18	9.75	358.2	145.0(−34)

MN-18 的 MRM 谱图，见图 3-291。

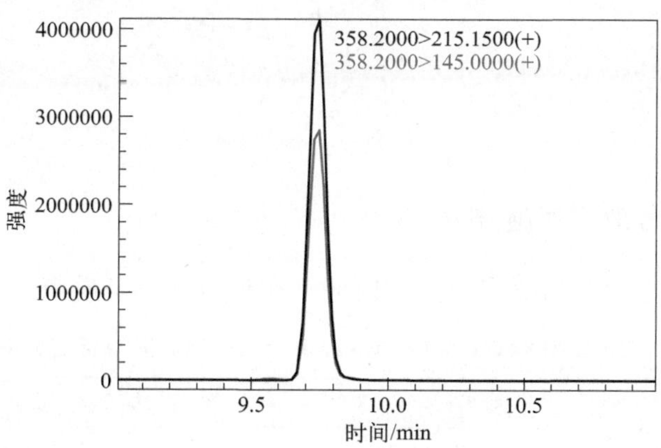

图 3-291　MN-18 的 MRM 谱图

3.3.16.4 LC-HRMS 图

MN-18 的 LC-HRMS 图，见图 3-292。

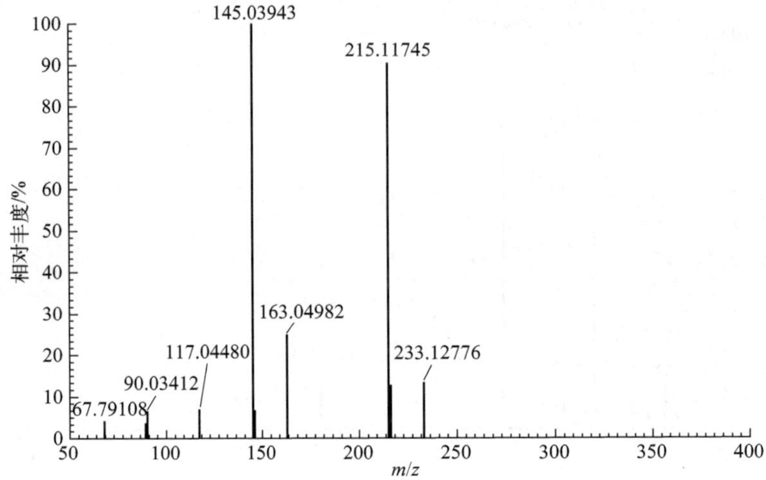

图 3-292 MN-18 的 LC-HRMS 图

3.3.17 ACHMINACA

中文名称：*N*-(金刚烷-1-基)-1-(环己基甲基)-1*H*-吲唑-3-甲酰胺

CAS 号：1400742-33-7

分子式：$C_{25}H_{33}N_3O$

分子量：391.56

结构式：

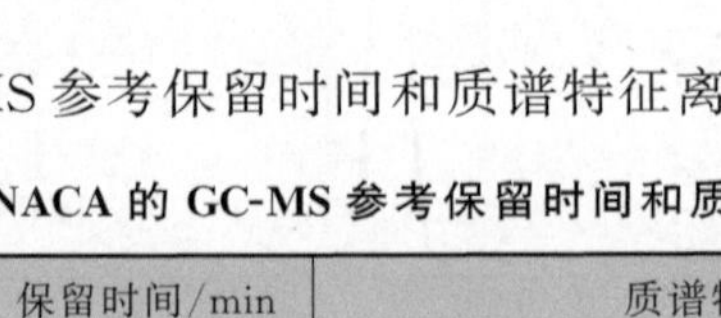

3.3.17.1 GC-MS 离子对/色谱图

ACHMINACA 的 GC-MS 参考保留时间和质谱特征离子质荷比，见表 3-147。

表 3-147 ACHMINACA 的 GC-MS 参考保留时间和质谱特征离子质荷比

化合物名称	保留时间/min	质谱特征离子质荷比(*m*/*z*)
ACHMINACA	13.14	241*,363,145

注：*表示基峰。

ACHMINACA 的 EIC 谱图，见图 3-293。

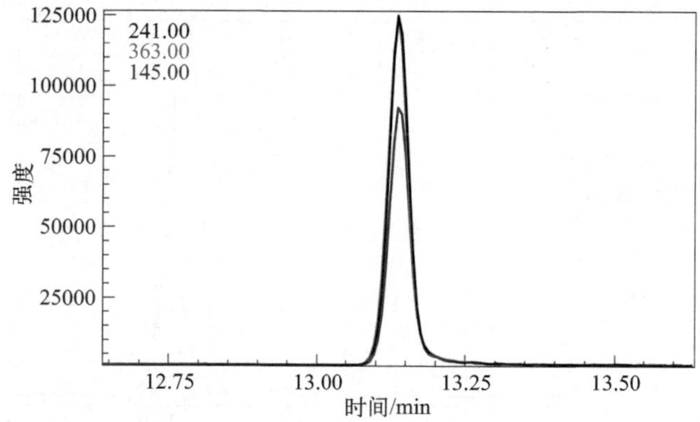

图 3-293　ACHMINACA 的 EIC 谱图

3.3.17.2　GC-HRMS 图

ACHMINACA 的 GC-HRMS 图，见图 3-294。

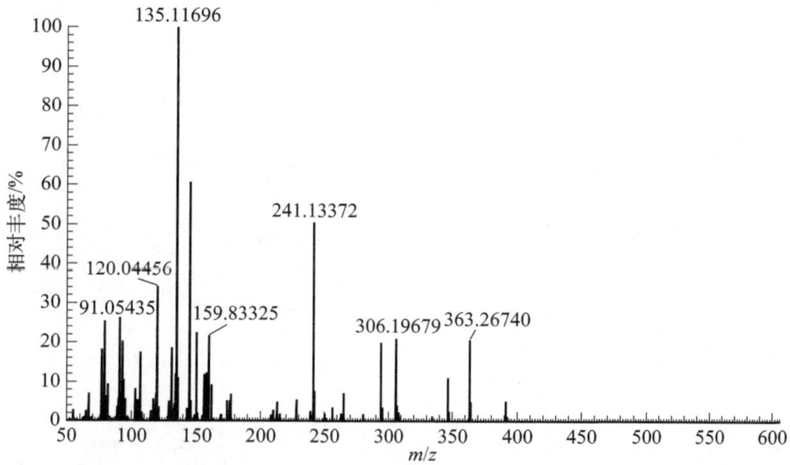

图 3-294　ACHMINACA 的 GC-HRMS 图

3.3.17.3　LC-MS/MS 离子对/色谱图

ACHMINACA 的 LC-MS/MS 采集参数，见表 3-148。

表 3-148　ACHMINACA 的 LC-MS/MS 采集参数

化合物名称	保留时间/min	母离子质荷比(m/z)	子离子质荷比(m/z)(碰撞能量/eV)
ACHMINACA	13.92	392.3	135.1(−23)
ACHMINACA	13.92	392.3	93.1(−53)
ACHMINACA	13.92	392.3	107.1(−50)

ACHMINACA 的 MRM 谱图，见图 3-295。

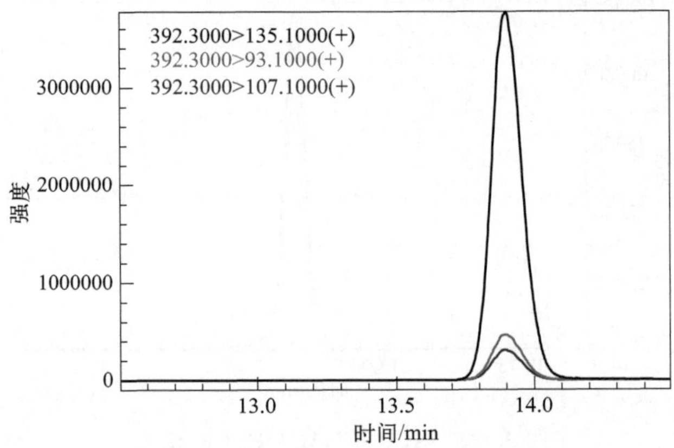

图 3-295 ACHMINACA 的 MRM 谱图

3.3.17.4 LC-HRMS 图

ACHMINACA 的 LC-HRMS 图，见图 3-296。

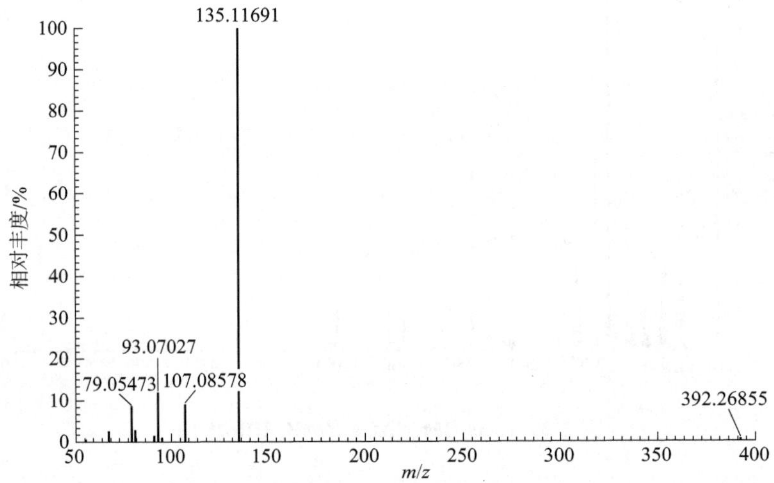

图 3-296 ACHMINACA 的 LC-HRMS 图

3.3.18 EDMB-PINACA

中文名称：2-(1-戊基-1*H*-吲唑-3-甲酰氨基)-3,3-二甲基丁酸乙酯

CAS 号：2666934-55-8

分子式：$C_{21}H_{31}N_3O_3$

分子量：373.50

结构式：

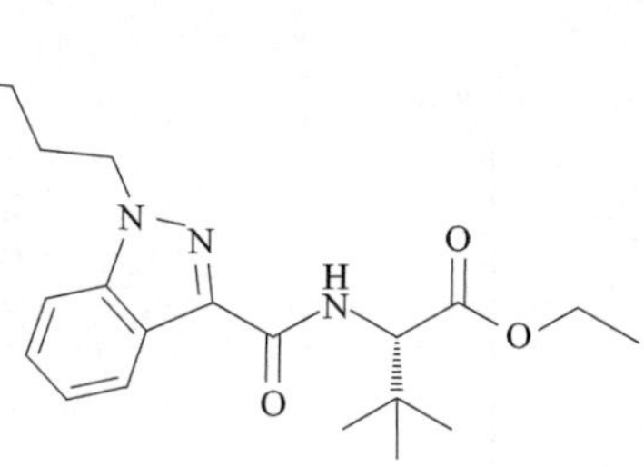

3.3.18.1　GC-MS离子对/色谱图

EDMB-PINACA的GC-MS参考保留时间和质谱特征离子质荷比，见表3-149。

表3-149　EDMB-PINACA的GC-MS参考保留时间和质谱特征离子质荷比

化合物名称	保留时间/min	质谱特征离子质荷比(m/z)
EDMB-PINACA	8.49	215*,317,145

注：*表示基峰。

EDMB-PINACA的EIC谱图，见图3-297。

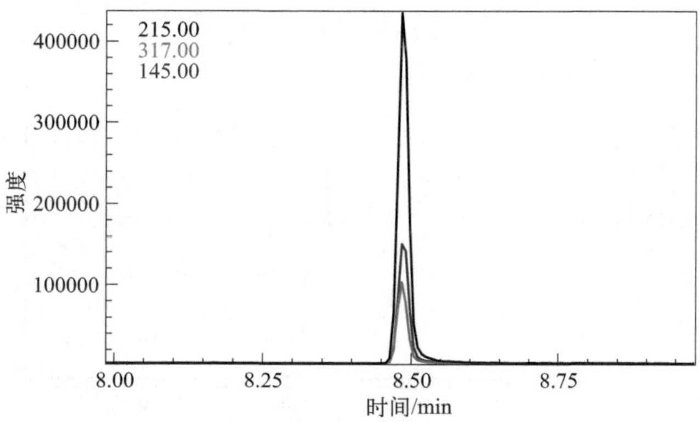

图3-297　EDMB-PINACA的EIC谱图

3.3.18.2　GC-HRMS图

EDMB-PINACA的GC-HRMS图，见图3-298。

3.3.18.3　LC-MS/MS离子对/色谱图

EDMB-PINACA的LC-MS/MS采集参数，见表3-150。

表3-150　EDMB-PINACA的LC-MS/MS采集参数

化合物名称	保留时间/min	母离子质荷比(m/z)	子离子质荷比(m/z)(碰撞能量/eV)
EDMB-PINACA	9.42	374.2	215.1(−26)
EDMB-PINACA	9.42	374.2	300.3(−17)
EDMB-PINACA	9.42	374.2	145.0(−42)

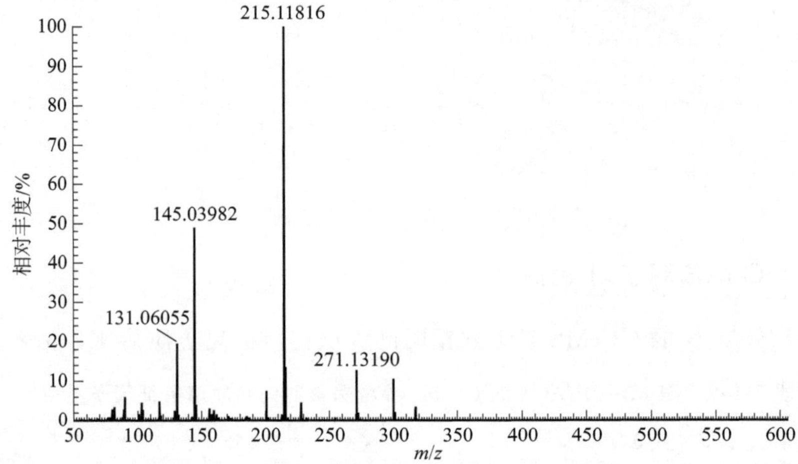

图 3-298 EDMB-PINACA 的 GC-HRMS 图

EDMB-PINACA 的 MRM 谱图，见图 3-299。

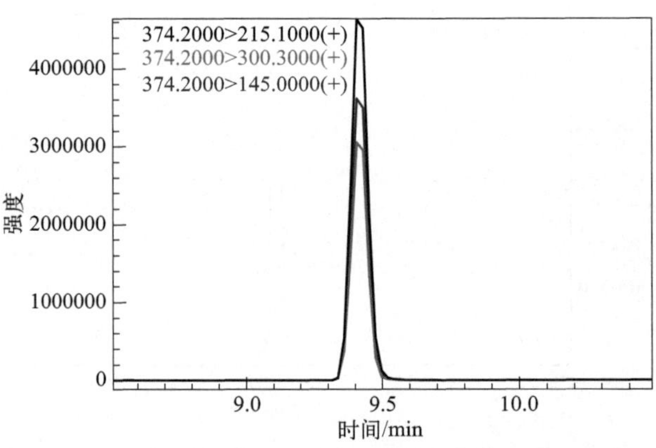

图 3-299 EDMB-PINACA 的 MRM 谱图

3.3.18.4 LC-HRMS 图

EDMB-PINACA 的 LC-HRMS 图，见图 3-300。

3.3.19 ADB-FUBINACA

中文名称：*N*-(1-氨甲酰基-2,2-二甲基丙基)-1-(4-氟苄基)吲唑-3-甲酰胺

CAS 号：1445583-51-6

分子式：$C_{21}H_{23}FN_4O_2$

分子量：382.44

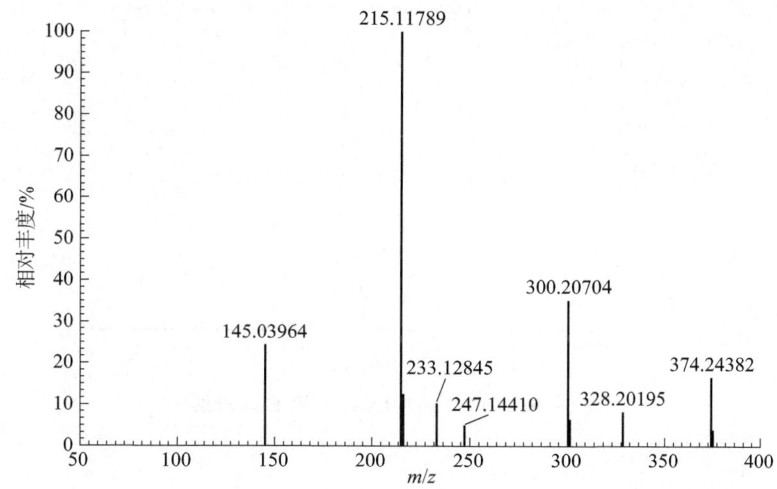

图 3-300　EDMB-PINACA 的 LC-HRMS 图

结构式：

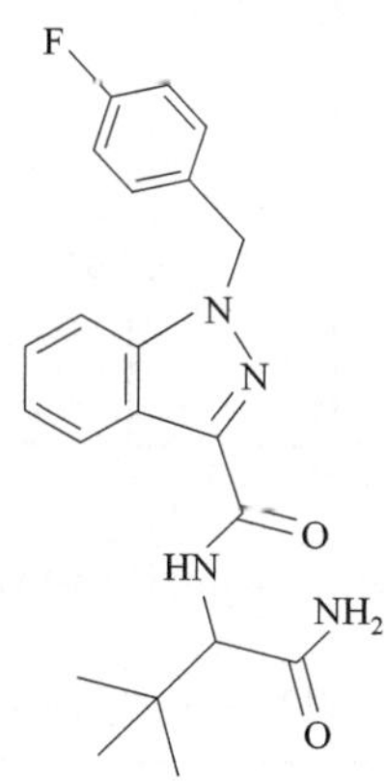

3.3.19.1　GC-MS 离子对/色谱图

ADB-FUBINACA 的 GC-MS 参考保留时间和质谱特征离子质荷比，见表 3-151。

表 3-151　ADB-FUBINACA 的 GC-MS 参考保留时间和质谱特征离子质荷比

化合物名称	保留时间/min	质谱特征离子质荷比(m/z)
ADB-FUBINACA	10.41	253*,338,309,109

注：*表示基峰。

ADB-FUBINACA 的 EIC 谱图，见图 3-301。

3.3.19.2　GC-HRMS 图

ADB-FUBINACA 的 GC-HRMS 图，见图 3-302。

3.3.19.3　LC-MS/MS 离子对/色谱图

ADB-FUBINACA 的 LC-MS/MS 采集参数，见表 3-152。

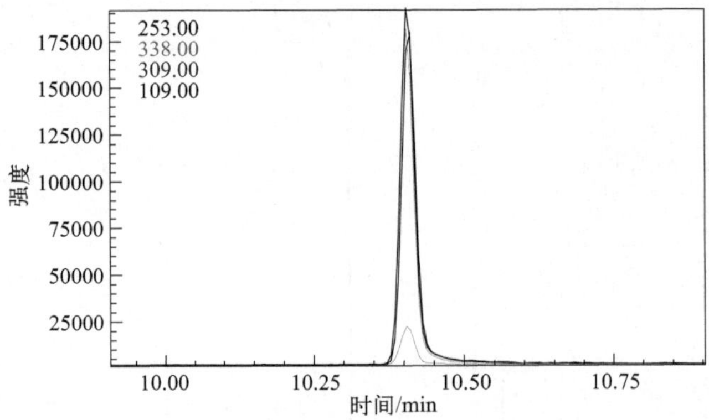

图 3-301 ADB-FUBINACA 的 EIC 谱图

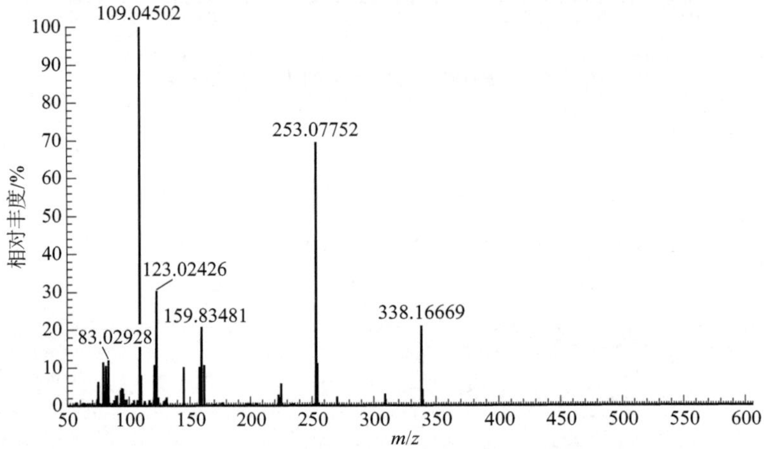

图 3-302 ADB-FUBINACA 的 GC-HRMS 图

表 3-152 ADB-FUBINACA 的 LC-MS/MS 采集参数

化合物名称	保留时间/min	母离子质荷比(m/z)	子离子质荷比(m/z)(碰撞能量/eV)
ADB-FUBINACA	5.78	383.2	338.2(−16)
ADB-FUBINACA	5.78	383.2	253.1(−26)

ADB-FUBINACA 的 MRM 谱图，见图 3-303。

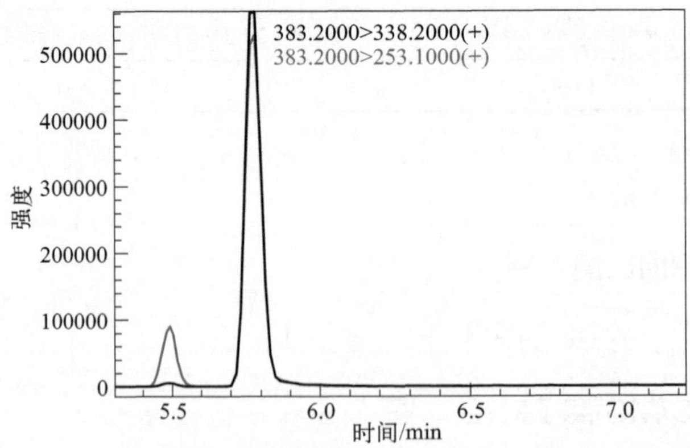

图 3-303 ADB-FUBINACA 的 MRM 谱图

3.3.19.4　LC-HRMS 图

ADB-FUBINACA 的 LC-HRMS 图，见图 3-304。

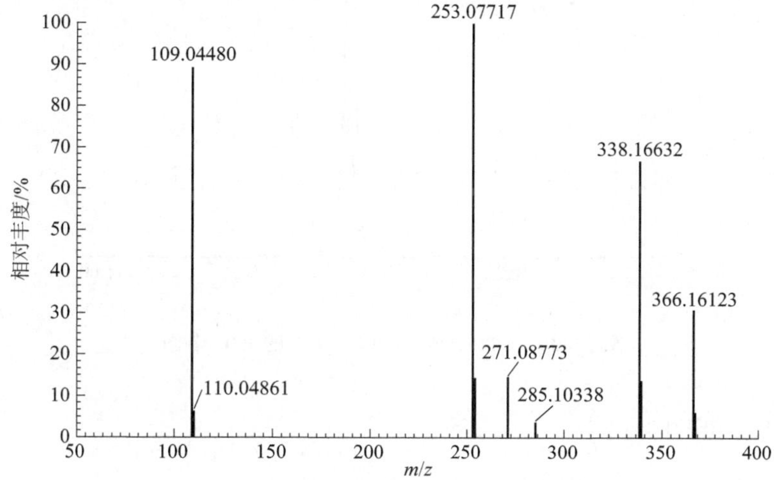

图 3-304　ADB-FUBINACA 的 LC-HRMS 图

3.3.20　5Cl-CUMYL-PINACA

中文名称：*N*-(1-甲基-1-苯基乙基)-1-(5-氯戊基)吲唑-3-甲酰胺

CAS 号：—

分子式：$C_{22}H_{26}ClN_3O$

分子量：383.92

结构式：

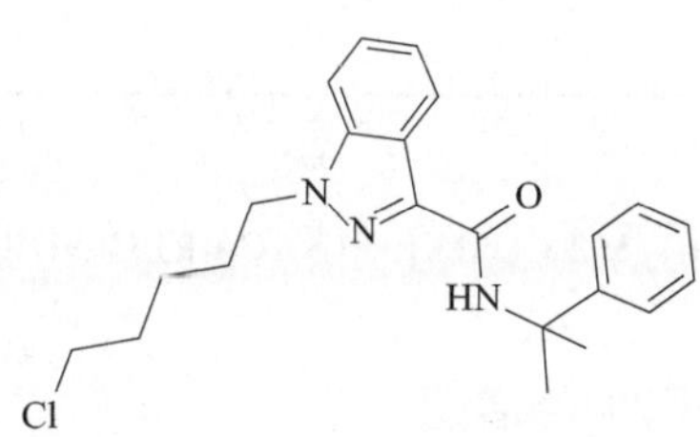

3.3.20.1　GC-MS 离子对/色谱图

5Cl-CUMYL-PINACA 的 GC-MS 参考保留时间和质谱特征离子质荷比，见表 3-153。

表 3-153　5Cl-CUMYL-PINACA 的 GC-MS 参考保留时间和质谱特征离子质荷比

化合物名称	保留时间/min	质谱特征离子质荷比(m/z)
5Cl-CUMYL-PINACA	10.55	249*,368,213,145

注：* 表示基峰。

5Cl-CUMYL-PINACA 的 EIC 谱图，见图 3-305。

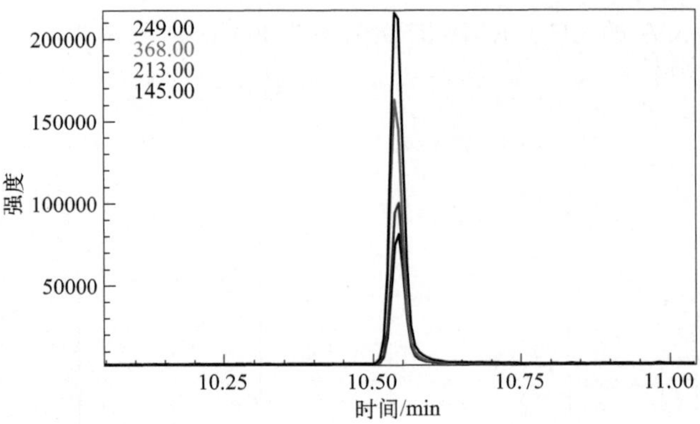

图 3-305 5Cl-CUMYL-PINACA 的 EIC 谱图

3.3.20.2 GC-HRMS 图

5Cl-CUMYL-PINACA 的 GC-HRMS 图，见图 3-306。

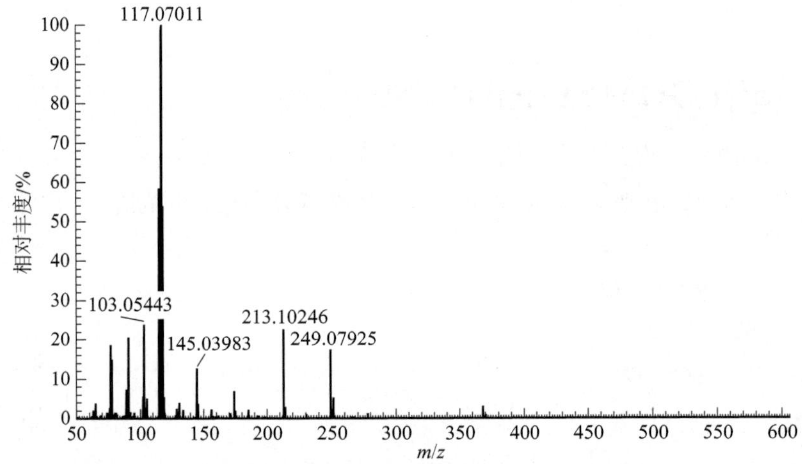

图 3-306 5Cl-CUMYL-PINACA 的 GC-HRMS 图

3.3.20.3 LC-MS/MS 离子对/色谱图

5Cl-CUMYL-PINACA 的 LC-MS/MS 采集参数，见表 3-154。

表 3-154 5Cl-CUMYL-PINACA 的 LC-MS/MS 采集参数

化合物名称	保留时间/min	母离子质荷比(m/z)	子离子质荷比(m/z)(碰撞能量/eV)
5Cl-CUMYL-PINACA	8.49	384.85	250.0(−22)
5Cl-CUMYL-PINACA	8.49	384.85	214.0(−31)
5Cl-CUMYL-PINACA	8.49	384.85	145.0(−42)

5Cl-CUMYL-PINACA 的 MRM 谱图，见图 3-307。

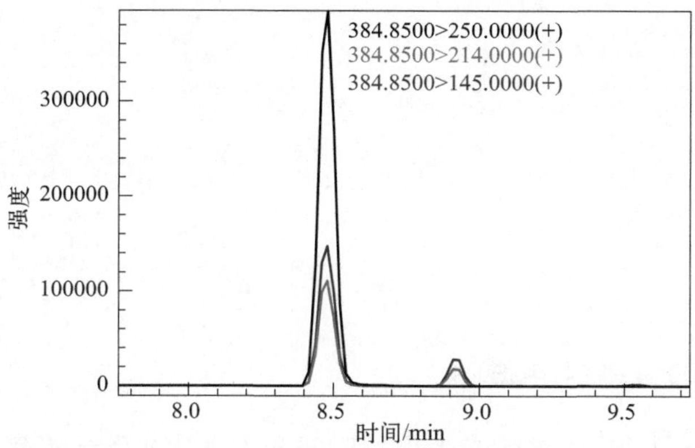

图 3-307　5Cl-CUMYL-PINACA 的 MRM 谱图

3.3.20.4　LC-HRMS 图

5Cl-CUMYL-PINACA 的 LC-HRMS 图，见图 3-308。

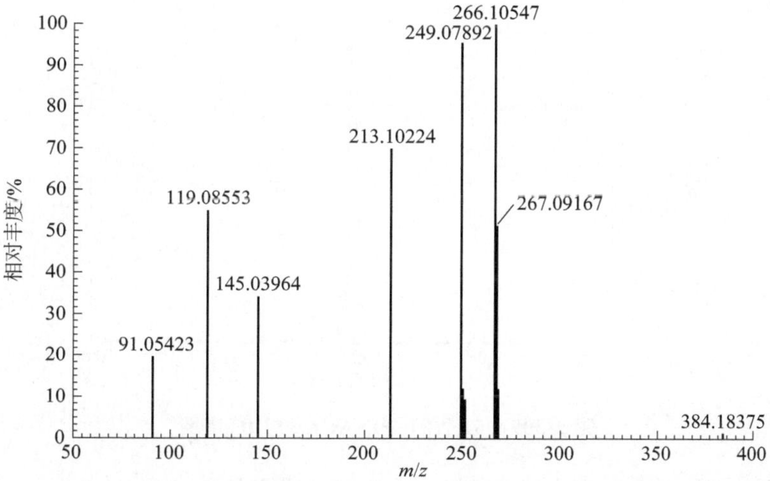

图 3-308　5Cl-CUMYL-PINACA 的 LC-HRMS 图

3.3.21　5F-ADB-PINACA

中文名称：*N*-(1-氨基-3,3-二甲基-1-氧代丁-2-基)-1-(5-氟戊基)-1*H*-吲唑-3-甲酰胺

CAS 号：1863065-90-0

分子式：$C_{19}H_{27}FN_4O_2$

分子量：362.44

结构式：

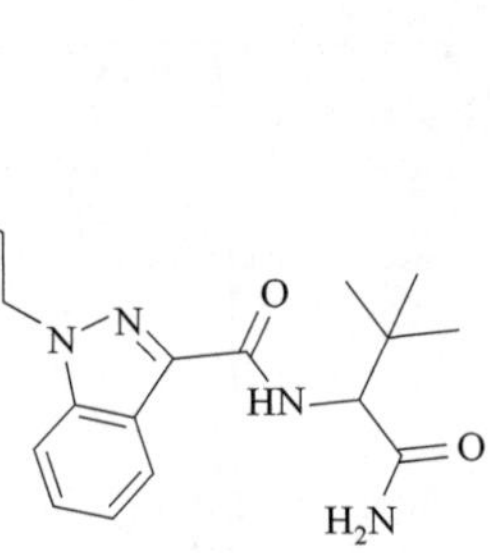

3.3.21.1　GC-MS 离子对/色谱图

5F-ADB-PINACA 的 GC-MS 参考保留时间和质谱特征离子质荷比，见表 3-155。

表 3-155　5F-ADB-PINACA 的 GC-MS 参考保留时间和质谱特征离子质荷比

化合物名称	保留时间/min	质谱特征离子质荷比(m/z)
5F-ADB-PINACA	9.51	233*,318,213,145

注：*表示基峰。

5F-ADB-PINACA 的 EIC 谱图，见图 3-309。

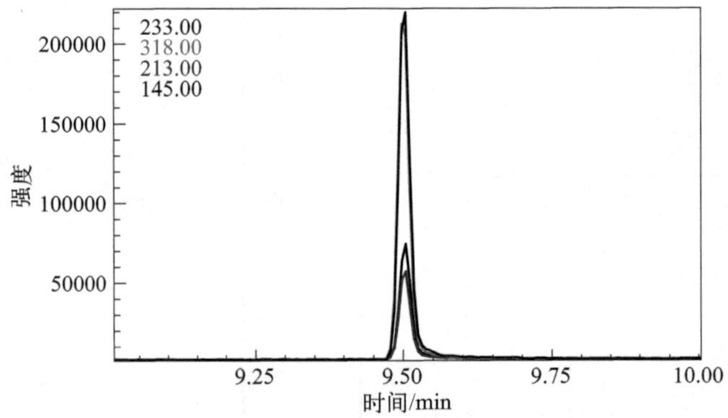

图 3-309　5F-ADB-PINACA 的 EIC 谱图

3.3.21.2　GC-HRMS 图

5F-ADB-PINACA 的 GC-HRMS 图，见图 3-310。

3.3.21.3　LC-MS/MS 离子对/色谱图

5F-ADB-PINACA 的 LC-MS/MS 采集参数，见表 3-156。

表 3-156　5F-ADB-PINACA 的 LC-MS/MS 采集参数

化合物名称	保留时间/min	母离子质荷比(m/z)	子离子质荷比(m/z)(碰撞能量/eV)
5F-ADB-PINACA	5.32	363.2	318.2(−16)
5F-ADB-PINACA	5.32	363.2	177.0(−36)

5F-ADB-PINACA 的 MRM 谱图，见图 3-311。

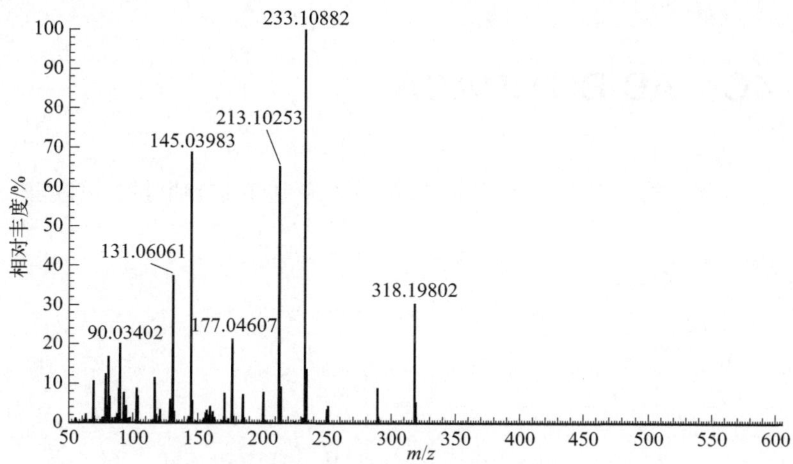

图 3-310　5F-ADB-PINACA 的 GC-HRMS 图

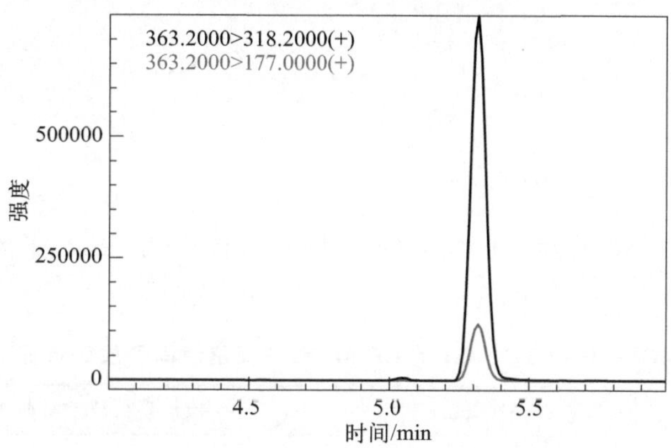

图 3-311　5F-ADB-PINACA 的 MRM 谱图

3.3.21.4　LC-HRMS 图

5F-ADB-PINACA 的 LC-HRMS 图，见图 3-312。

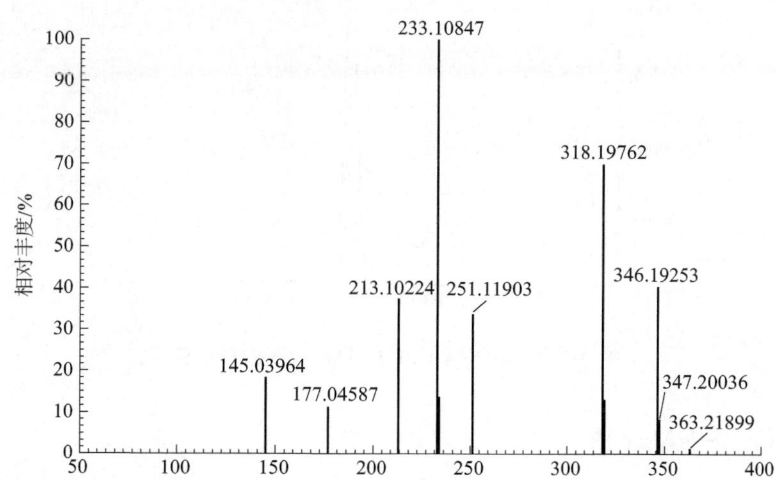

图 3-312　5F-ADB-PINACA 的 LC-HRMS 图

3.3.22 4CN-AB-BUTINACA

中文名称：N-(1-氨甲酰基-2-甲基丙基)-1-(4-氰基丁基)吲唑-3-甲酰胺

CAS号：—

分子式：$C_{18}H_{23}N_5O_2$

分子量：341.42

结构式：

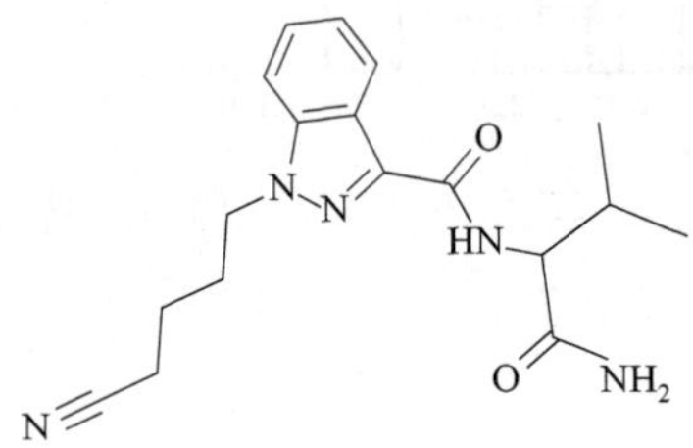

3.3.22.1 GC-MS离子对/色谱图

4CN-AB-BUTINACA的GC-MS参考保留时间和质谱特征离子质荷比，见表3-157。

表3-157 4CN-AB-BUTINACA的GC-MS参考保留时间和质谱特征离子质荷比

化合物名称	保留时间/min	质谱特征离子质荷比(m/z)
4CN-AB-BUTINACA	10.63	226*,297,145

注：*表示基峰。

4CN-AB-BUTINACA的EIC谱图，见图3-313。

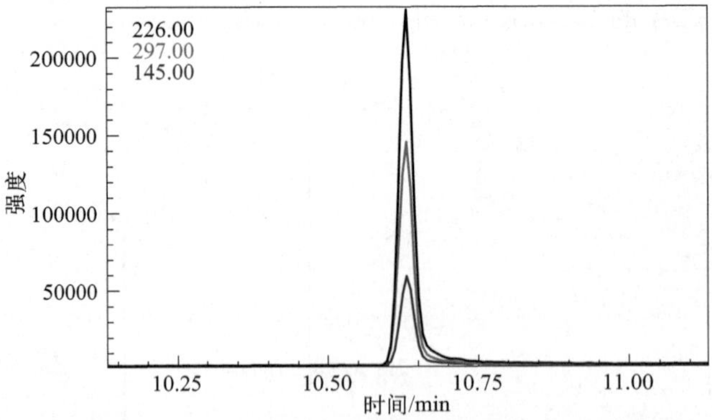

图3-313 4CN-AB-BUTINACA的EIC谱图

3.3.22.2 GC-HRMS图

4CN-AB-BUTINACA的GC-HRMS图，见图3-314。

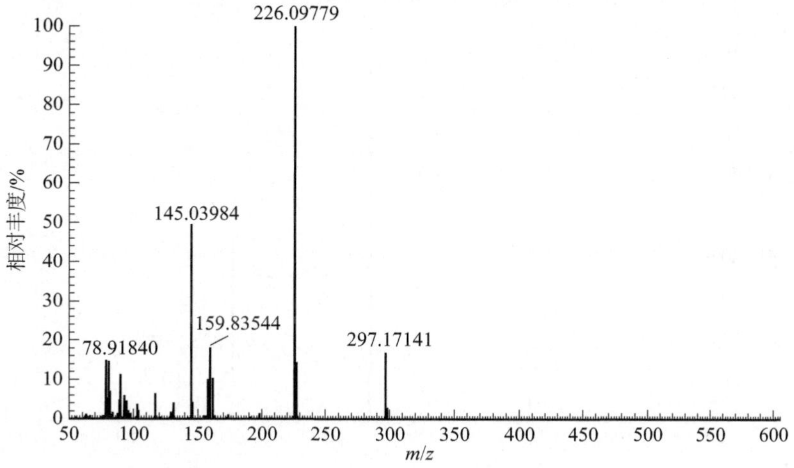

图 3-314　4CN-AB-BUTINACA 的 GC-HRMS 图

3.3.22.3　LC-MS/MS 离子对/色谱图

4CN-AB-BUTINACA 的 LC-MS/MS 采集参数，见表 3-158。

表 3-158　4CN-AB-BUTINACA 的 LC-MS/MS 采集参数

化合物名称	保留时间/min	母离子质荷比(m/z)	子离子质荷比(m/z)(碰撞能量/eV)
4CN-AB-BUTINACA	2.84	342.42	226.0(−26)
4CN-AB-BUTINACA	2.84	342.42	145.0(−43)

4CN-AB-BUTINACA 的 MRM 谱图，见图 3-315。

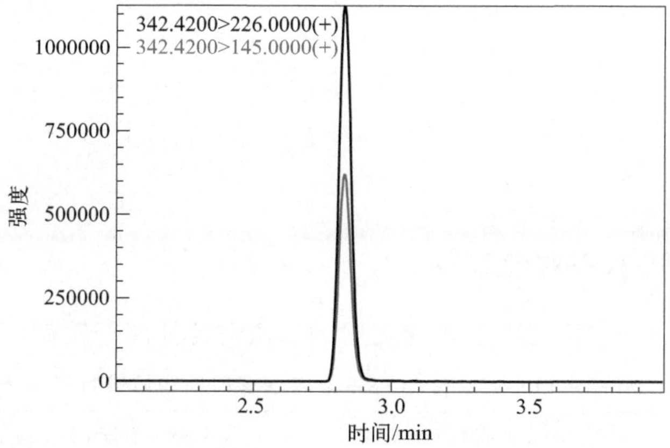

图 3-315　4CN-AB-BUTINACA 的 MRM 谱图

3.3.22.4　LC-HRMS 图

4CN-AB-BUTINACA 的 LC-HRMS 图，见图 3-316。

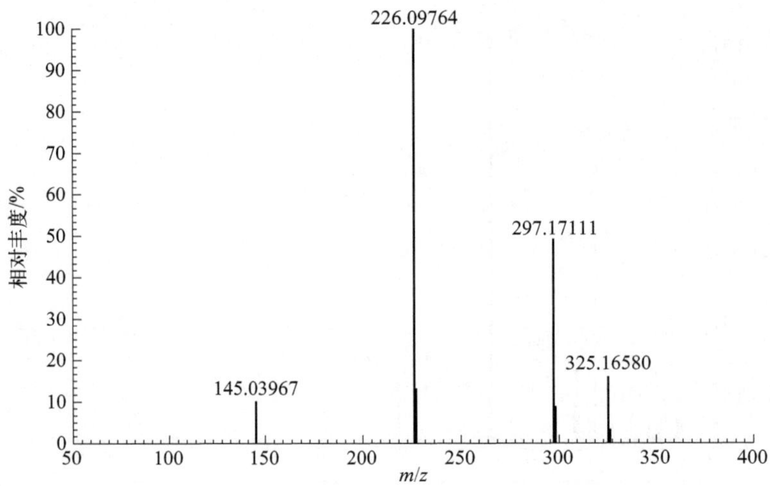

图 3-316 4CN-AB-BUTINACA 的 LC-HRMS 图

3.3.23 5F-AB-PINACA

中文名称：*N*-(1-氨甲酰基-2-甲基丙基)-1-(5-氟戊基)吲唑-3-甲酰胺

CAS 号：1800101-60-3

分子式：$C_{18}H_{25}FN_4O_2$

分子量：348.42

结构式：

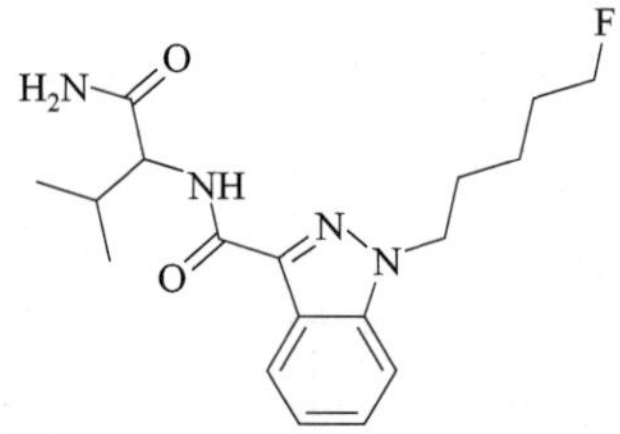

3.3.23.1 GC-MS 离子对/色谱图

5F-AB-PINACA 的 GC-MS 参考保留时间和质谱特征离子质荷比，见表 3-159。

表 3-159 5F-AB-PINACA 的 GC-MS 参考保留时间和质谱特征离子质荷比

化合物名称	保留时间/min	质谱特征离子质荷比(m/z)
5F-AB-PINACA	9.46	233*,304,213,145

注：*表示基峰。

5F-AB-PINACA 的 EIC 谱图，见图 3-317。

3.3.23.2 GC-HRMS 图

5F-AB-PINACA 的 GC-HRMS 图，见图 3-318。

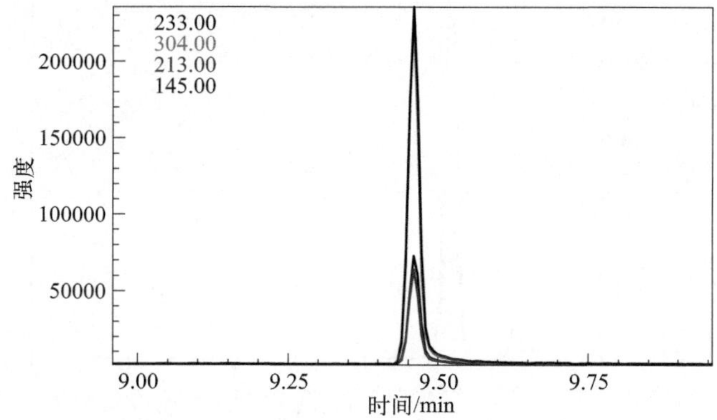

图 3-317　5F-AB-PINACA 的 EIC 谱图

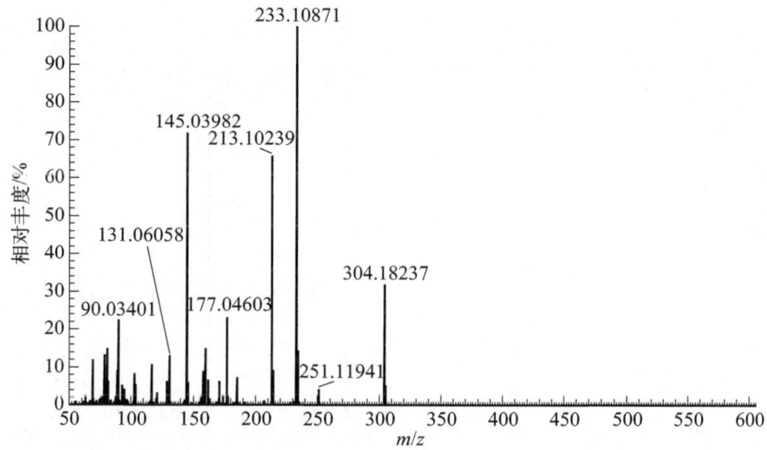

图 3-318　5F-AB-PINACA 的 GC-HRMS 图

3.3.23.3　LC-MS/MS 离子对/色谱图

5F-AB-PINACA 的 LC-MS/MS 采集参数，见表 3-160。

表 3-160　5F-AB-PINACA 的 LC-MS/MS 采集参数

化合物名称	保留时间/min	母离子质荷比(m/z)	子离子质荷比(m/z)(碰撞能量/eV)
5F-AB-PINACA	4.48	349.2	233.1(−24)
5F-AB-PINACA	4.48	349.2	304.2(−16)
5F-AB-PINACA	4.48	349.2	213.1(−32)

5F-AB-PINACA 的 MRM 谱图，见图 3-319。

3.3.23.4　LC-HRMS 图

5F-AB-PINACA 的 LC-HRMS 图，见图 3-320。

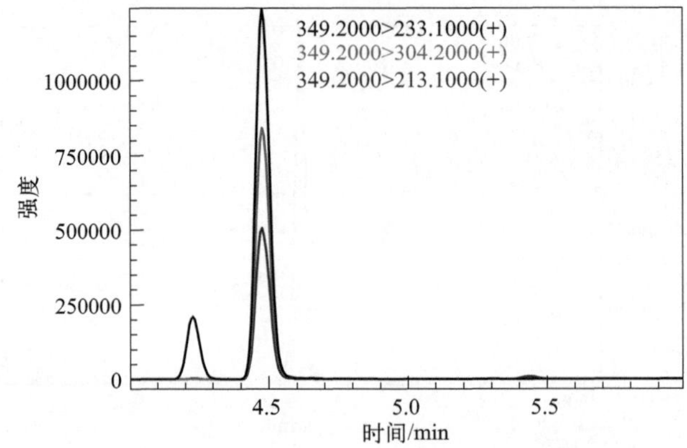

图 3-319 5F-AB-PINACA 的 MRM 谱图

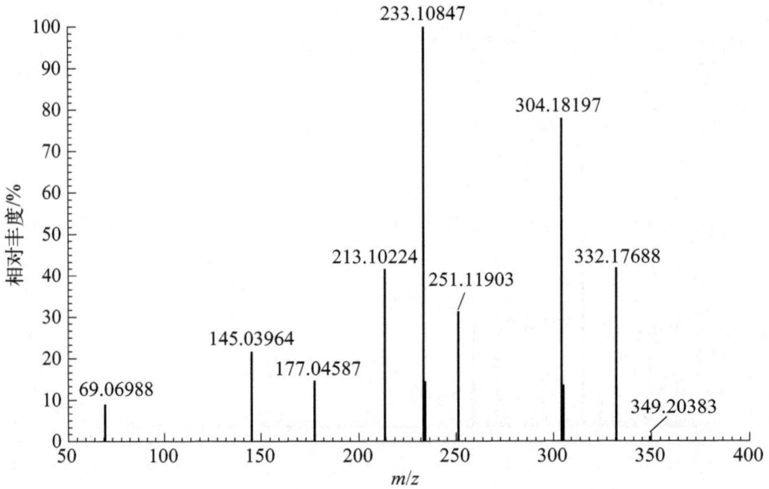

图 3-320 5F-AB-PINACA 的 LC-HRMS 图

3.3.24 CUMYL-THPINACA

中文名称：*N*-(1-甲基-1-苯基乙基)-1-(4-四氢吡喃基甲基)吲唑-3-甲酰胺

CAS 号：1400742-50-8

分子式：$C_{23}H_{27}N_3O_2$

分子量：377.49

结构式：

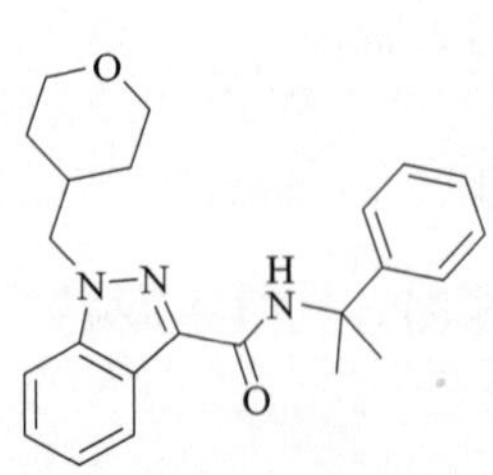

3.3.24.1　GC-MS 离子对/色谱图

CUMYL-THPINACA 的 GC-MS 参考保留时间和质谱特征离子质荷比，见表 3-161。

表 3-161　CUMYL-THPINACA 的 GC-MS 参考保留时间和质谱特征离子质荷比

化合物名称	保留时间/min	质谱特征离子质荷比(m/z)
CUMYL-THPINACA	10.67	243*,377,362,145

注：*表示基峰。

CUMYL-THPINACA 的 EIC 谱图，见图 3-321。

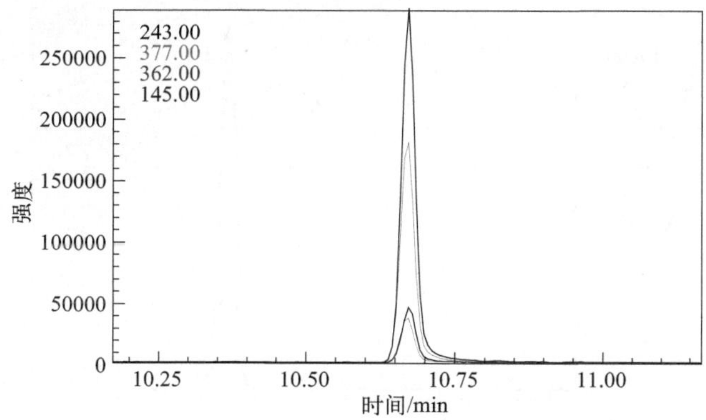

图 3-321　CUMYL-THPINACA 的 EIC 谱图

3.3.24.2　GC-HRMS 图

CUMYL-THPINACA 的 GC-HRMS 图，见图 3-322。

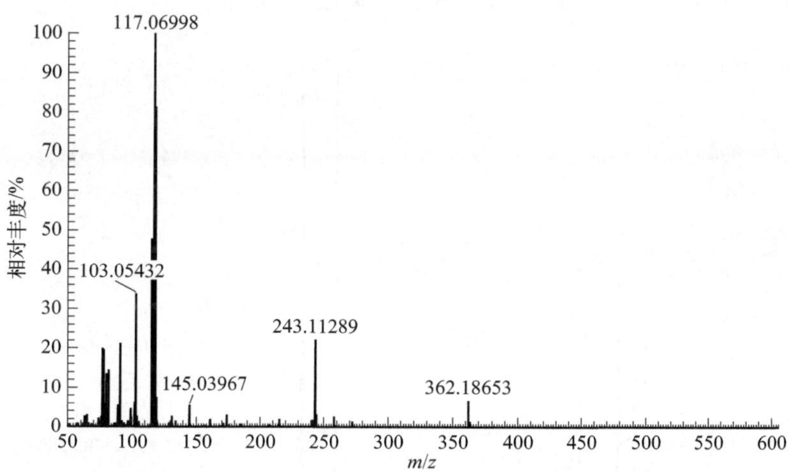

图 3-322　CUMYL-THPINACA 的 GC-HRMS 图

3.3.24.3 LC-MS/MS 离子对/色谱图

CUMYL-THPINACA 的 LC-MS/MS 采集参数，见表 3-162。

表 3-162 CUMYL-THPINACA 的 LC-MS/MS 采集参数

化合物名称	保留时间/min	母离子质荷比(m/z)	子离子质荷比(m/z)(碰撞能量/eV)
CUMYL-THPINACA	6.78	378.2	243.1(−22)
CUMYL-THPINACA	6.78	378.2	260.1(−12)
CUMYL-THPINACA	6.78	378.2	119.1(−25)

CUMYL-THPINACA 的 MRM 谱图，见图 3-323。

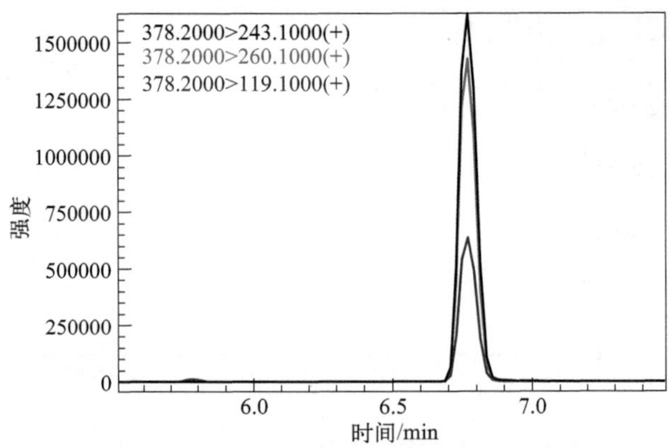

图 3-323 CUMYL-THPINACA 的 MRM 谱图

3.3.24.4 LC-HRMS 图

CUMYL-THPINACA 的 LC-HRMS 图，见图 3-324。

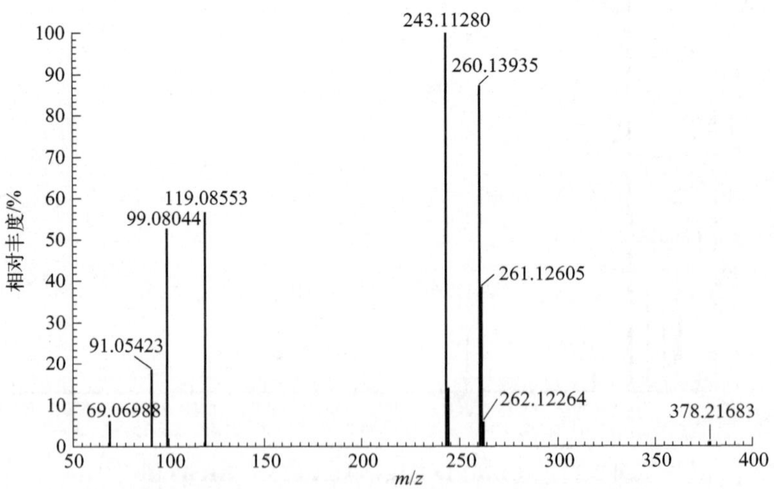

图 3-324 CUMYL-THPINACA 的 LC-HRMS 图

3.3.25 FUB-APINACA

中文名称：1-(4-氟苄基)-*N*-(1-金刚烷基)吲唑-3-甲酰胺

CAS 号：2180933-90-6

分子式：$C_{25}H_{26}FN_3O$

分子量：403.50

结构式：

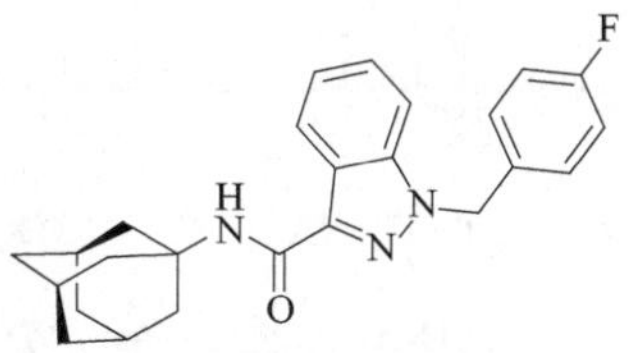

3.3.25.1 GC-MS 离子对/色谱图

FUB-APINACA 的 GC-MS 参考保留时间和质谱特征离子质荷比，见表 3-163。

表 3-163　FUB-APINACA 的 GC-MS 参考保留时间和质谱特征离子质荷比

化合物名称	保留时间/min	质谱特征离子质荷比(m/z)
FUB-APINACA	13.11	109*,375,294,253

注：* 表示基峰。

FUB-APINACA 的 EIC 谱图，见图 3-325。

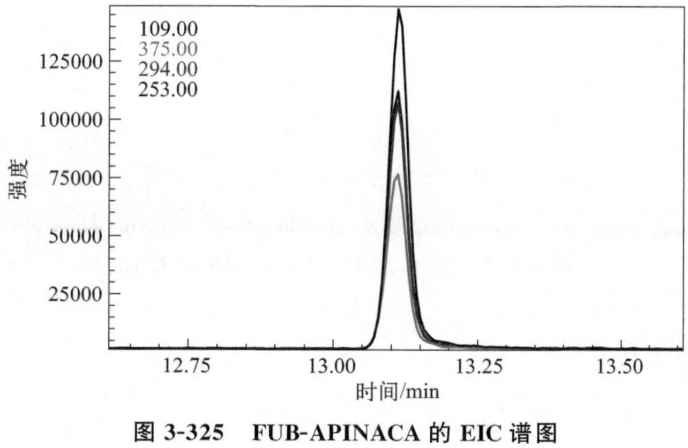

图 3-325　FUB-APINACA 的 EIC 谱图

3.3.25.2 GC-HRMS 图

FUB-APINACA 的 GC-HRMS 图，见图 3-326。

3.3.25.3 LC-MS/MS 离子对/色谱图

FUB-APINACA 的 LC-MS/MS 采集参数，见表 3-164。

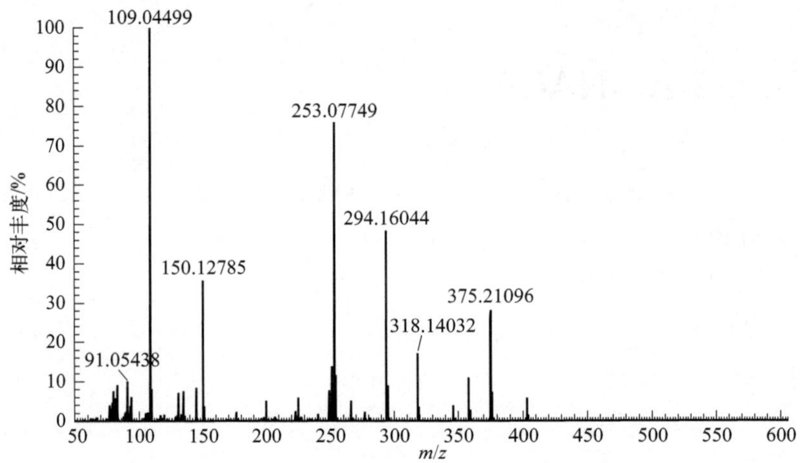

图 3-326 FUB-APINACA 的 GC-HRMS 图

表 3-164 FUB-APINACA 的 LC-MS/MS 采集参数

化合物名称	保留时间/min	母离子质荷比(m/z)	子离子质荷比(m/z)(碰撞能量/eV)
FUB-APINACA	9.97	404.2	135.1(−21)
FUB-APINACA	9.97	404.2	107.1(−49)

FUB-APINACA 的 MRM 谱图，见图 3-327。

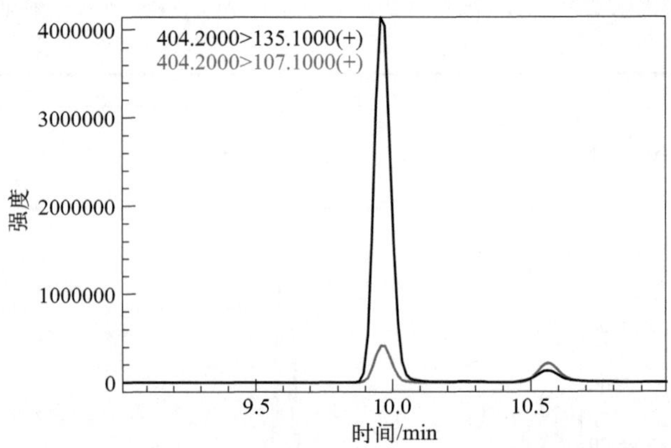

图 3-327 FUB-APINACA 的 MRM 谱图

3.3.25.4 LC-HRMS 图

FUB-APINACA 的 LC-HRMS 图，见图 3-328。

3.3.26 ADB-BUTINACA

中文名称：*N*-(1-氨甲酰基-2,2-二甲基丙基)-1-丁基吲唑-3-甲酰胺

CAS 号：2682867-55-4

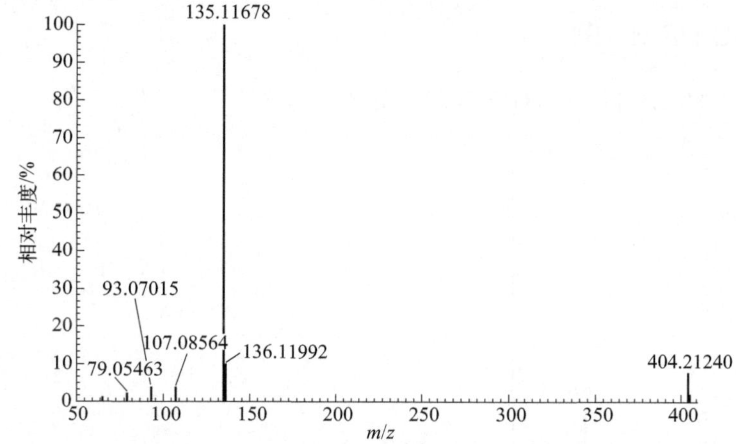

图 3-328　FUB-APINACA 的 LC-HRMS 图

分子式：$C_{18}H_{26}N_4O_2$

分子量：330.42

结构式：

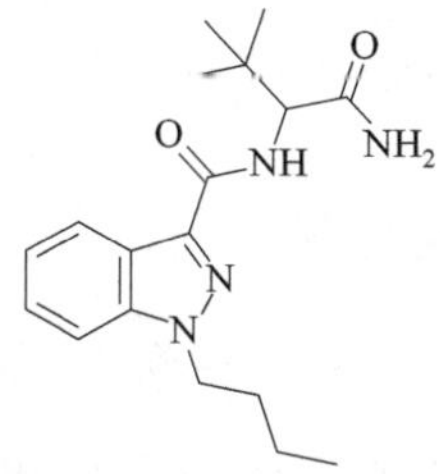

3.3.26.1　GC-MS 离子对/色谱图

ADB-BUTINACA 的 GC-MS 参考保留时间和质谱特征离子质荷比，见表 3-165。

表 3-165　ADB-BUTINACA 的 GC-MS 参考保留时间和质谱特征离子质荷比

化合物名称	保留时间/min	质谱特征离子质荷比(m/z)
ADB-BUTINACA	8.74	201*,286,257,145

注：*表示基峰。

ADB-BUTINACA 的 EIC 谱图，见图 3-329。

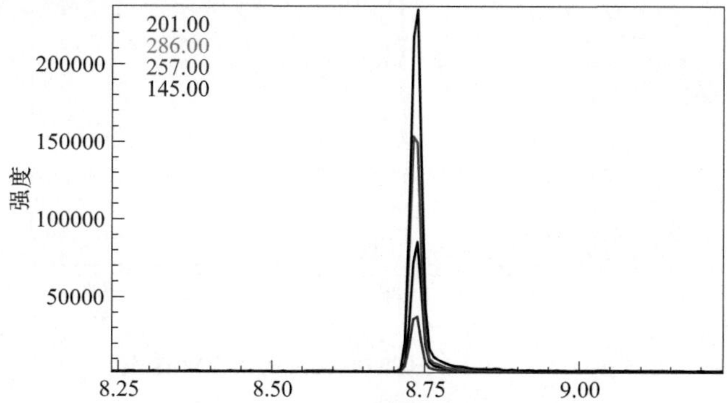

图 3-329　ADB-BUTINACA 的 EIC 谱图

3.3.26.2 GC-HRMS图

ADB-BUTINACA 的 GC-HRMS 图，见图 3-330。

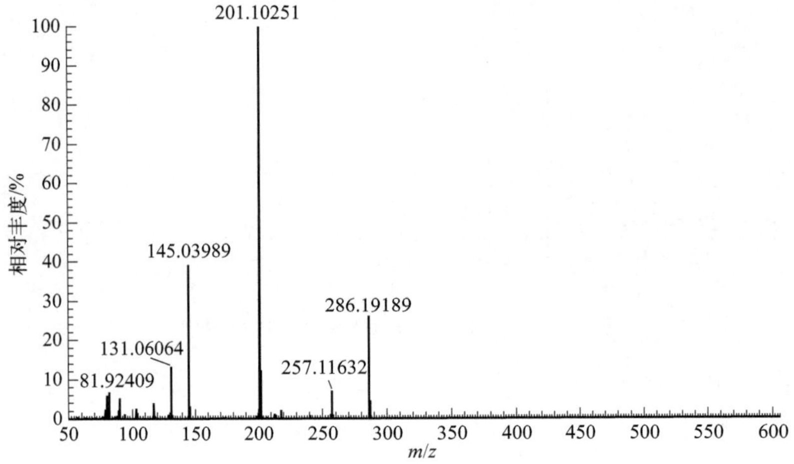

图 3-330 ADB-BUTINACA 的 GC-HRMS 图

3.3.26.3 LC-MS/MS 离子对/色谱图

ADB-BUTINACA 的 LC-MS/MS 采集参数，见表 3-166。

表 3-166 ADB-BUTINACA 的 LC-MS/MS 采集参数

化合物名称	保留时间/min	母离子质荷比(m/z)	子离子质荷比(m/z)(碰撞能量/eV)
ADB-BUTINACA	5.95	331.2	201.1(−27)
ADB-BUTINACA	5.95	331.2	145.0(−41)
ADB-BUTINACA	5.95	331.2	286.2(−15)

ADB-BUTINACA 的 MRM 谱图，见图 3-331。

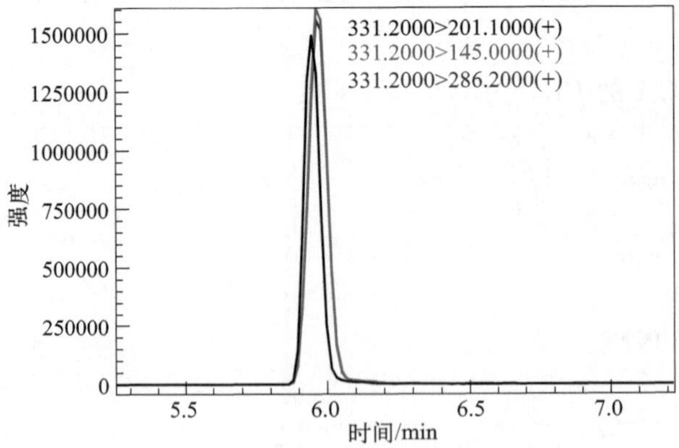

图 3-331 ADB-BUTINACA 的 MRM 谱图

3.3.26.4 LC-HRMS 图

ADB-BUTINACA 的 LC-HRMS 图，见图 3-332。

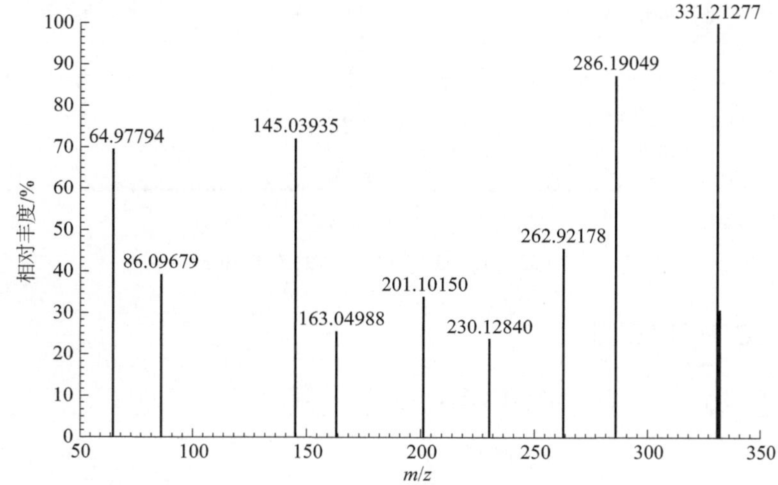

图 3-332　ADB-BUTINACA 的 LC-HRMS 图

3.3.27 4F-ABUTINACA

中文名称：*N*-(1-金刚烷基)-1-(4-氟丁基)吲唑-3-甲酰胺

CAS 号：1445580-39-1

分子式：$C_{22}H_{28}FN_3O$

分子量：369.48

结构式：

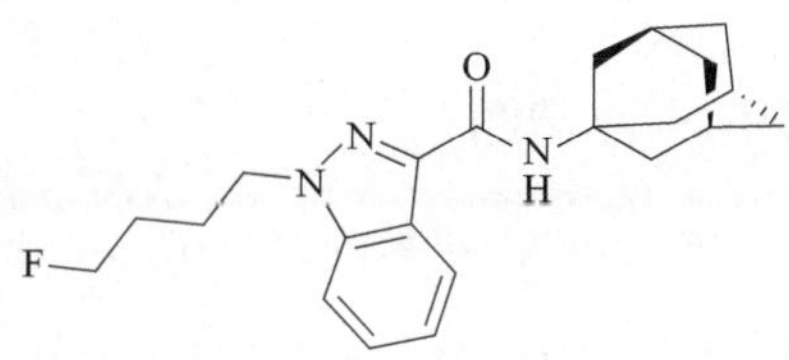

3.3.27.1 GC-MS 离子对/色谱图

4F-ABUTINACA 的 GC-MS 参考保留时间和质谱特征离子质荷比，见表 3-167。

表 3-167　4F-ABUTINACA 的 GC-MS 参考保留时间和质谱特征离子质荷比

化合物名称	保留时间/min	质谱特征离子质荷比(*m/z*)
4F-ABUTINACA	10.85	219*,341,294,145

注：*表示基峰。

4F-ABUTINACA 的 EIC 谱图，见图 3-333。

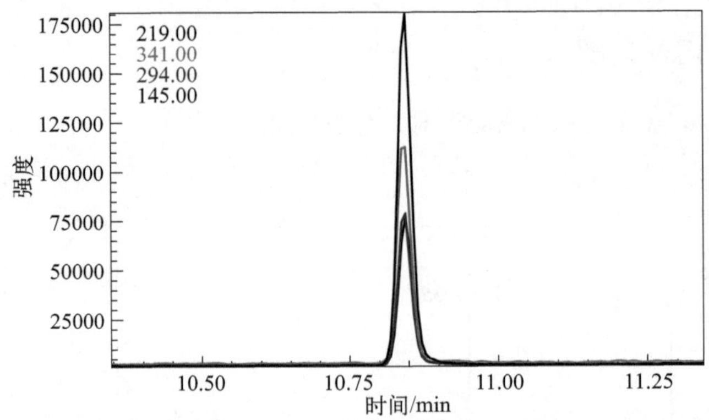

图 3-333 4F-ABUTINACA 的 EIC 谱图

3.3.27.2 GC-HRMS 图

4F-ABUTINACA 的 GC-HRMS 图，见图 3-334。

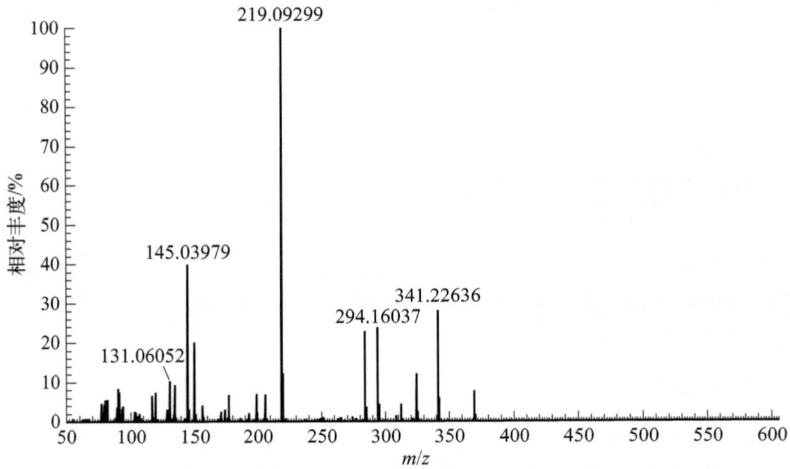

图 3-334 4F-ABUTINACA 的 GC-HRMS 图

3.3.27.3 LC-MS/MS 离子对/色谱图

4F-ABUTINACA 的 LC-MS/MS 采集参数，见表 3-168。

表 3-168 4F-ABUTINACA 的 LC-MS/MS 采集参数

化合物名称	保留时间/min	母离子质荷比(m/z)	子离子质荷比(m/z)(碰撞能量/eV)
4F-ABUTINACA	9.03	370.2	135.1(−20)
4F-ABUTINACA	9.03	370.2	93.1(−51)
4F-ABUTINACA	9.03	370.2	107.1(−44)

4F-ABUTINACA 的 MRM 谱图，见图 3-335。

3.3.27.4 LC-HRMS 图

4F-ABUTINACA 的 LC-HRMS 图，见图 3-336。

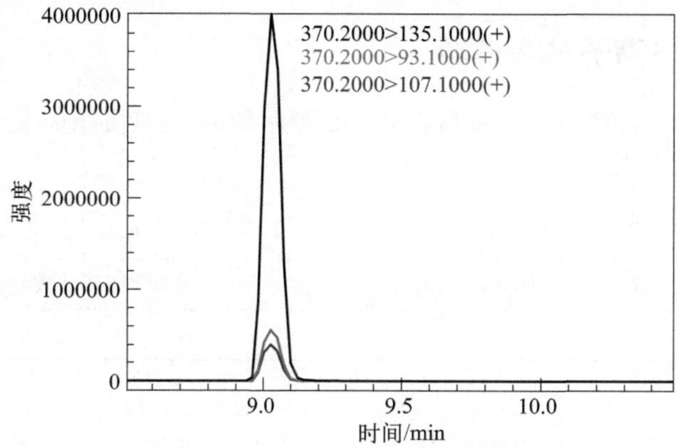

图 3-335　4F-ABUTINACA 的 MRM 谱图

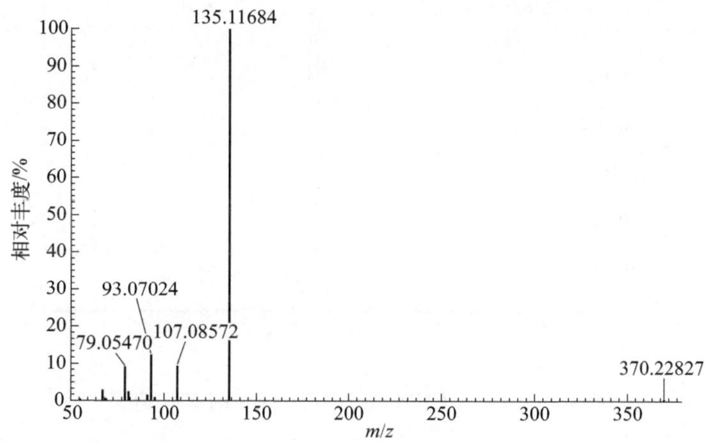

图 3-336　4F-ABUTINACA 的 LC-HRMS 图

3.3.28　4CN-CUMYL-BUTINACA

中文名称：*N*-(1-甲基-1-苯基乙基)-1-(4-氰基丁基)吲唑-3-甲酰胺

CAS 号：1631074-54-8

分子式：$C_{22}H_{24}N_4O$

分子量：360.46

结构式：

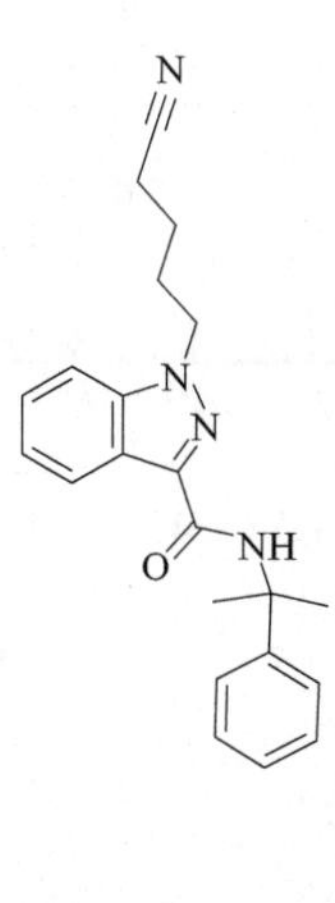

3.3.28.1 GC-MS离子对/色谱图

4CN-CUMYL-BUTINACA 的 GC-MS 参考保留时间和质谱特征离子质荷比，见表 3-169。

表 3-169 4CN-CUMYL-BUTINACA 的 GC-MS 参考保留时间和质谱特征离子质荷比

化合物名称	保留时间/min	质谱特征离子质荷比(m/z)
4CN-CUMYL-BUTINACA	10.70	226*,345,145

注：* 表示基峰。

4CN-CUMYL-BUTINACA 的 EIC 谱图，见图 3-337。

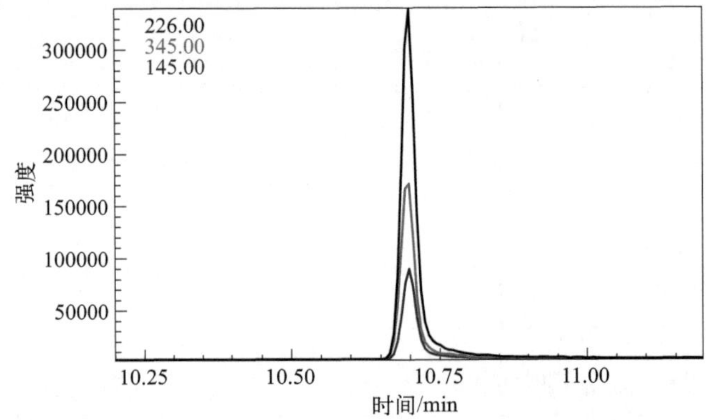

图 3-337 4CN-CUMYL-BUTINACA 的 EIC 谱图

3.3.28.2 GC-HRMS图

4CN-CUMYL-BUTINACA 的 GC-HRMS 图，见图 3-338。

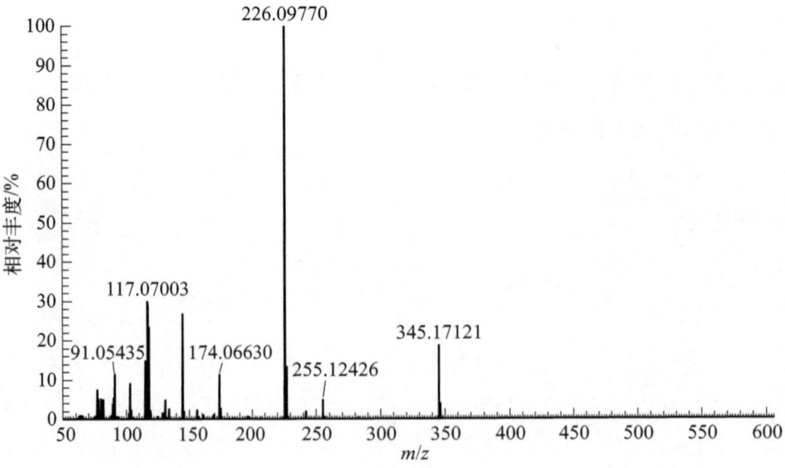

图 3-338 4CN-CUMYL-BUTINACA 的 GC-HRMS 图

3. 3. 28. 3　LC-MS/MS 离子对/色谱图

4CN-CUMYL-BUTINACA 的 LC-MS/MS 采集参数，见表 3-170。

表 3-170　4CN-CUMYL-BUTINACA 的 LC-MS/MS 采集参数

化合物名称	保留时间/min	母离子质荷比(m/z)	子离子质荷比(m/z)(碰撞能量/eV)
4CN-CUMYL-BUTINACA	6.12	361.2	226.1(−22)
4CN-CUMYL-BUTINACA	6.12	361.2	243.1(−12)
4CN-CUMYL-BUTINACA	6.12	361.2	145.0(−42)

4CN-CUMYL-BUTINACA 的 MRM 谱图，见图 3-339。

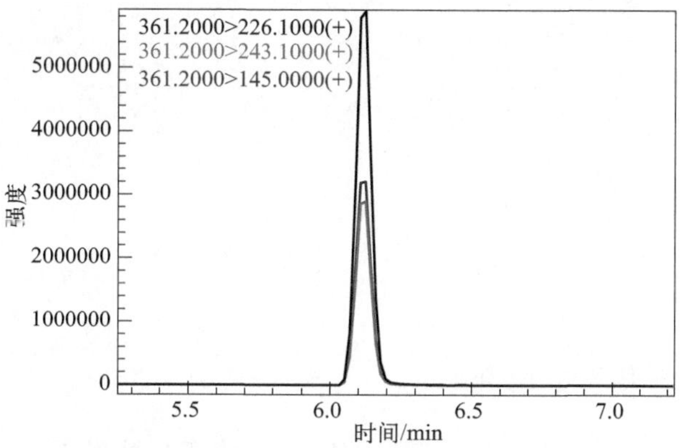

图 3-339　4CN-CUMYL-BUTINACA 的 MRM 谱图

3. 3. 28. 4　LC-HRMS 图

4CN-CUMYL-BUTINACA 的 LC-HRMS 图，见图 3-340。

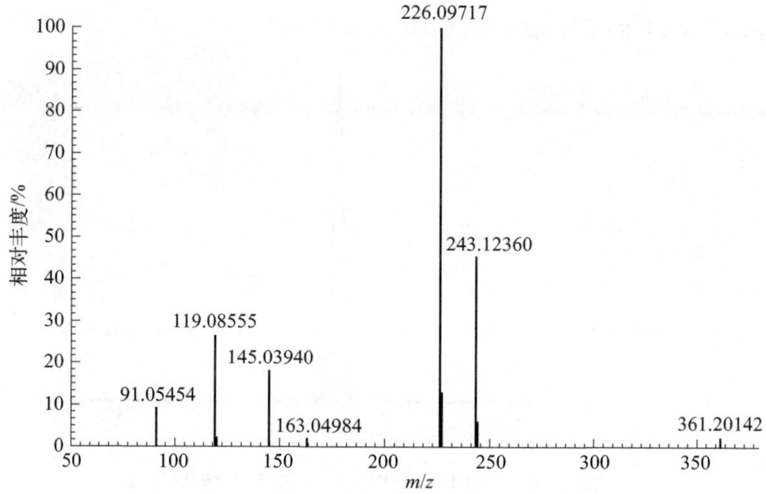

图 3-340　4CN-CUMYL-BUTINACA 的 LC-HRMS 图

3.3.29 ADB-4en-PINACA

中文名称：*N*-(1-氨甲酰基-2,2-二甲基丙基)-1-(4-戊烯基)吲唑-3-甲酰胺

CAS 号：2666932-44-9

分子式：$C_{19}H_{26}N_4O_2$

分子量：342.44

结构式：

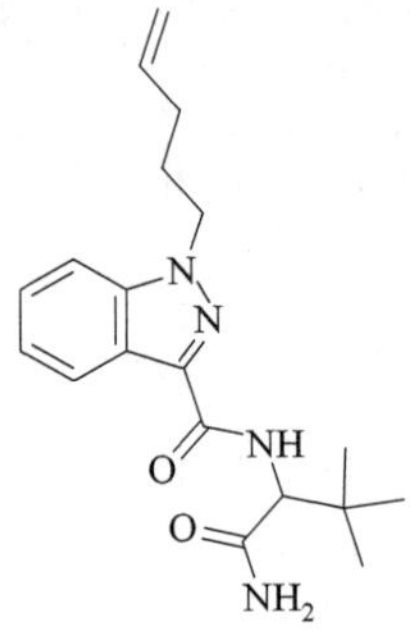

3.3.29.1 GC-MS 离子对/色谱图

ADB-4en-PINACA 的 GC-MS 参考保留时间和质谱特征离子质荷比，见表 3-171。

表 3-171 ADB-4en-PINACA 的 GC-MS 参考保留时间和质谱特征离子质荷比

化合物名称	保留时间/min	质谱特征离子质荷比(*m/z*)
ADB-4en-PINACA	9.07	213*,298,171,145

注：*表示基峰。

ADB-4en-PINACA 的 EIC 谱图，见图 3-341。

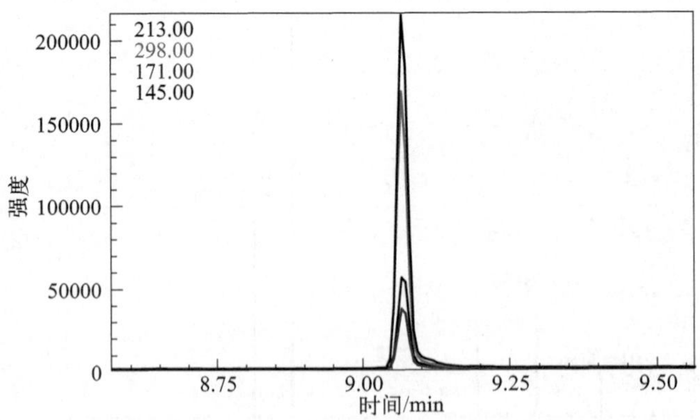

图 3-341 ADB-4en-PINACA 的 EIC 谱图

3.3.29.2 GC-HRMS图

ADB-4en-PINACA的GC-HRMS图，见图3-342。

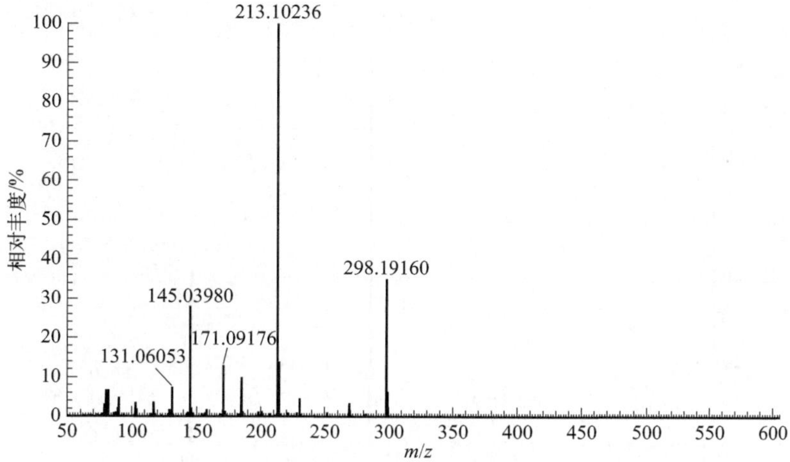

图3-342 ADB-4en-PINACA的GC-HRMS图

3.3.29.3 LC-MS/MS离子对/色谱图

ADB-4en-PINACA的LC-MS/MS采集参数，见表3-172。

表3-172 ADB-4en-PINACA的LC-MS/MS采集参数

化合物名称	保留时间/min	母离子质荷比(m/z)	子离子质荷比(m/z)(碰撞能量/eV)
ADB-4en-PINACA	6.09	343.2	213.1(−24)
ADB-4en-PINACA	6.09	343.2	298.2(−16)
ADB-4en-PINACA	6.09	343.2	171.1(−39)

ADB-4en-PINACA的MRM谱图，见图3-343。

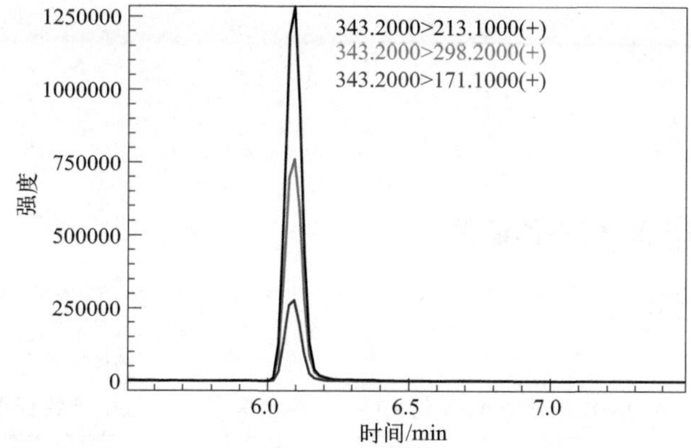

图3-343 ADB-4en-PINACA的MRM谱图

3.3.29.4 LC-HRMS 图

ADB-4en-PINACA 的 LC-HRMS 图，见图 3-344。

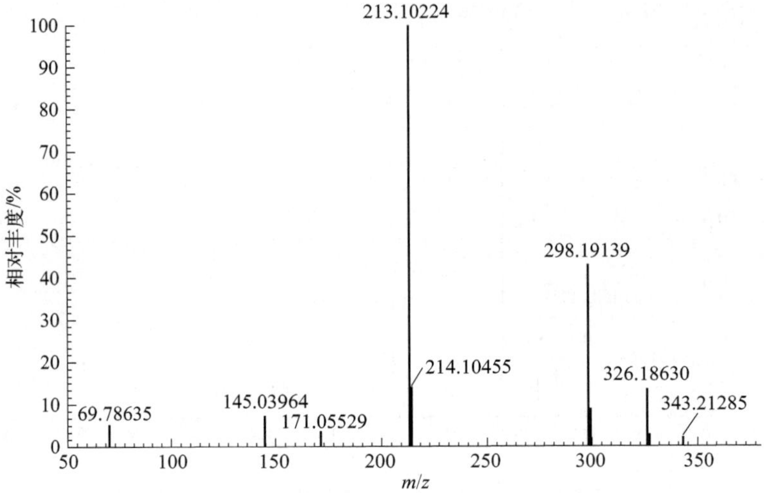

图 3-344 ADB-4en-PINACA 的 LC-HRMS 图

3.3.30 4F-MDMB-BUTINACA

中文名称：2-[1-(4-氟丁基)-1*H*-吲唑-3-甲酰氨基]-3,3-二甲基丁酸甲酯

CAS 号：2390036-46-9

分子式：$C_{19}H_{26}FN_3O_3$

分子量：363.43

结构式：

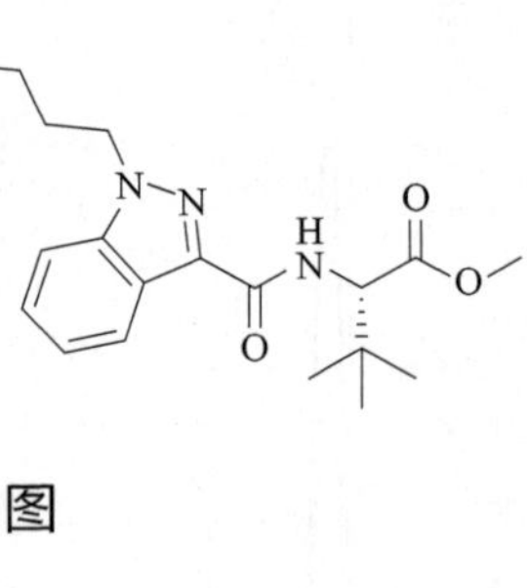

3.3.30.1 GC-MS 离子对/色谱图

4F-MDMB-BUTINACA 的 GC-MS 参考保留时间和质谱特征离子质荷比，见表 3-173。

表 3-173 4F-MDMB-BUTINACA 的 GC-MS 参考保留时间和质谱特征离子质荷比

化合物名称	保留时间/min	质谱特征离子质荷比(*m*/*z*)
4F-MDMB-BUTINACA	11.73	219*,307,145

注：*表示基峰。

4F-MDMB-BUTINACA 的 EIC 谱图，见图 3-345。

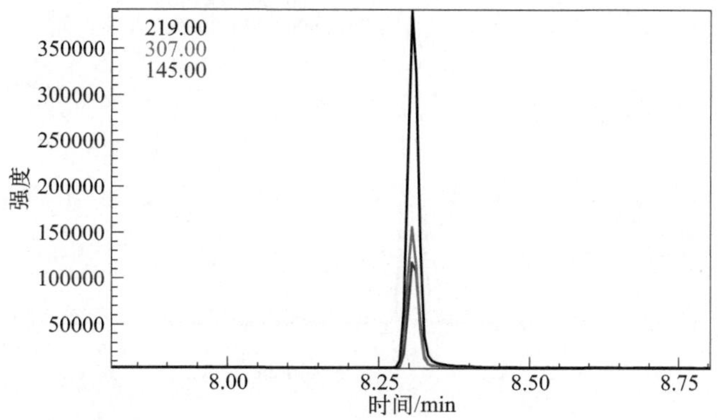

图 3-345　4F-MDMB-BUTINACA 的 EIC 谱图

3.3.30.2　GC-HRMS 图

4F-MDMB-BUTINACA 的 GC-HRMS 图，见图 3-346。

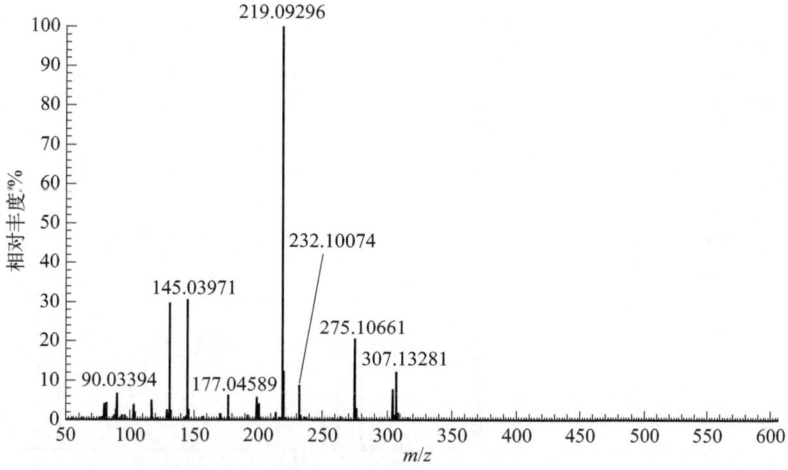

图 3-346　4F-MDMB-BUTINACA 的 GC-HRMS 图

3.3.30.3　LC-MS/MS 离子对/色谱图

4F-MDMB-BUTINACA 的 LC-MS/MS 采集参数，见表 3-174。

表 3-174　4F-MDMB-BUTINACA 的 LC-MS/MS 采集参数

化合物名称	保留时间/min	母离子质荷比(m/z)	子离子质荷比(m/z)(碰撞能量/eV)
4F-MDMB-BUTINACA	6.91	364.2	219.1(−24)
4F-MDMB-BUTINACA	6.91	364.2	304.2(−16)
4F-MDMB-BUTINACA	6.91	364.2	177.0(−36)

4F-MDMB-BUTINACA 的 MRM 谱图，见图 3-347。

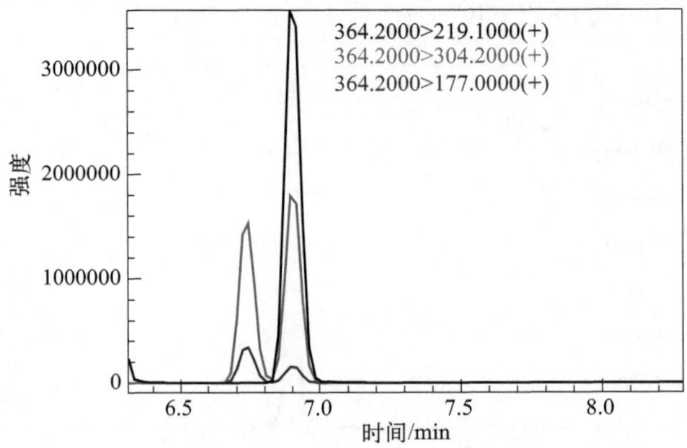

图 3-347　4F-MDMB-BUTINACA 的 MRM 谱图

3.3.30.4　LC-HRMS 图

4F-MDMB-BUTINACA 的 LC-HRMS 图，见图 3-348。

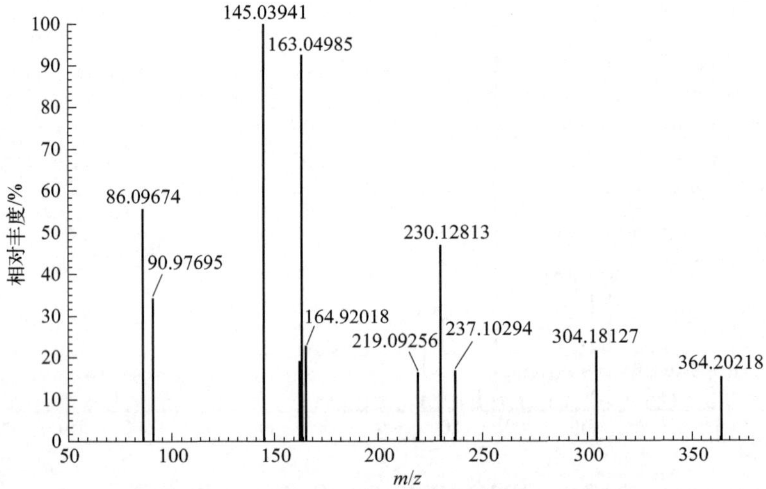

图 3-348　4F-MDMB-BUTINACA 的 LC-HRMS 图

3.3.31　AB-PINACA

中文名称：*N*-(1-氨甲酰基-2-甲基丙基)-1-戊基吲唑-3-甲酰胺

CAS 号：1445583-20-9

分子式：$C_{18}H_{26}N_4O_2$

分子量：330.43

结构式：

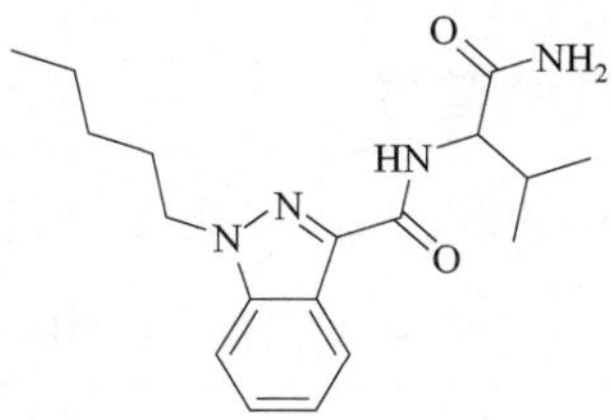

3.3.31.1　GC-MS 离子对/色谱图

AB-PINACA 的 GC-MS 参考保留时间和质谱特征离子质荷比，见表 3-175。

表 3-175　AB-PINACA 的 GC-MS 参考保留时间和质谱特征离子质荷比

化合物名称	保留时间/min	质谱特征离子质荷比(m/z)
AB-PINACA	9.03	215*,286,145

注：*表示基峰。

AB-PINACA 的 EIC 谱图，见图 3-349。

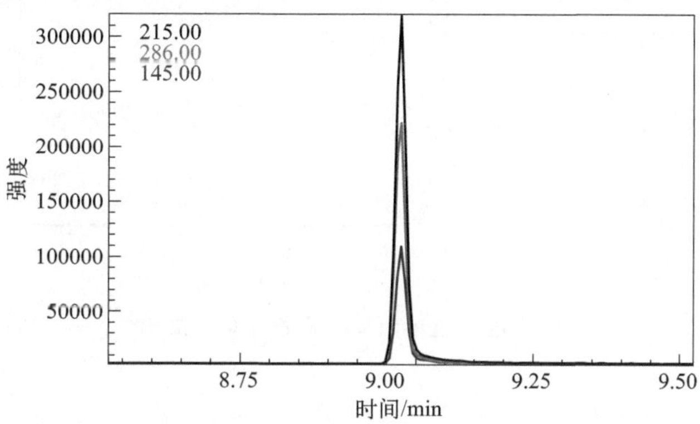

图 3-349　AB-PINACA 的 EIC 谱图

3.3.31.2　GC-HRMS 图

AB-PINACA 的 GC-HRMS 图，见图 3-350。

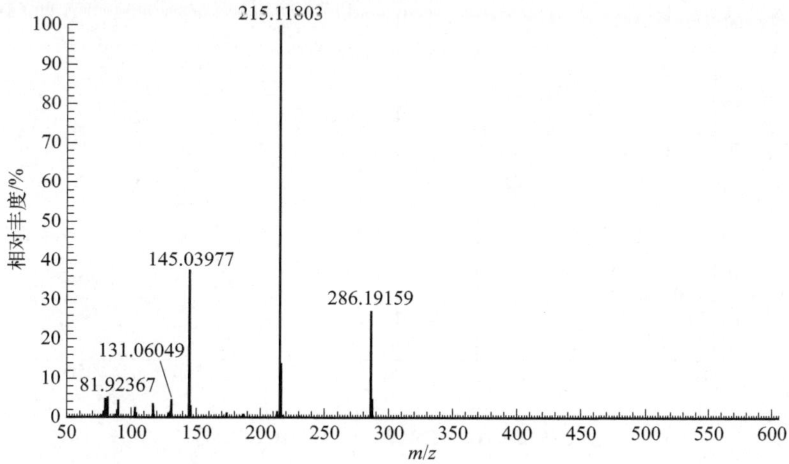

图 3-350　AB-PINACA 的 GC-HRMS 图

3.3.31.3 LC-MS/MS 离子对/色谱图

AB-PINACA 的 LC-MS/MS 采集参数，见表 3-176。

表 3-176 AB-PINACA 的 LC-MS/MS 采集参数

化合物名称	保留时间/min	母离子质荷比(m/z)	子离子质荷比(m/z)(碰撞能量/eV)
AB-PINACA	5.99	331.2	215.1(−24)
AB-PINACA	5.99	331.2	286.2(−15)
AB-PINACA	5.99	331.2	314.2(−10)

AB-PINACA 的 MRM 谱图，见图 3-351。

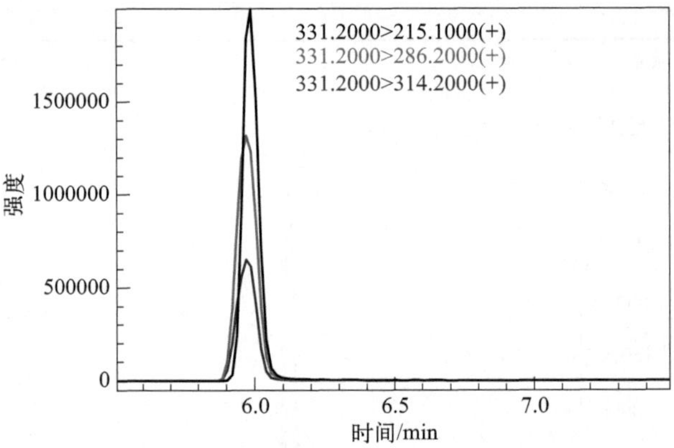

图 3-351 AB-PINACA 的 MRM 谱图

3.3.31.4 LC-HRMS 图

AB-PINACA 的 LC-HRMS 图，见图 3-352。

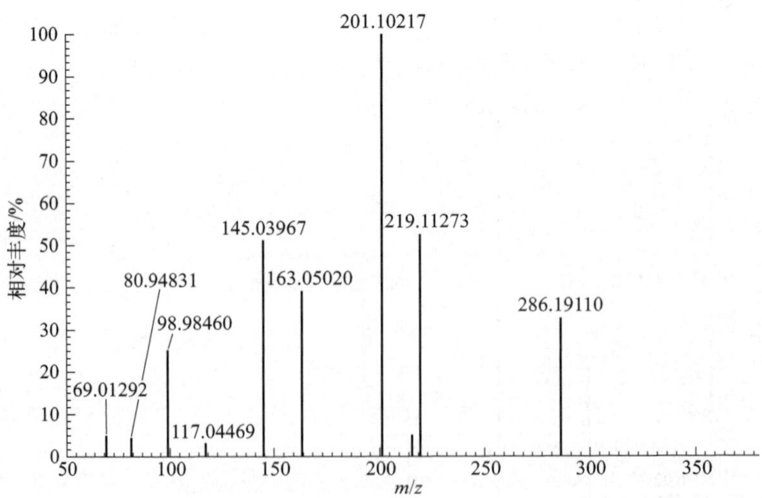

图 3-352 AB-PINACA 的 LC-HRMS 图

3.3.32　AMB-FUBINACA

中文名称：2-[1-(4-氟苄基)吲唑-3-甲酰氨基]-3-甲基丁酸甲酯
CAS 号：1715016-76-4
分子式：$C_{21}H_{22}FN_3O_3$
分子量：383.42
结构式：

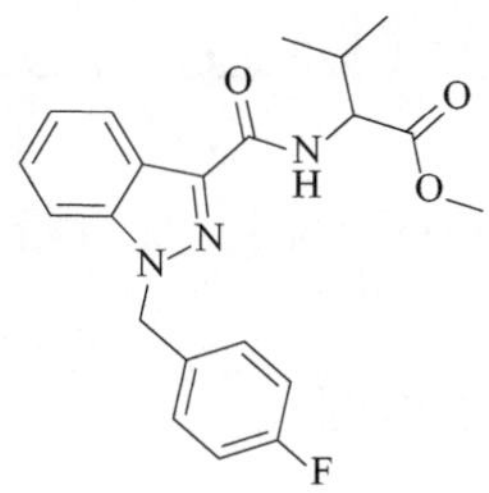

3.3.32.1　GC-MS 离子对/色谱图

AMB-FUBINACA 的 GC-MS 参考保留时间和质谱特征离子质荷比，见表 3-177。

表 3-177　AMB-FUBINACA 的 GC-MS 参考保留时间和质谱特征离子质荷比

化合物名称	保留时间/min	质谱特征离子质荷比(m/z)
AMB-FUBINACA	9.33	253*,324,274,109

注：*表示基峰。

AMB-FUBINACA 的 EIC 谱图，见图 3-353。

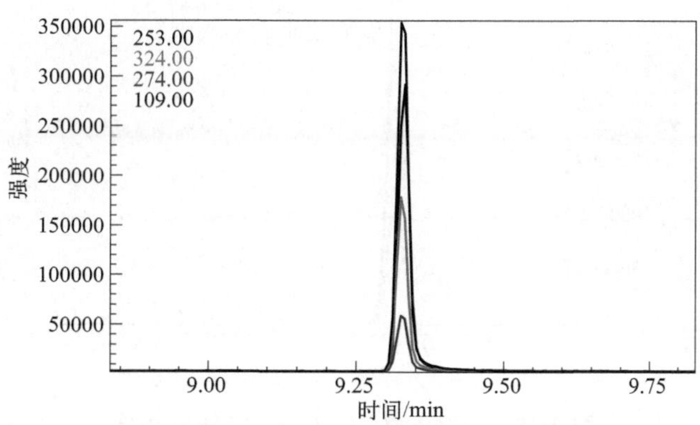

图 3-353　AMB-FUBINACA 的 EIC 谱图

3.3.32.2　GC-HRMS 图

AMB-FUBINACA 的 GC-HRMS 图，见图 3-354。

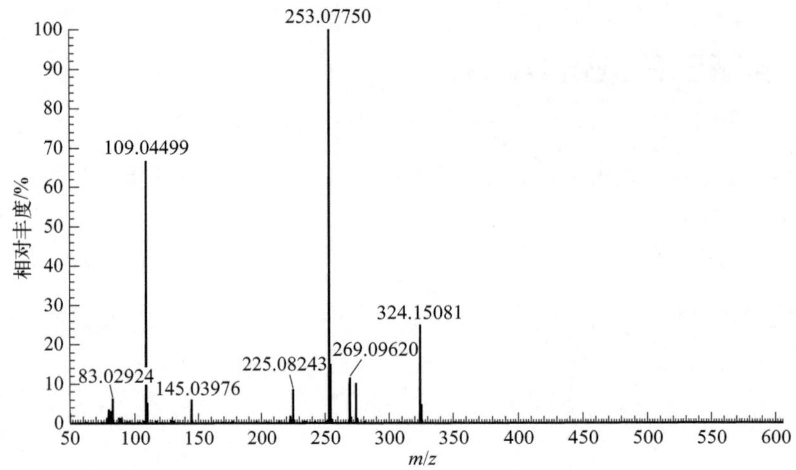

图 3-354 AMB-FUBINACA 的 GC-HRMS 图

3.3.32.3 LC-MS/MS 离子对/色谱图

AMB-FUBINACA 的 LC-MS/MS 采集参数，见表 3-178。

表 3-178 AMB-FUBINACA 的 LC-MS/MS 采集参数

化合物名称	保留时间/min	母离子质荷比(m/z)	子离子质荷比(m/z)(碰撞能量/eV)
AMB-FUBINACA	7.15	384.2	109.0(−44)
AMB-FUBINACA	7.15	384.2	324.2(−16)
AMB-FUBINACA	7.15	384.2	253.1(−23)

AMB-FUBINACA 的 MRM 谱图，见图 3-355。

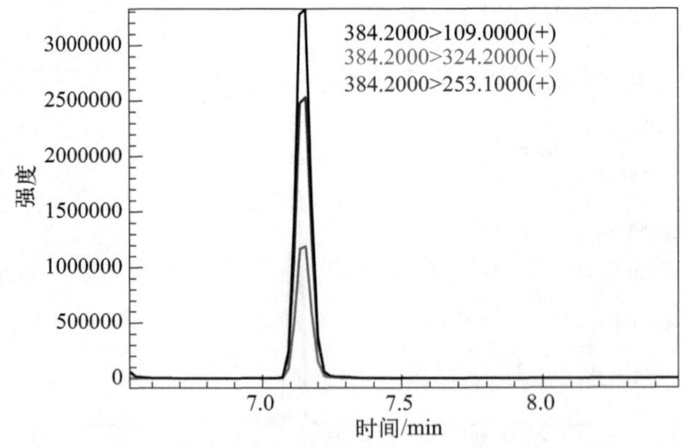

图 3-355 AMB-FUBINACA 的 MRM 谱图

3.3.32.4 LC-HRMS 图

AMB-FUBINACA 的 LC-HRMS 图，见图 3-356。

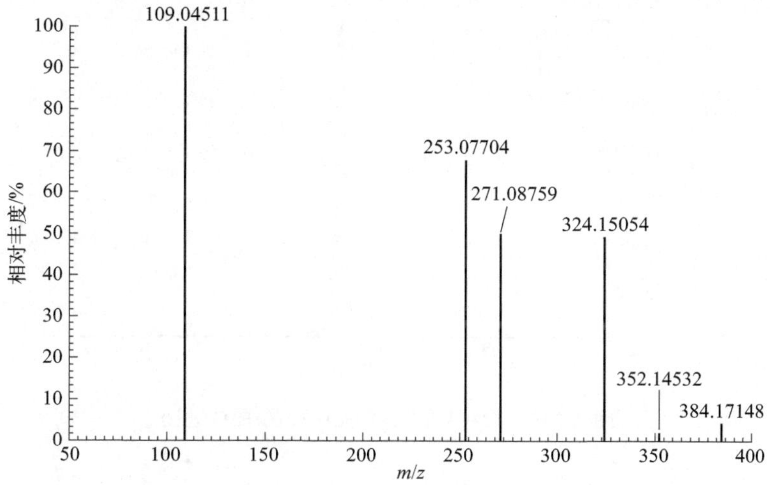

图 3-356 AMB-FUBINACA 的 LC-HRMS 图

3.3.33 5F-CUMYL-PINACA

中文名称：1-(5-氟戊基)-*N*-(2-苯基丙-2-基)-1*H*-吲唑-3-甲酰胺

CAS 号：1400742-16-6

分子式：$C_{22}H_{26}FN_3O$

分子量：367.47

结构式：

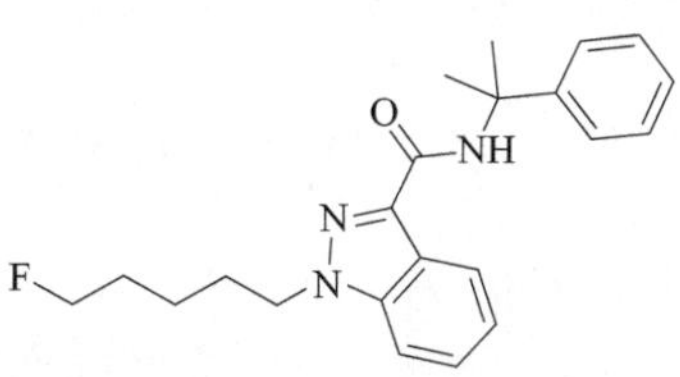

3.3.33.1 GC-MS 离子对/色谱图

5F-CUMYL-PINACA 的 GC-MS 参考保留时间和质谱特征离子质荷比，见表 3-179。

表 3-179 5F-CUMYL-PINACA 的 GC-MS 参考保留时间和质谱特征离子质荷比

化合物名称	保留时间/min	质谱特征离子质荷比(*m*/*z*)
5F-CUMYL-PINACA	9.55	233*,352,213,145

注：* 表示基峰。

5F-CUMYL-PINACA 的 EIC 谱图，见图 3-357。

3.3.33.2 GC-HRMS 图

5F-CUMYL-PINACA 的 GC-HRMS 图，见图 3-358。

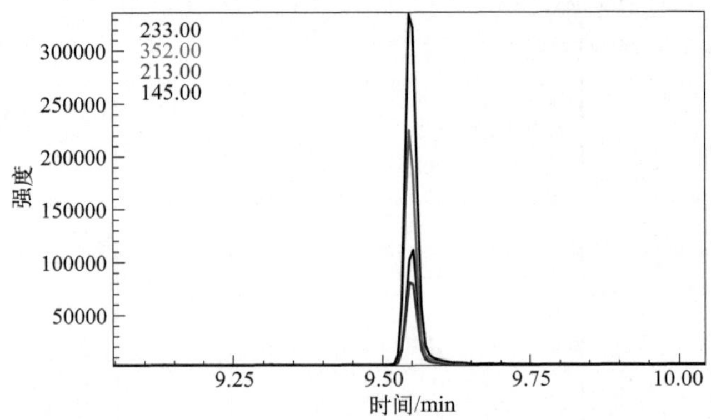

图 3-357 5F-CUMYL-PINACA 的 EIC 谱图

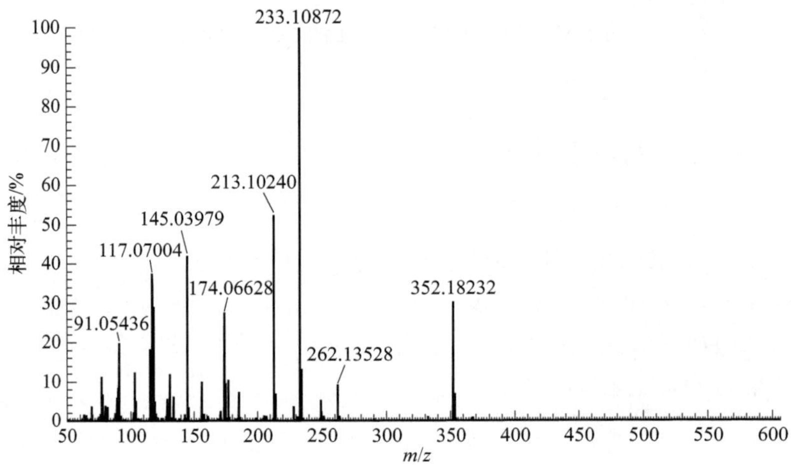

图 3-358 5F-CUMYL-PINACA 的 GC-HRMS 图

3.3.33.3 LC-MS/MS 离子对/色谱图

5F-CUMYL-PINACA 的 LC-MS/MS 采集参数，见表 3-180。

表 3-180 5F-CUMYL-PINACA 的 LC-MS/MS 采集参数

化合物名称	保留时间/min	母离子质荷比(m/z)	子离子质荷比(m/z)(碰撞能量/eV)
5F-CUMYL-PINACA	7.75	368.2	233.1(−20)
5F-CUMYL-PINACA	7.75	368.2	250.1(−11)
5F-CUMYL-PINACA	7.75	368.2	213.1(−30)

5F-CUMYL-PINACA 的 MRM 谱图，见图 3-359。

3.3.33.4 LC-HRMS 图

5F-CUMYL-PINACA 的 LC-HRMS 图，见图 3-360。

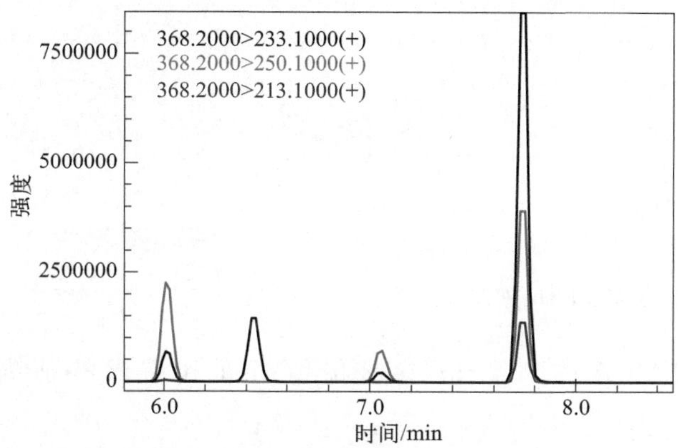

图 3-359 5F-CUMYL-PINACA 的 MRM 谱图

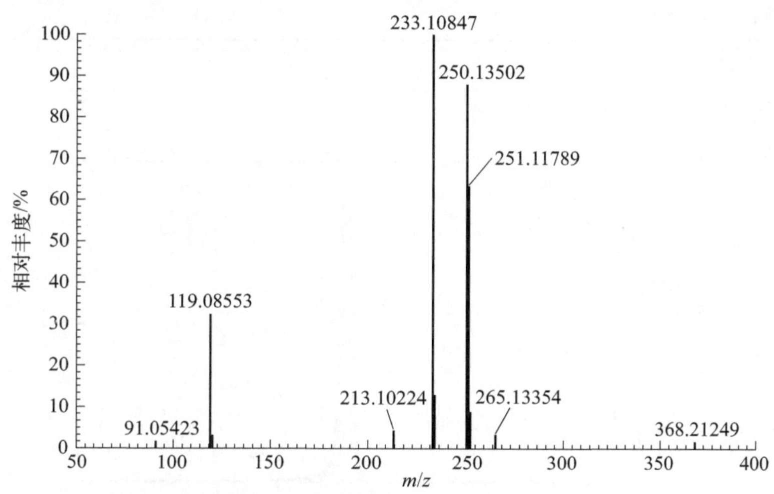

图 3-360 5F-CUMYL-PINACA 的 LC-HRMS 图

3.4 吡咯/吡唑类合成大麻素谱图信息

3.4.1 5F-CUMYL-P7AICA

中文名称：1-(5-氟戊基)-*N*-(2-苯基丙-2-基)-1*H*-吡咯[2,3-*b*]吡啶-3-甲酰胺

CAS 号：2171492-36-5

分子式：$C_{22}H_{26}FN_3O$

分子量：367.47

结构式：

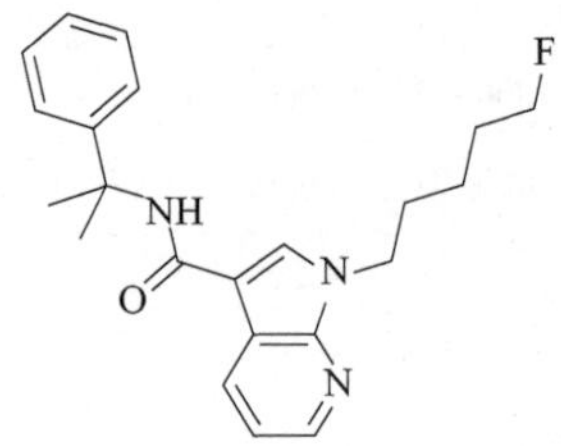

3.4.1.1 GC-MS 离子对/色谱图

5F-CUMYL-P7AICA 的 GC-MS 参考保留时间和质谱特征离子质荷比，见表 3-181。

表 3-181 5F-CUMYL-P7AICA 的 GC-MS 参考保留时间和质谱特征离子质荷比

化合物名称	保留时间/min	质谱特征离子质荷比(m/z)
5F-CUMYL-P7AICA	10.05	233*,367,175,145

注：* 表示基峰。

5F-CUMYL-P7AICA 的 EIC 谱图，见图 3-361。

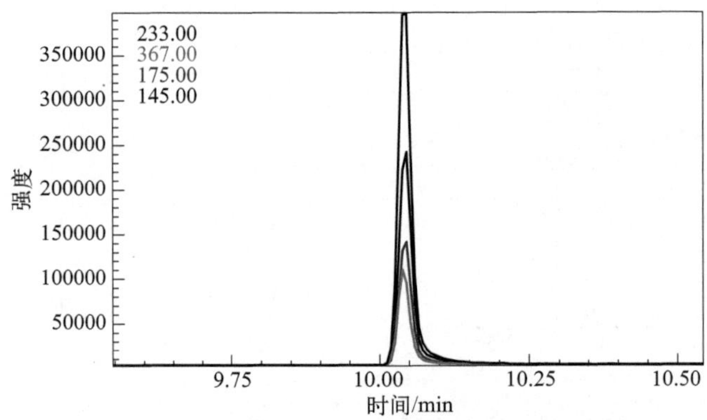

图 3-361 5F-CUMYL-P7AICA 的 EIC 谱图

3.4.1.2 GC-HRMS 图

5F-CUMYL-P7AICA 的 GC-HRMS 图，见图 3-362。

3.4.1.3 LC-MS/MS 离子对/色谱图

5F-CUMYL-P7AICA 的 LC-MS/MS 采集参数，见表 3-182。

表 3-182 5F-CUMYL-P7AICA 的 LC-MS/MS 采集参数

化合物名称	保留时间/min	母离子质荷比(m/z)	子离子质荷比(m/z)(碰撞能量/eV)
5F-CUMYL-P7AICA	6.01	368.2	174.1(−32)
5F-CUMYL-P7AICA	6.01	368.2	230.1(−24)
5F-CUMYL-P7AICA	6.01	368.2	348.2(−23)

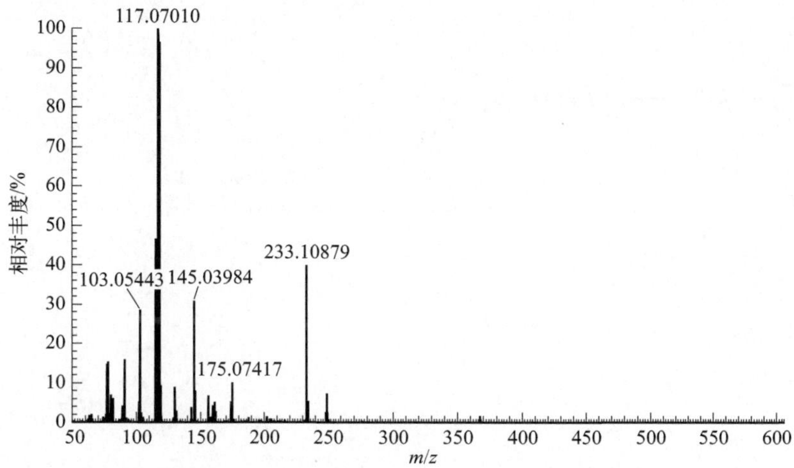

图 3-362　5F-CUMYL-P7AICA 的 GC-HRMS 图

5F-CUMYL-P7AICA 的 MRM 谱图，见图 3-363。

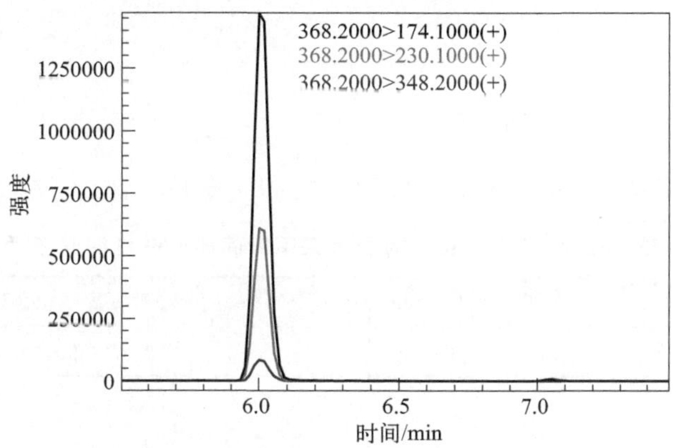

图 3-363　5F-CUMYL-P7AICA 的 MRM 谱图

3.4.1.4　LC-HRMS 图

5F-CUMYL-P7AICA 的 LC-HRMS 图，见图 3-364。

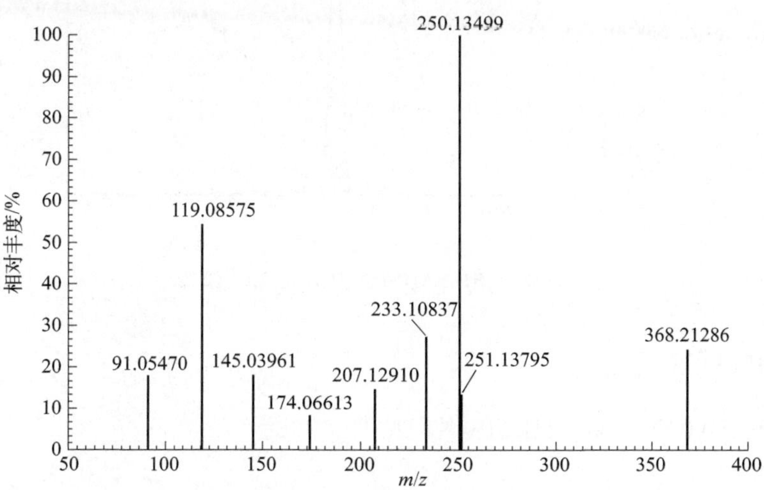

图 3-364　5F-CUMYL-P7AICA 的 LC-HRMS 图

3.4.2 5F-AMP-P7AICA

中文名称：*N*-(1-氨基-1-氧代丁-2-基)-1-(5-氟戊基)-1*H*-吡咯[2,3-*b*]吡啶-3-甲酰胺

CAS 号：2205029-26-9

分子式：$C_{17}H_{23}FN_4O_2$

分子量：334.39

结构式：

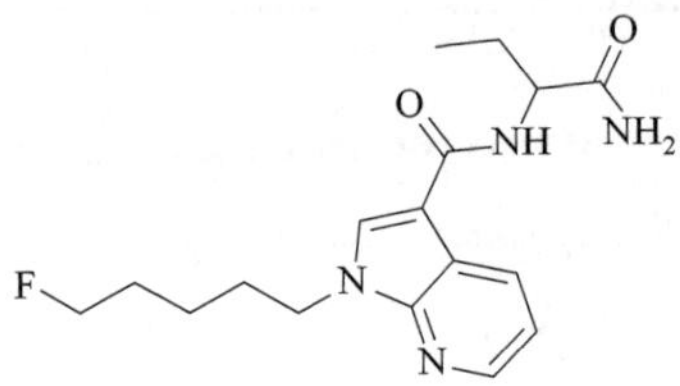

3.4.2.1 GC-MS 离子对/色谱图

5F-AMP-P7AICA 的 GC-MS 参考保留时间和质谱特征离子质荷比，见表 3-183。

表 3-183 5F-AMP-P7AICA 的参考保留时间和质谱特征离子质荷比

化合物名称	保留时间/min	质谱特征离子质荷比(m/z)
5F-AMP-P7AICA	9.80	233*,290,145,117

注：*表示基峰。

5F-AMP-P7AICA 的 EIC 谱图，见图 3-365。

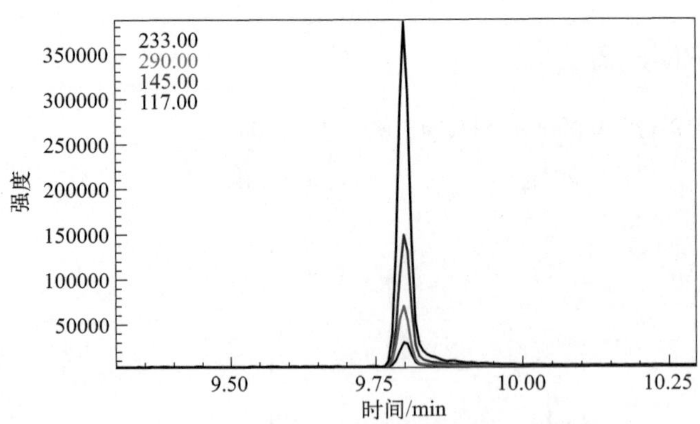

图 3-365 5F-AMP-P7AICA 的 EIC 谱图

3.4.2.2 GC-HRMS 图

5F-AMP-P7AICA 的 GC-HRMS 图，见图 3-366。

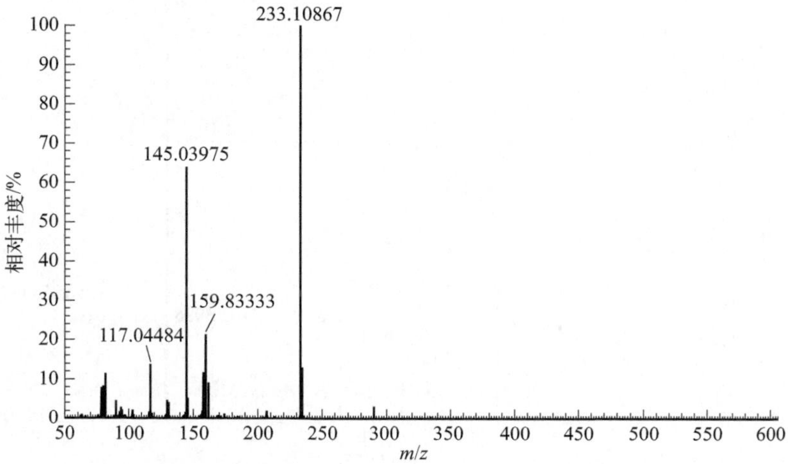

图 3-366　5F-AMP-P7AICA 的 GC-HRMS 图

3.4.2.3　LC-MS/MS 离子对/色谱图

5F-AMP-P7AICA 的 LC-MS/MS 采集参数，见表 3-184。

表 3-184　5F-AMP-P7AICA 的 LC-MS/MS 采集参数

化合物名称	保留时间/min	母离子质荷比(m/z)	子离子质荷比(m/z)(碰撞能量/eV)
5F-AMP-P7AICA	2.32	335.2	290.2(−25)
5F-AMP-P7AICA	2.32	335.2	270.2(−29)
5F-AMP-P7AICA	2.32	335.2	214.1(−32)

5F-AMP-P7AICA 的 MRM 谱图，见图 3-367。

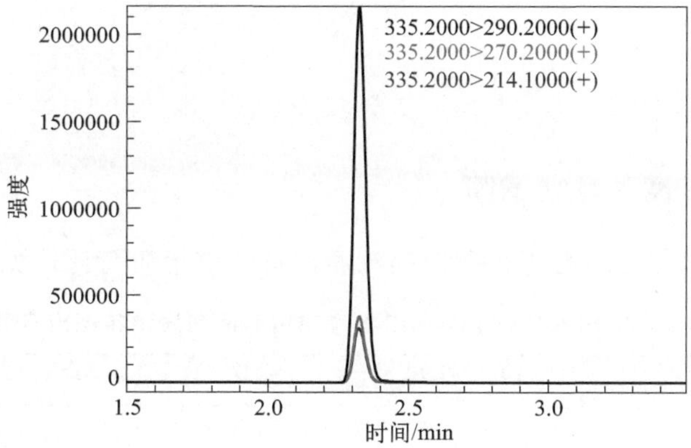

图 3-367　5F-AMP-P7AICA 的 MRM 谱图

3.4.2.4　LC-HRMS 图

5F-AMP-P7AICA 的 LC-HRMS 图，见图 3-368。

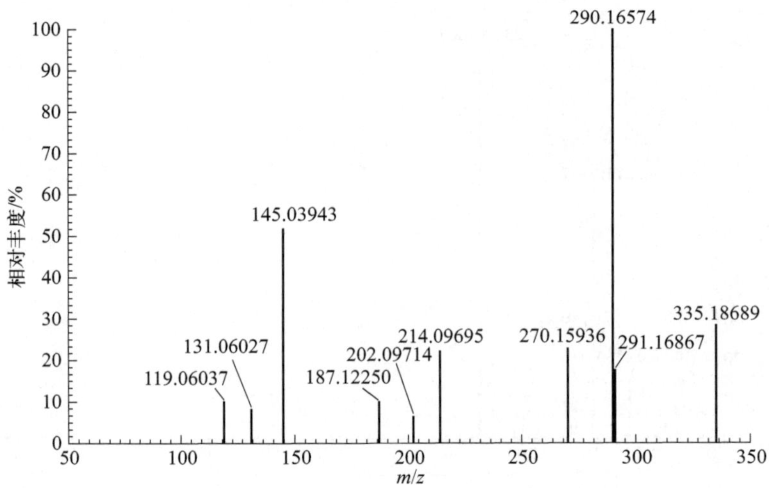

图 3-368 5F-AMP-P7AICA 的 LC-HRMS 图

3.4.3 AMPPPCA

中文名称：*N*-(金刚烷-1-基)-4-甲基-1-戊基-5-苯基-1*H*-吡唑-3-甲酰胺

CAS 号：2170562-03-3

分子式：$C_{26}H_{35}N_3O$

分子量：405.58

结构式：

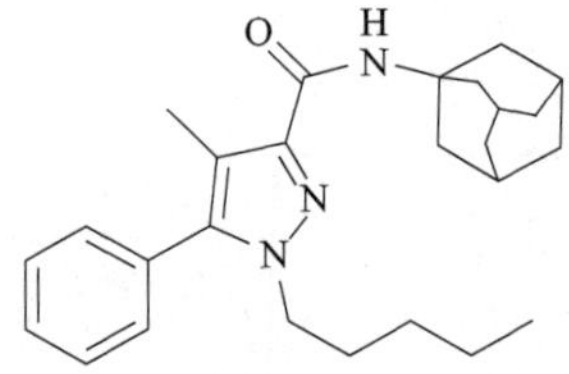

3.4.3.1 GC-MS 离子对/色谱图

AMPPPCA 的 GC-MS 参考保留时间和质谱特征离子质荷比，见表 3-185。

表 3-185 AMPPPCA 的 GC-MS 参考保留时间和质谱特征离子质荷比

化合物名称	保留时间/min	质谱特征离子质荷比(m/z)
AMPPPCA	11.49	377*,360,255,135

注：*表示基峰。

AMPPPCA 的 EIC 谱图，见图 3-369。

3.4.3.2 GC-HRMS 图

AMPPPCA 的 GC-HRMS 图，见图 3-370。

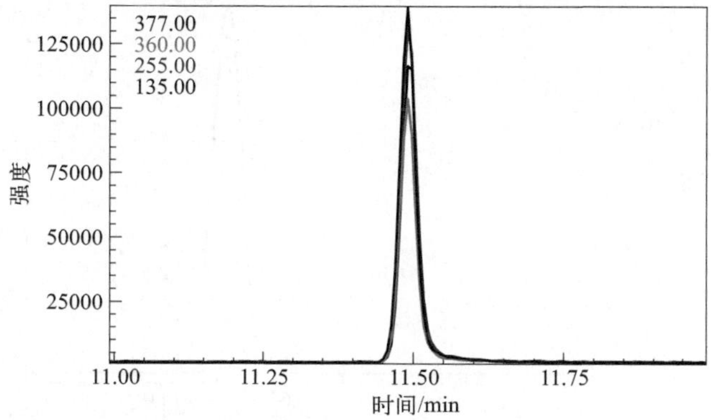

图 3-369　AMPPPCA 的 EIC 谱图

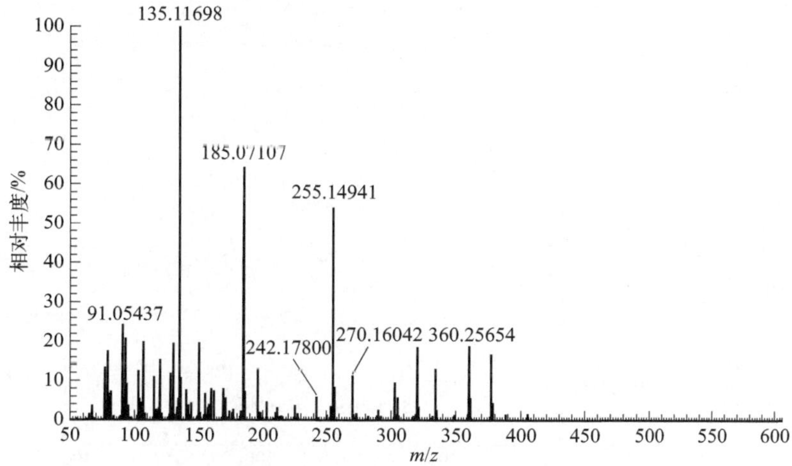

图 3-370　AMPPPCA 的 GC-HRMS 图

3.4.3.3　LC-MS/MS 离子对/色谱图

AMPPPCA 的 LC-MS/MS 采集参数，见表 3-186。

表 3-186　AMPPPCA 的 LC-MS/MS 采集参数

化合物名称	保留时间/min	母离子质荷比(m/z)	子离子质荷比(m/z)(碰撞能量/eV)
AMPPPCA	13.78	406.3	135.1(−24)
AMPPPCA	13.78	406.3	107.1(−48)
AMPPPCA	13.78	406.3	255.1(−29)

AMPPPCA 的 MRM 谱图见图 3-371。

3.4.3.4　LC-HRMS 图

AMPPPCA 的 LC-HRMS 图，见图 3-372。

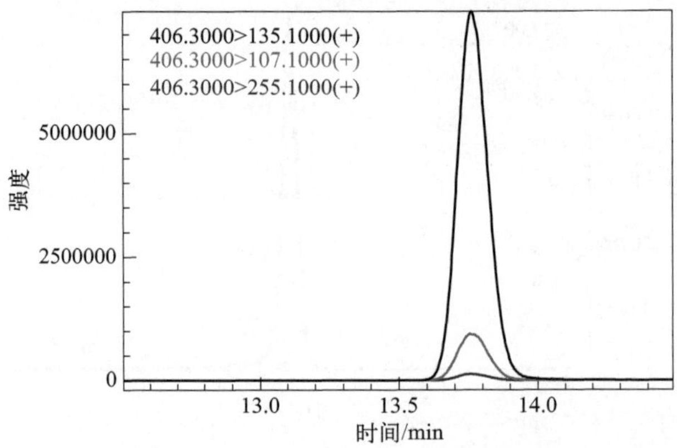

图 3-371　AMPPPCA 的 MRM 谱图

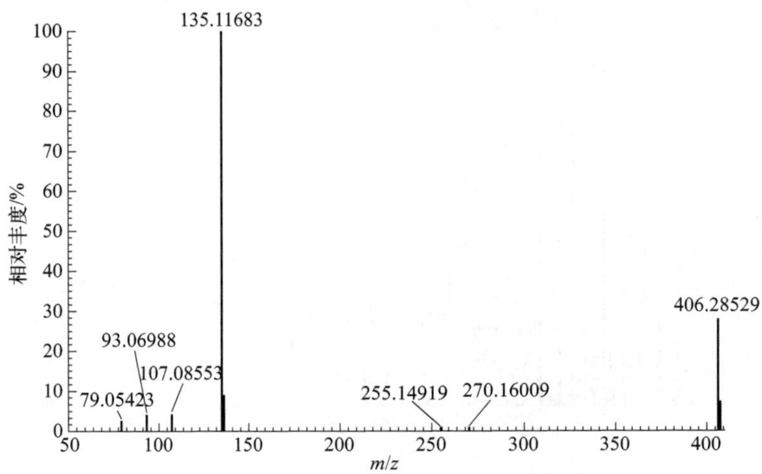

图 3-372　AMPPPCA 的 LC-HRMS 图

3.4.4　5F-AMPPPCA

中文名称：*N*-(金刚烷-1-基)-1-(5-氟戊基)-4-甲基-5-苯基-1*H*-吡唑-3-甲酰胺

CAS 号：335196-76-4

分子式：$C_{26}H_{34}FN_3O$

分子量：423.57

结构式：

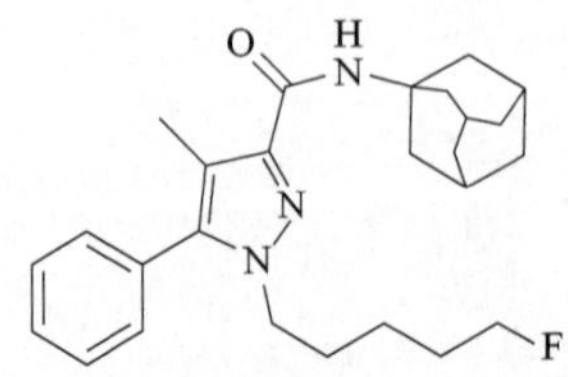

3.4.4.1　GC-MS 离子对/色谱图

5F-AMPPPCA 的 GC-MS 参考保留时间和质谱特征离子质荷比，见表 3-187。

表 3-187　5F-AMPPPCA 的参考保留时间和质谱特征离子质荷比

化合物名称	保留时间/min	质谱特征离子质荷比(m/z)
5F-AMPPPCA	12.21	395*,378,273,135

注：* 表示基峰。

5F-AMPPPCA 的 EIC 谱图，见图 3-373。

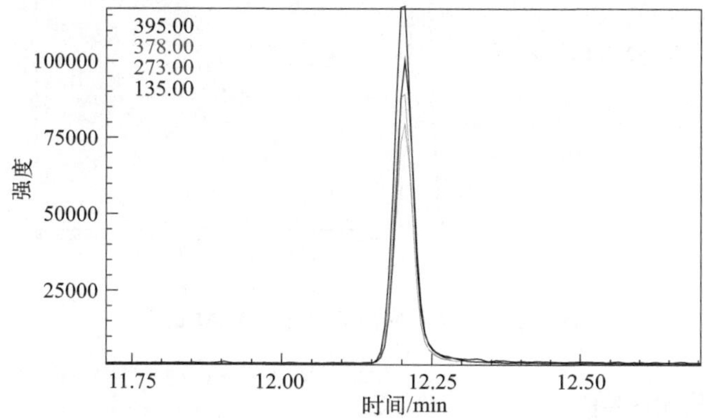

图 3-373　5F-AMPPPCA 的 EIC 谱图

3.4.4.2　GC-HRMS 图

5F-AMPPPCA 的 GC-HRMS 图，见图 3-374。

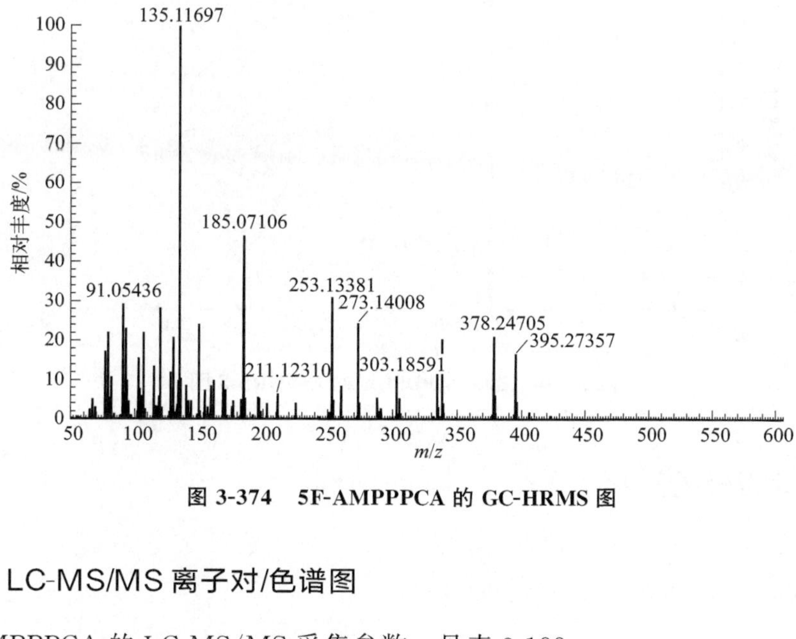

图 3-374　5F-AMPPPCA 的 GC-HRMS 图

3.4.4.3　LC-MS/MS 离子对/色谱图

5F-AMPPPCA 的 LC-MS/MS 采集参数，见表 3-188。

表 3-188 5F-AMPPPCA 的 LC-MS/MS 采集参数

化合物名称	保留时间/min	母离子质荷比(m/z)	子离子质荷比(m/z)(碰撞能量/eV)
5F-AMPPPCA	10.56	424.3	135.1(−24)
5F-AMPPPCA	10.56	424.3	107.1(−48)

5F-AMPPPCA 的 MRM 谱图，见图 3-375。

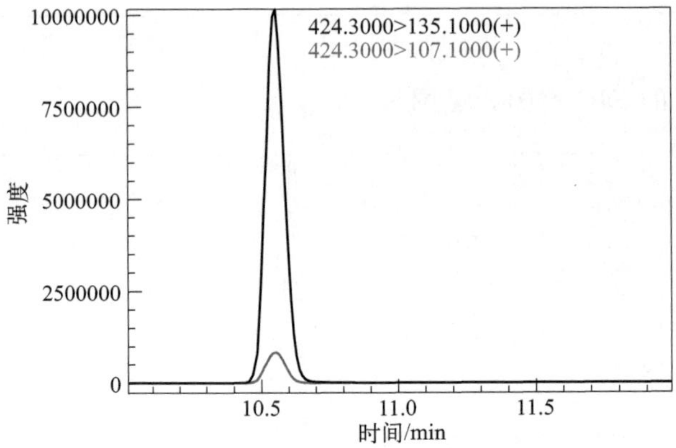

图 3-375 5F-AMPPPCA 的 MRM 谱图

3.4.4.4 LC-HRMS 图

5F-AMPPPCA 的 LC-HRMS 图，见图 3-376。

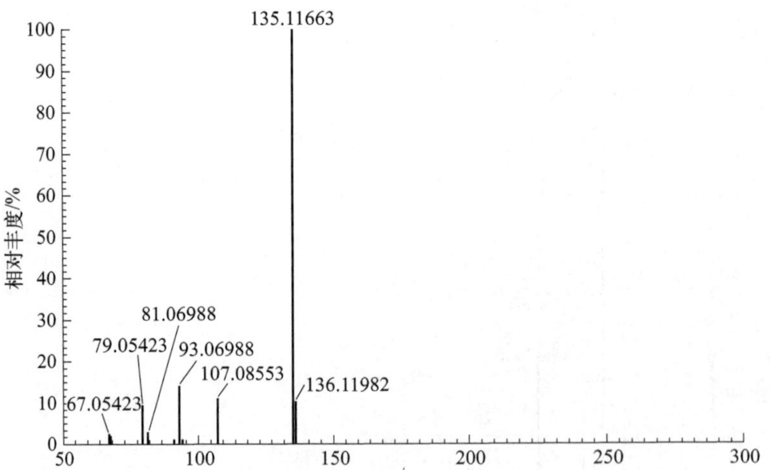

图 3-376 5F-AMPPPCA 的 LC-HRMS 图

3.4.5 JWH-030

中文名称：1-戊基-3-(2-萘甲酰基)吡咯

CAS 号：162934-73-8

分子式：$C_{20}H_{21}NO$

分子量：291.39

结构式：

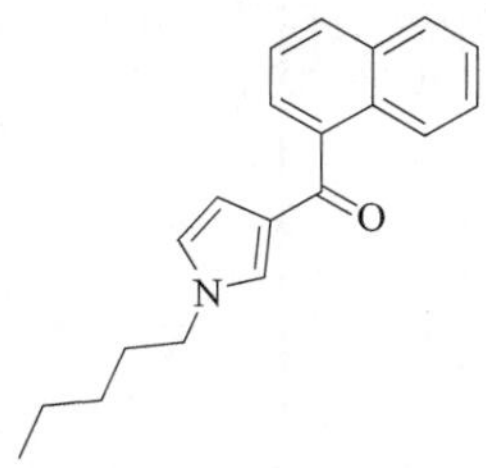

3.4.5.1　GC-MS 离子对/色谱图

JWH-030 的 GC-MS 参考保留时间和质谱特征离子质荷比，见表 3-189。

表 3-189　JWH-030 的参考保留时间和质谱特征离子质荷比

化合物名称	保留时间/min	质谱特征离子质荷比(m/z)
JWH-030	8.81	291*,167,127

注：* 表示基峰。

JWH-030 的 EIC 谱图，见图 3-377。

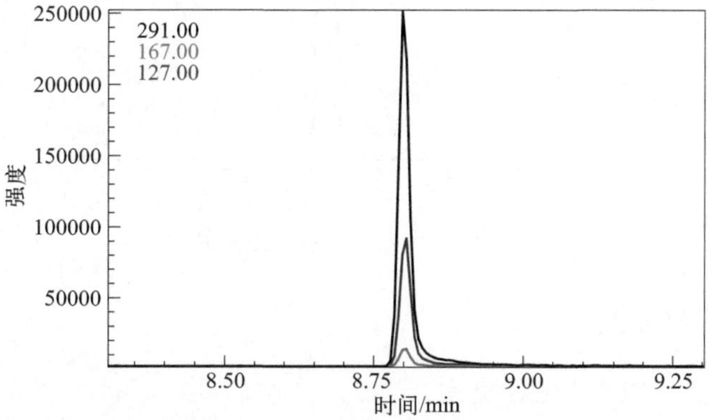

图 3-377　JWH-030 的 EIC 谱图

3.4.5.2　GC-HRMS 图

JWH-030 的 GC-HRMS 图，见图 3-378。

3.4.5.3　LC-MS/MS 离子对/色谱图

JWH-030 的 LC-MS/MS 采集参数，见表 3-190。

表 3-190　JWH-030 的 LC-MS/MS 采集参数

化合物名称	保留时间/min	母离子质荷比(m/z)	子离子质荷比(m/z)(碰撞能量/eV)
JWH-030	7.91	292.1	155.0(−19)
JWH-030	7.91	292.1	127.0(−39)

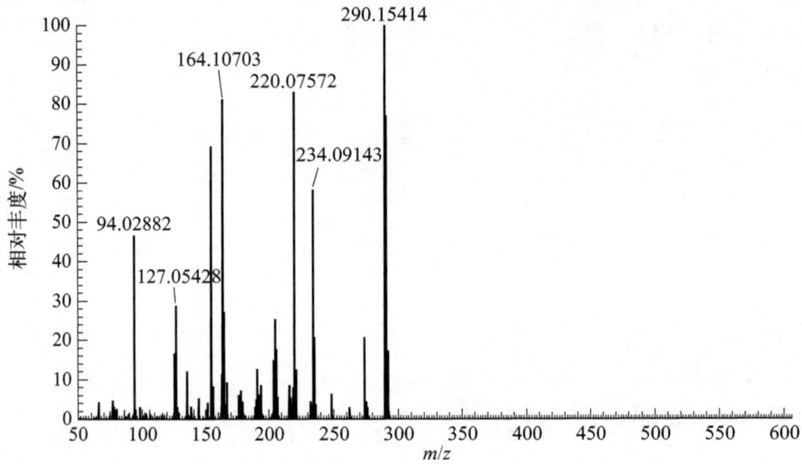

图 3-378 JWH-030 的 GC-HRMS 图

JWH-030 的 MRM 谱图，见图 3-379。

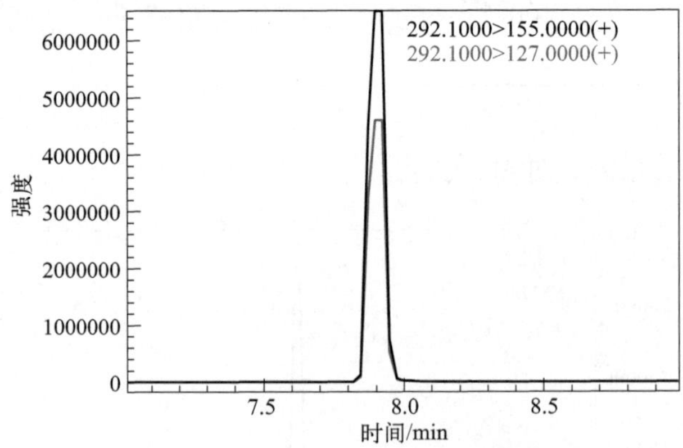

图 3-379 JWH-030 的 MRM 谱图

3.4.5.4 LC-HRMS 图

JWH-030 的 LC-HRMS 图，见图 3-380。

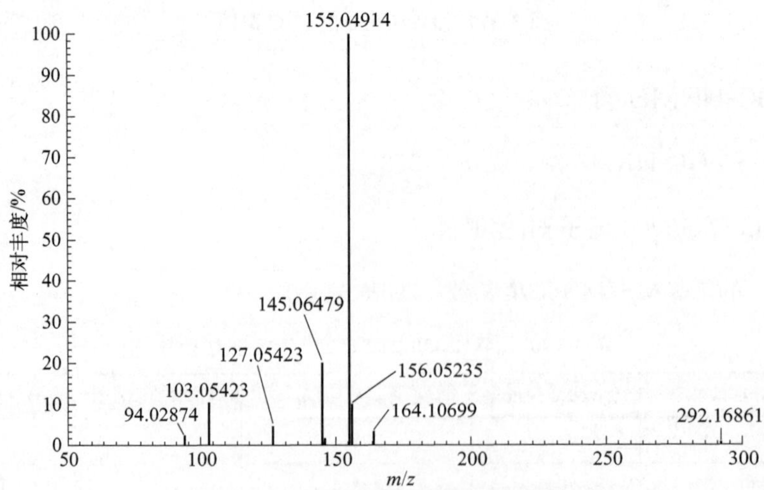

图 3-380 JWH-030 的 LC-HRMS 图

3.4.6　JWH-307

中文名称：[5-(2-氟苯基)-1-戊基-1*H*-吡咯-3-基](萘-1-基)甲酮

CAS 号：914458-26-7

分子式：$C_{26}H_{24}FNO$

分子量：385.48

结构式：

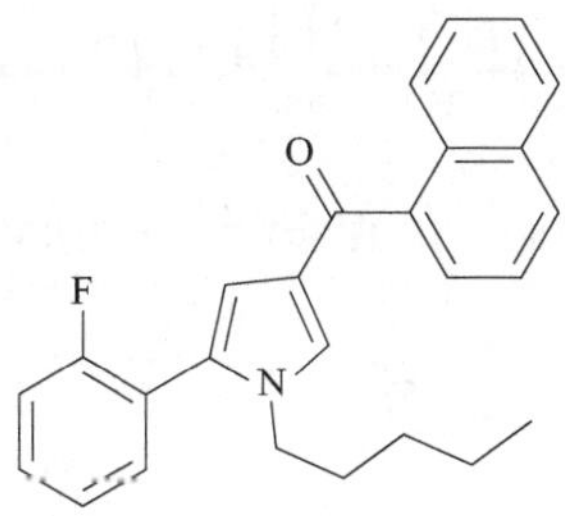

3.4.6.1　GC-MS 离子对/色谱图

JWH-307 的 GC-MS 参考保留时间和质谱特征离子质荷比，见表 3-191。

表 3-191　JWH-307 的参考保留时间和质谱特征离子质荷比

化合物名称	保留时间/min	质谱特征离子质荷比(*m/z*)
JWH-307	11.35	385*,328,314,155

注：*表示基峰。

JWH-307 的 EIC 谱图，见图 3-381。

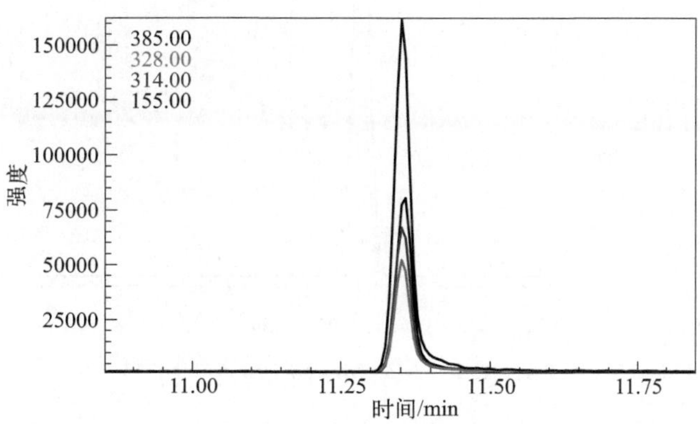

图 3-381　JWH-307 的 EIC 谱图

3.4.6.2　GC-HRMS 图

JWH-307 的 GC-HRMS 图，见图 3-382。

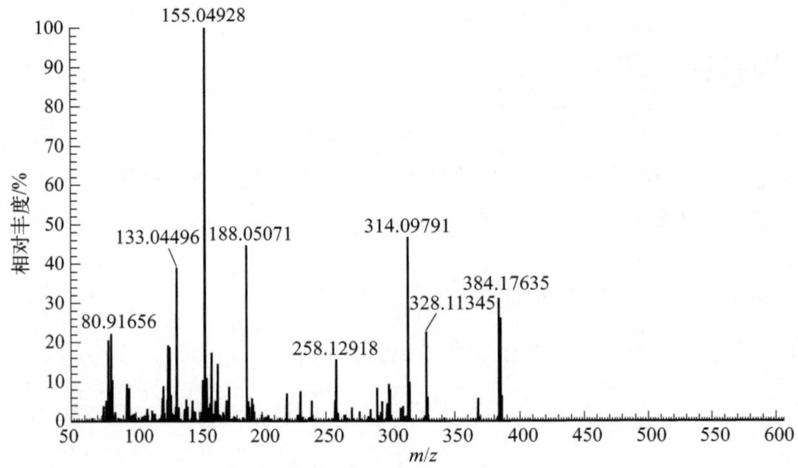

图 3-382 JWH-307 的 GC-HRMS 图

3.4.6.3 LC-MS/MS 离子对/色谱图

JWH-307 的 LC-MS/MS 采集参数，见表 3-192。

表 3-192 JWH-307 的 LC-MS/MS 采集参数

化合物名称	保留时间/min	母离子质荷比(m/z)	子离子质荷比(m/z)(碰撞能量/eV)
JWH-307	9.76	386.2	127.1(−50)
JWH-307	9.76	386.2	155.0(−22)

JWH-307 的 MRM 谱图，见图 3-383。

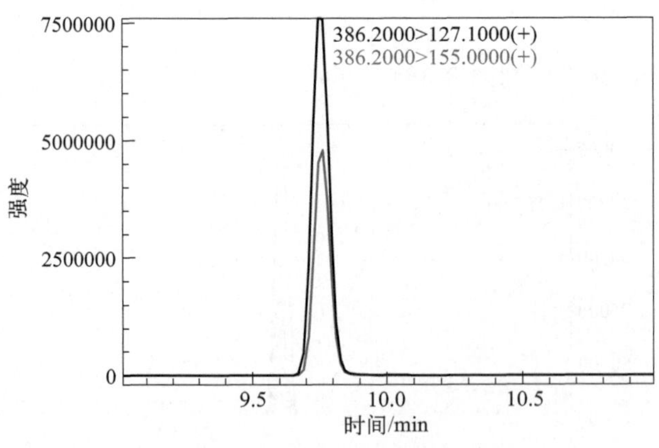

图 3-383 JWH-307 的 MRM 谱图

3.4.6.4 LC-HRMS 图

JWH-307 的 LC-HRMS 图，见图 3-384。

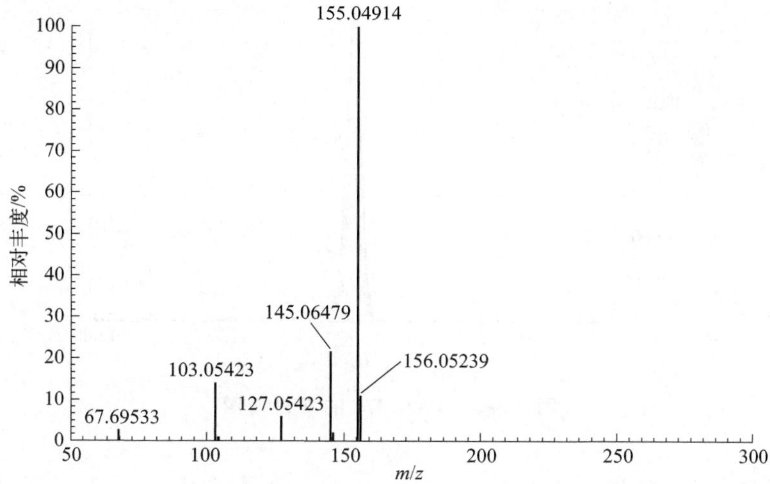

图 3-384　JWH-307 的 LC-HRMS 图

3.4.7　JWH-370

中文名称：1-戊基-2-(2-甲基苯基)-4-(1-萘甲酰基)吡咯

CAS 号：914458-22-3

分子式：$C_{27}H_{27}NO$

分子量：381.52

结构式：

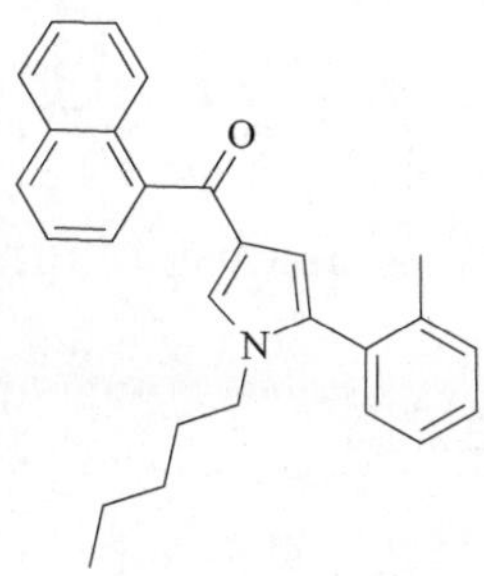

3.4.7.1　GC-MS 离子对/色谱图

JWH-370 的 GC-MS 参考保留时间和质谱特征离子质荷比，见表 3-193。

表 3-193　JWH-370 的参考保留时间和质谱特征离子质荷比

化合物名称	保留时间/min	质谱特征离子质荷比(m/z)
JWH-370	11.51	381*,310,155,127

注：*表示基峰。

JWH-370 的 EIC 谱图，见图 3-385。

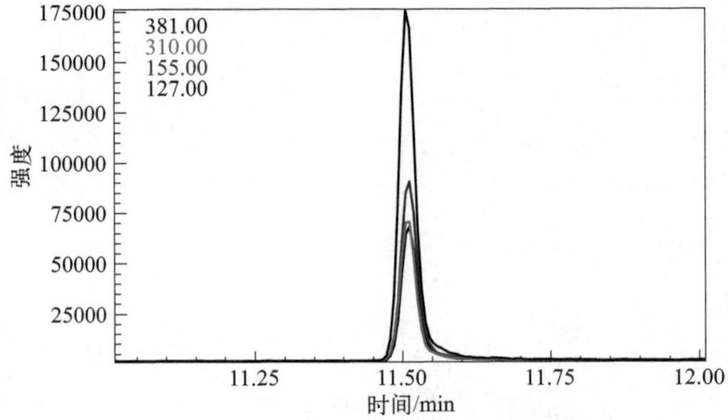

图 3-385 JWH-370 的 EIC 谱图

3.4.7.2 GC-HRMS 图

JWH-370 的 GC-HRMS 图，见图 3-386。

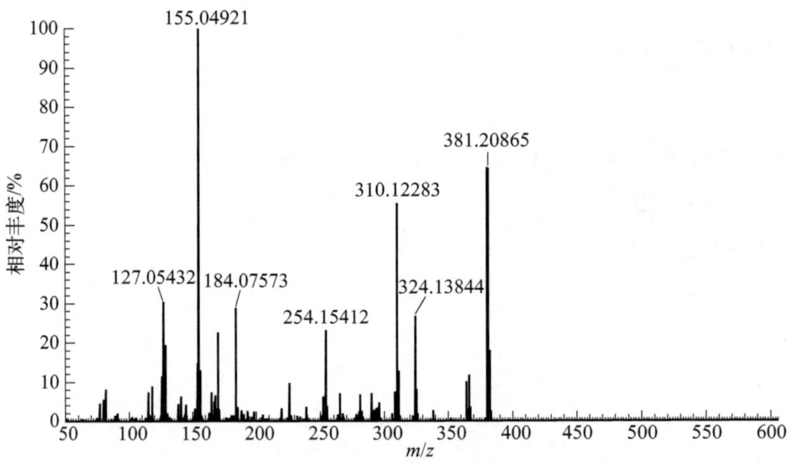

图 3-386 JWH-370 的 GC-HRMS 图

3.4.7.3 LC-MS/MS 离子对/色谱图

JWH-370 的 LC-MS/MS 采集参数，见表 3-194。

表 3-194 JWH-370 的 LC-MS/MS 采集参数

化合物名称	保留时间/min	母离子质荷比(m/z)	子离子质荷比(m/z)(碰撞能量/eV)
JWH-370	10.58	382.2	155.0(−22)
JWH-370	10.58	382.2	127.1(−47)

JWH-370 的 MRM 谱图，见图 3-387。

3.4.7.4 LC-HRMS 图

JWH-370 的 LC-HRMS 图，见图 3-388。

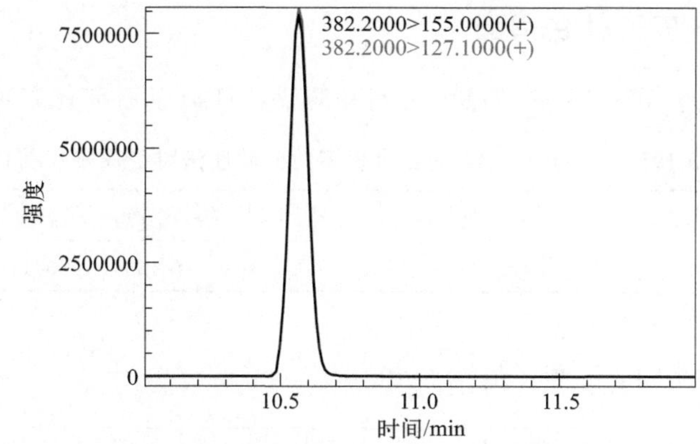

图 3-387　JWH-370 的 MRM 谱图

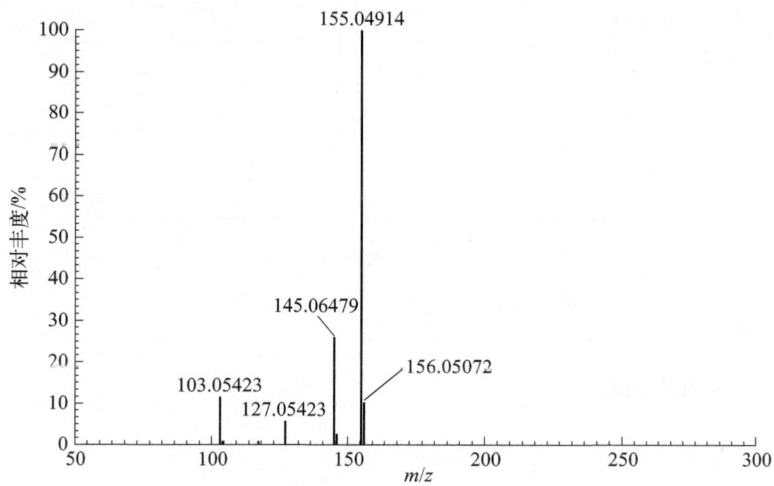

图 3-388　JWH-370 的 LC-HRMS 图

3.4.8　5F-QUP7AIC

中文名称：1-(5-氟戊基)-1*H*-吡咯并[2,3-*b*]吡啶-3-甲酸-8-喹啉酯

CAS 号：2748300-92-5

分子式：$C_{22}H_{20}FN_3O_2$

分子量：377.41

结构式：

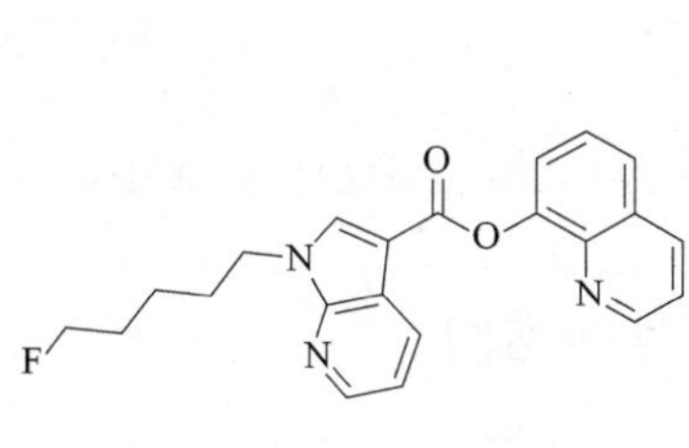

3.4.8.1 GC-MS 离子对/色谱图

5F-QUP7AIC 的 GC-MS 参考保留时间和质谱特征离子质荷比，见表 3-195。

表 3-195 5F-QUP7AIC 的参考保留时间和质谱特征离子质荷比

化合物名称	保留时间/min	质谱特征离子质荷比(m/z)
5F-QUP7AIC	11.95	233*,145,117

注：* 表示基峰。

5F-QUP7AIC 的 EIC 谱图，见图 3-389。

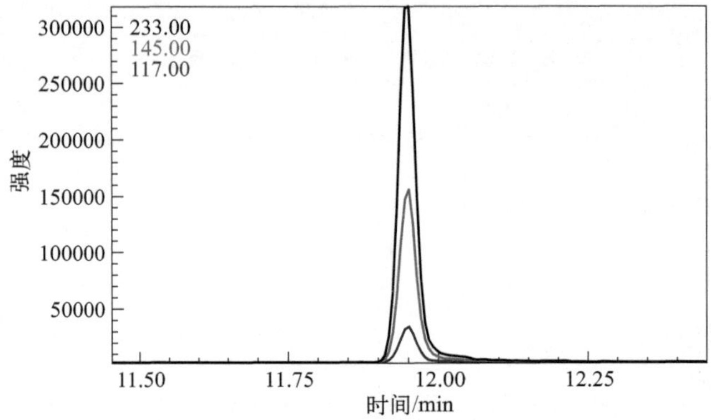

图 3-389 5F-QUP7AIC 的 EIC 谱图

3.4.8.2 GC-HRMS 图

5F-QUP7AIC 的 GC-HRMS 图，见图 3-390。

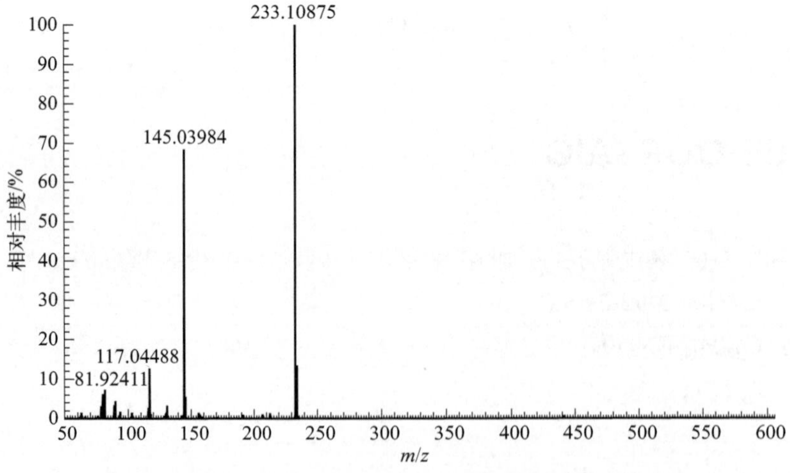

图 3-390 5F-QUP7AIC 的 GC-HRMS 图

3.4.8.3 LC-MS/MS 离子对/色谱图

5F-QUP7AIC 的 LC-MS/MS 采集参数，见表 3-196。

表 3-196　5F-QUP7AIC 的 LC-MS/MS 采集参数

化合物名称	保留时间/min	母离子质荷比(m/z)	子离子质荷比(m/z)(碰撞能量/eV)
5F-QUP7AIC	6.23	378.2	233.1(−20)
5F-QUP7AIC	6.23	378.2	145.0(−39)
5F-QUP7AIC	6.23	378.2	117.0(−55)

5F-QUP7AIC 的 MRM 谱图，见图 3-391。

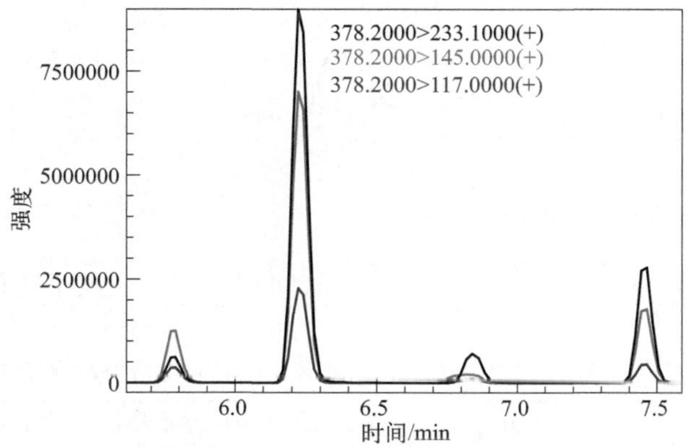

图 3-391　5F-QUP7AIC 的 MRM 谱图

3.4.8.4　LC-HRMS 图

5F-QUP7AIC 的 LC-HRMS 图，见图 3-392。

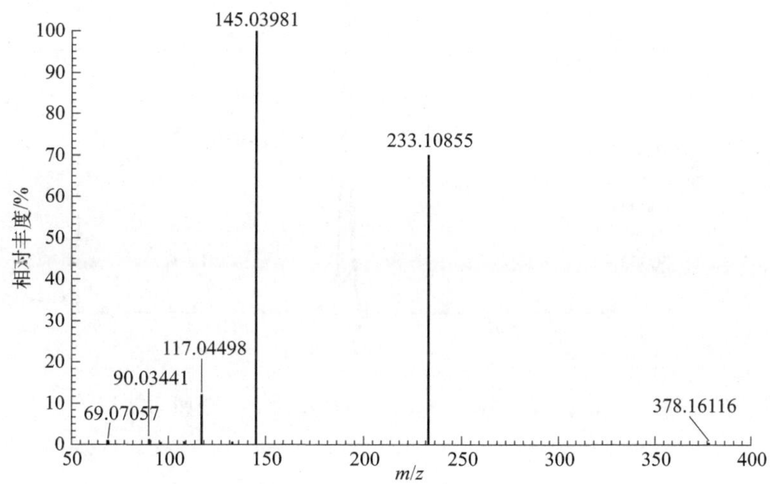

图 3-392　5F-QUP7AIC 的 LC-HRMS 图

3.4.9　5F-MDMB-P7AICA

中文名称：2-[1-(5-氟戊基)-1*H*-吡咯并[2,3-*b*]吡啶-3-甲酰氨基]-3,3-二甲基丁酸

甲酯

CAS 号：2328092-90-4

分子式：$C_{20}H_{28}FN_3O_3$

分子量：377.46

结构式：

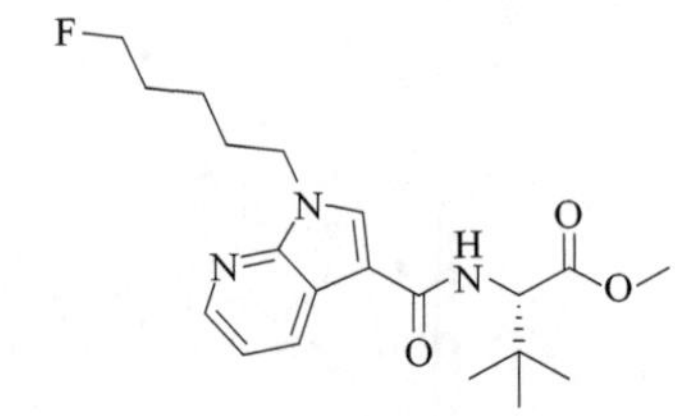

3.4.9.1 GC-MS 离子对/色谱图

5F-MDMB-P7AICA 的 GC-MS 参考保留时间和质谱特征离子质荷比，见表 3-197。

表 3-197 5F-MDMB-P7AICA 的参考保留时间和质谱特征离子质荷比

化合物名称	保留时间/min	质谱特征离子质荷比（m/z）
5F-MDMB-P7AICA	9.04	233*,377,321,145

注：*表示基峰。

5F-MDMB-P7AICA 的 EIC 谱图，见图 3-393。

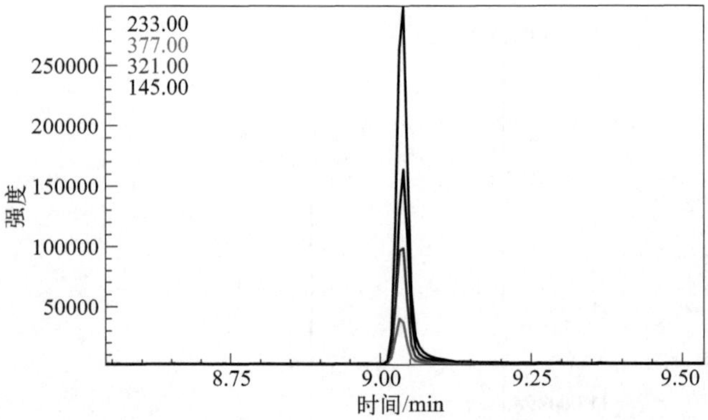

图 3-393 5F-MDMB-P7AICA 的 EIC 谱图

3.4.9.2 GC-HRMS 图

5F-MDMB-P7AICA 的 GC-HRMS 图，见图 3-394。

3.4.9.3 LC-MS/MS 离子对/色谱图

5F-MDMB-P7AICA 的 LC-MS/MS 采集参数，见表 3-198。

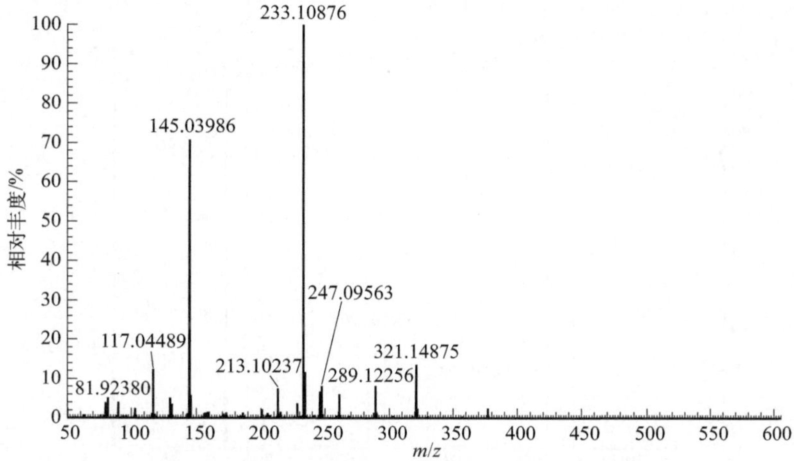

图 3-394　5F-MDMB-P7AICA 的 GC-HRMS 图

表 3-198　5F-MDMB-P7AICA 的 LC-MS/MS 采集参数

化合物名称	保留时间/min	母离子质荷比(m/z)	子离子质荷比(m/z)(碰撞能量/eV)
5F-MDMB-P7AICA	5.78	378.2	318.0(−29)
5F-MDMB-P7AICA	5.78	378.2	298.0(−32)
5F-MDMB-P7AICA	5.78	378.2	206.0(−37)

5F-MDMB-P7AICA 的 MRM 谱图，见图 3-395。

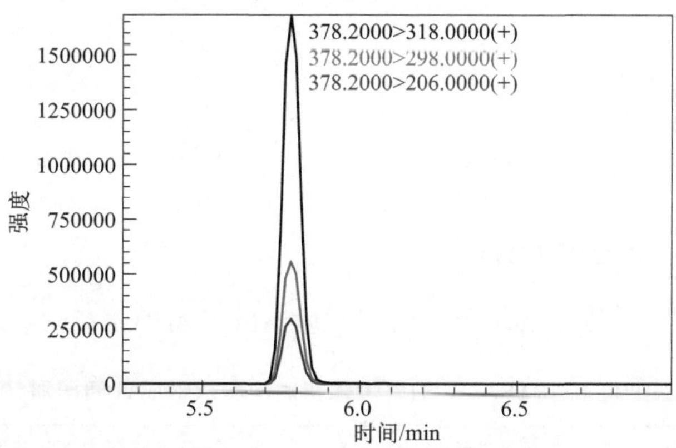

图 3-395　5F-MDMB-P7AICA 的 MRM 谱图

3.4.9.4 LC-HRMS 图

5F-MDMB-P7AICA 的 LC-HRMS 图，见图 3-396。

3.4.10 5F-BTP7AIC

中文名称：1-(5-氟戊基)-1*H*-吡咯并[2,3-*b*]吡啶-3-甲酸(1*H*-苯并[*d*][1,2,3]三唑-1-基)酯

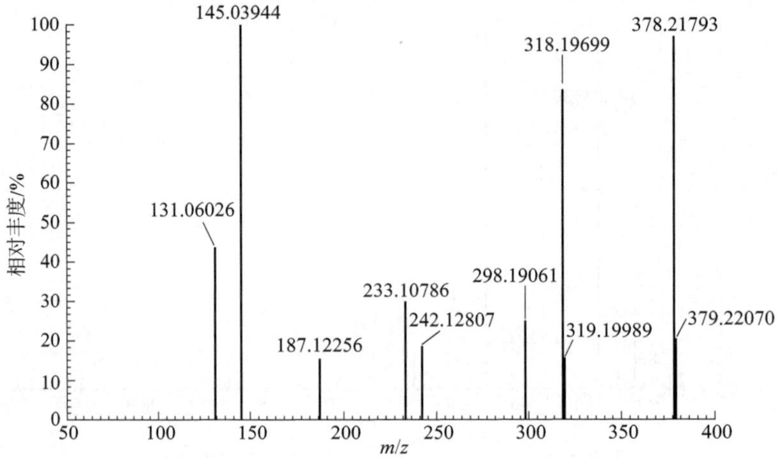

图 3-396　5F-MDMB-P7AICA 的 LC-HRMS 图

CAS 号：—

分子式：$C_{19}H_{18}FN_5O_2$

分子量：367.38

结构式：

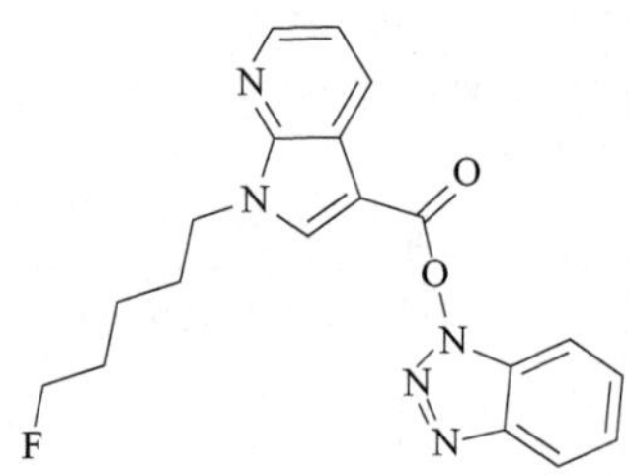

3.4.10.1　GC-MS 离子对/色谱图

5F-BTP7AIC 的 GC-MS 参考保留时间和质谱特征离子质荷比，见表 3-199。

表 3-199　5F-BTP7AIC 的参考保留时间和质谱特征离子质荷比

化合物名称	保留时间/min	质谱特征离子质荷比（m/z）
5F-BTP7AIC	10.55	233*,248,145,117

注：* 表示基峰。

5F-BTP7AIC 的 EIC 谱图，见图 3-397。

3.4.10.2　GC-HRMS 图

5F-BTP7AIC 的 GC-HRMS 图，见图 3-398。

3.4.10.3　LC-MS/MS 离子对/色谱图

5F-BTP7AIC 的 LC-MS/MS 采集参数，见表 3-200。

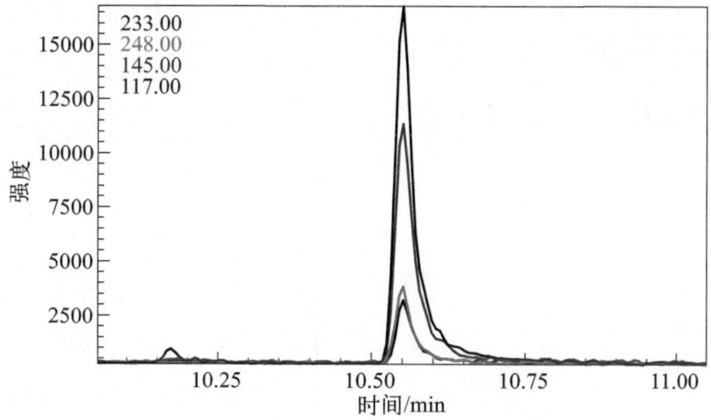

图 3-397　5F-BTP7AIC 的 EIC 谱图

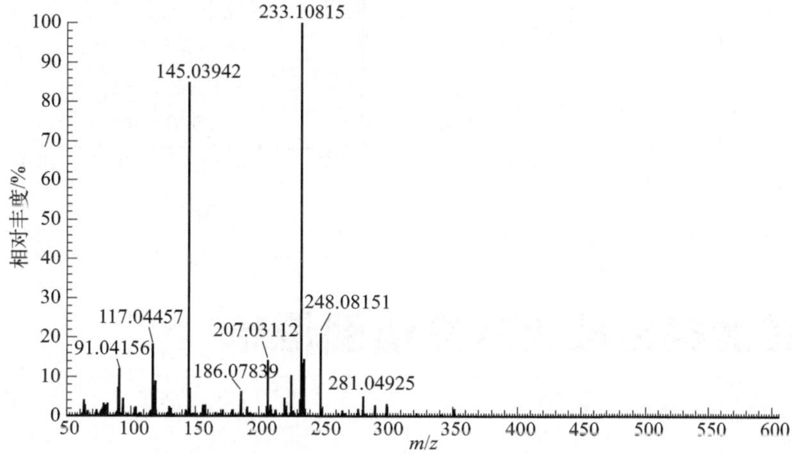

图 3-398　5F-BTP7AIC 的 GC-HRMS 图

表 3-200　5F-BTP7AICLC-MS/MS 采集参数

化合物名称	保留时间/min	母离子质荷比(*m*/*z*)	子离子质荷比(*m*/*z*)(碰撞能量/eV)
5F-BTP7AIC	7.76	368.2	233.1(−16)
5F-BTP7AIC	7.76	368.2	145.0(−34)

5F-BTP7AIC 的 MRM 谱图，见图 3-399。

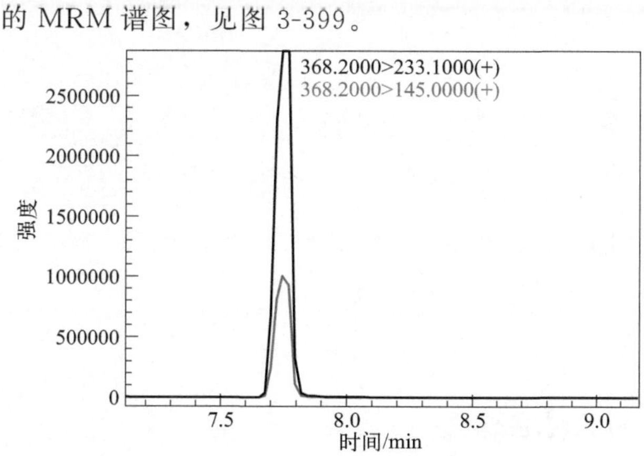

图 3-399　5F-BTP7AIC 的 MRM 谱图

3.4.10.4 LC-HRMS 图

5F-BTP7AIC 的 LC-HRMS 图，见图 3-400。

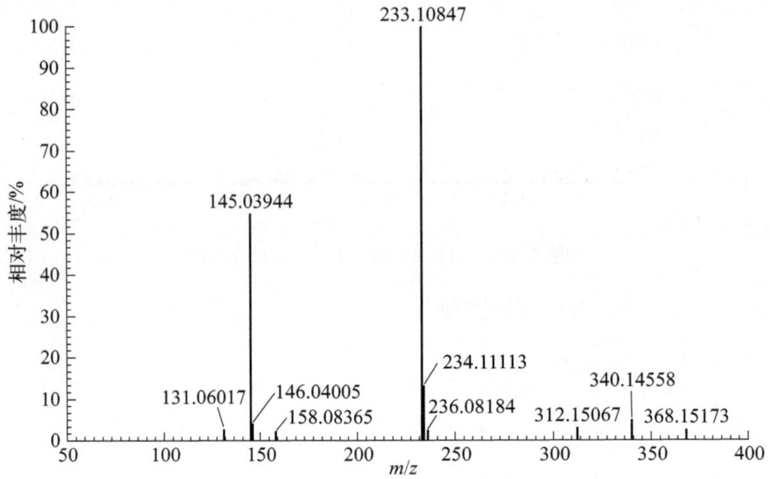

图 3-400 5F-BTP7AIC 的 LC-HRMS 图

3.5 其他类合成大麻素谱图信息

3.5.1 CB-13

中文名称：1-(1-萘甲酰基)-4-戊氧基萘

CAS 号：432047-72-8

分子式：$C_{26}H_{24}O_2$

分子量：368.48

结构式：

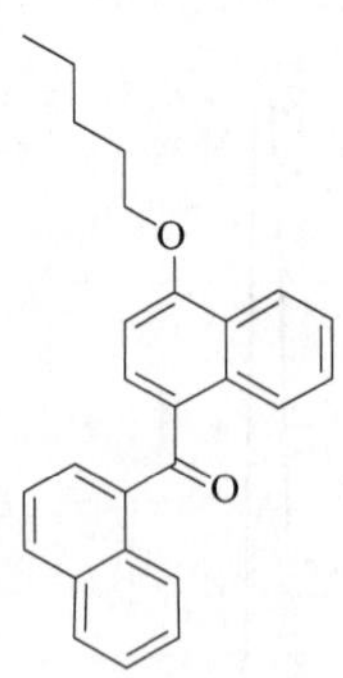

3.5.1.1 GC-MS 离子对/色谱图

CB-13 的 GC-MS 参考保留时间和质谱特征离子质荷比，见表 3-201。

表 3-201　CB-13 的参考保留时间和质谱特征离子质荷比

化合物名称	保留时间/min	质谱特征离子质荷比(m/z)
CB-13	12.25	368*,297,171,127

注：* 表示基峰。

CB-13 的 EIC 谱图，见图 3-401。

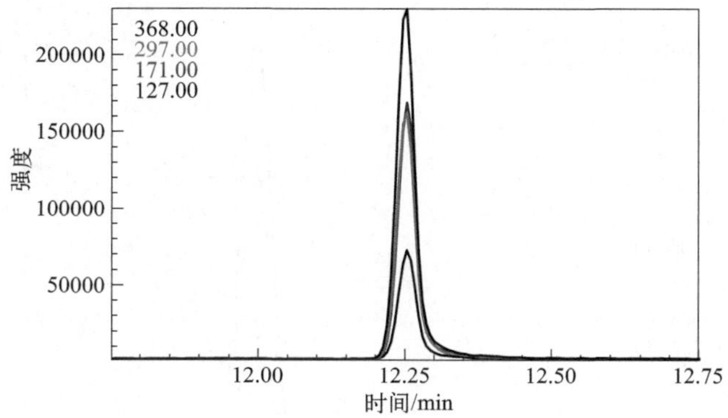

图 3-401　CB-13 的 EIC 谱图

3.5.1.2　GC-HRMS 图

CB-13 的 GC-HRMS 图，见图 3-402。

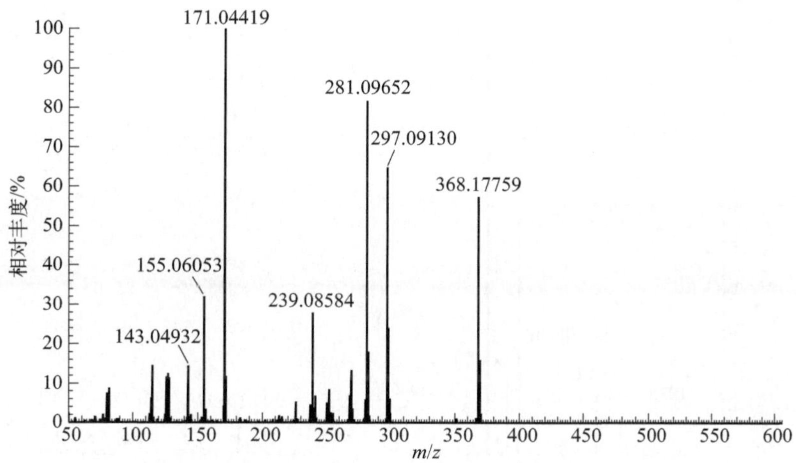

图 3-402　CB-13 的 GC-HRMS 图

3.5.1.3　LC-MS/MS 离子对/色谱图

CB-13 的 LC-MS/MS 采集参数，见表 3-202。

表 3-202　CB-13 的 LC-MS/MS 采集参数

化合物名称	保留时间/min	母离子质荷比(m/z)	子离子质荷比(m/z)(碰撞能量/eV)
CB-13	13.23	369.2	171.1(−26)
CB-13	13.23	369.2	155.0(−26)
CB-13	13.23	369.2	299.1(−20)

CB-13 的 MRM 谱图，见图 3-403。

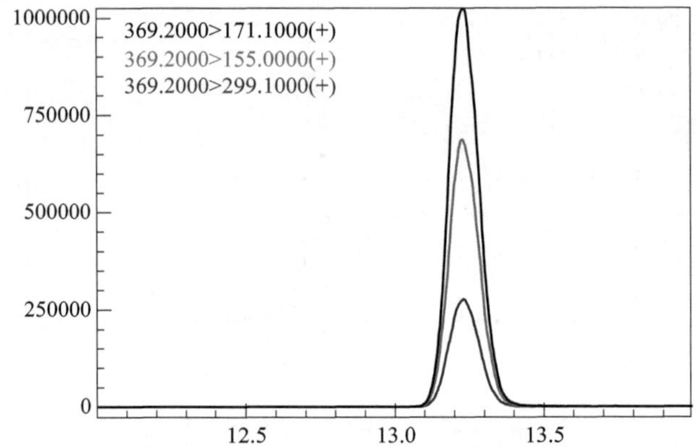

图 3-403　CB-13 的 MRM 谱图

3.5.1.4　LC-HRMS 图

CB-13 的 LC-HRMS 图，见图 3-404。

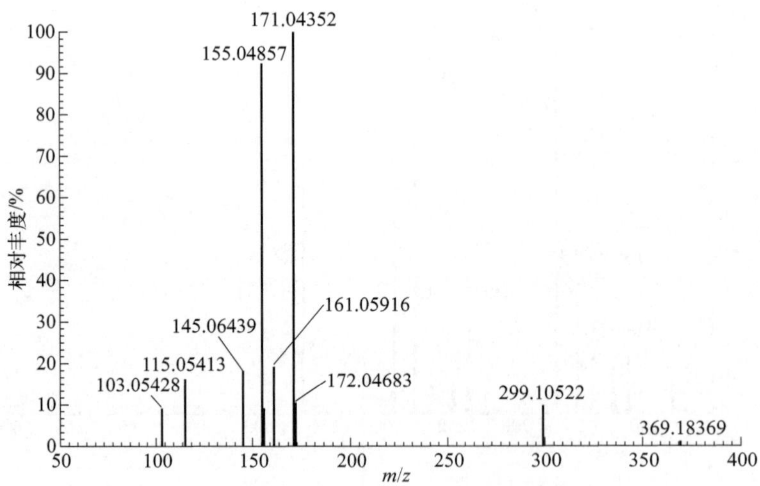

图 3-404　CB-13 的 LC-HRMS 图

3.5.2　BIM-018

中文名称：萘-1-基(1-戊基-1H-苯并[d]咪唑-2-基)甲酮

CAS 号：2316839-70-8

分子式：$C_{23}H_{22}N_2O$

分子量：342.43

结构式：

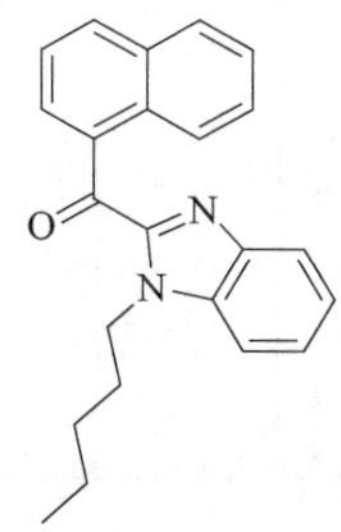

3.5.2.1　GC-MS 离子对/色谱图

BIM-018 的 GC-MS 参考保留时间和质谱特征离子质荷比，见表 3-203。

表 3-203　BIM-018 的参考保留时间和质谱特征离子质荷比

化合物名称	保留时间/min	质谱特征离子质荷比(m/z)
BIM-018	10.10	271*,341,127

注：*表示基峰。

BIM-018 的 EIC 谱图，见图 3-405。

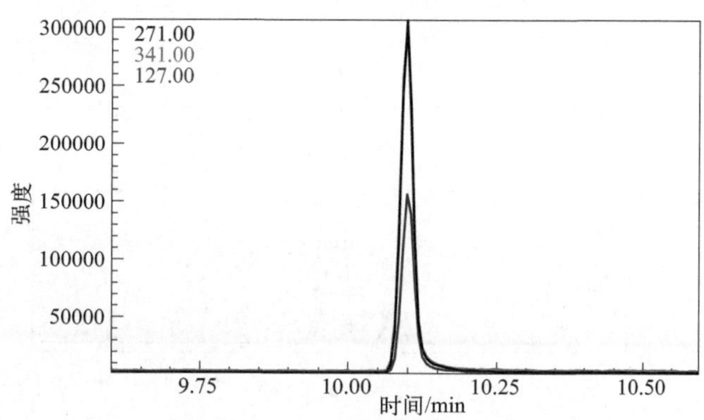

图 3-405　BIM-018 的 EIC 谱图

3.5.2.2　GC-HRMS 图

BIM-018 的 GC-HRMS 图，见图 3-406。

3.5.2.3　LC-MS/MS 离子对/色谱图

BIM-018 的 LC-MS/MS 采集参数，见表 3-204。

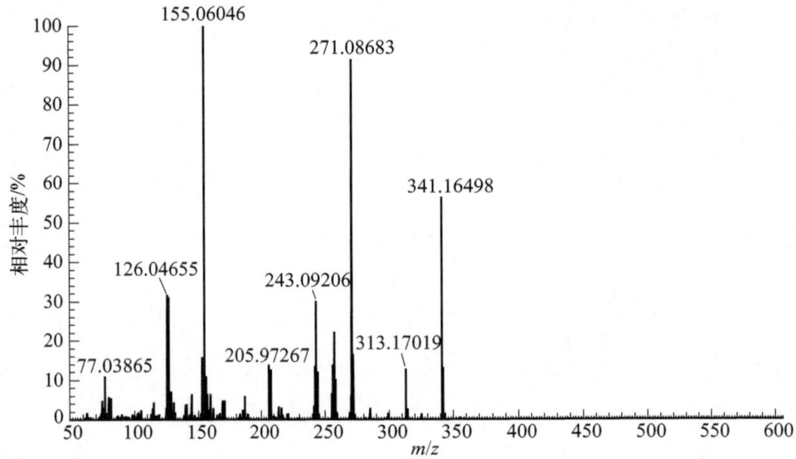

图 3-406　BIM-018 的 GC-HRMS 图

表 3-204　BIM-018 的 LC-MS/MS 采集参数

化合物名称	保留时间/min	母离子质荷比(m/z)	子离子质荷比(m/z)(碰撞能量/eV)
BIM-018	9.37	343.2	127.1(−48)
BIM-018	9.37	343.2	215.1(−21)
BIM-018	9.37	343.2	273.1(−22)

BIM-018 的 MRM 谱图，见图 3-407。

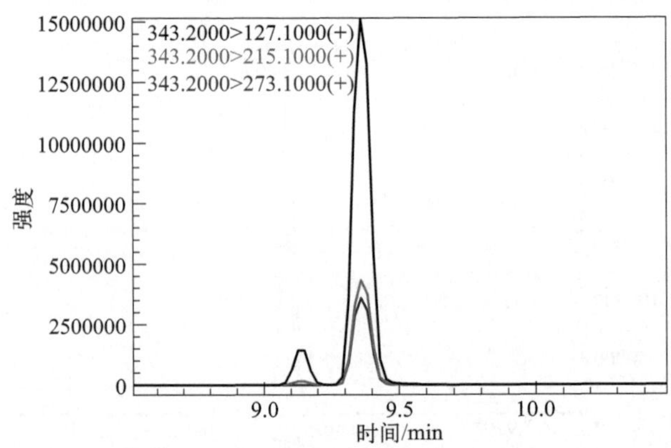

图 3-407　BIM-018 的 MRM 谱图

3.5.2.4　LC-HRMS 图

BIM-018 的 LC-HRMS 图，见图 3-408。

3.5.3　EG-018

中文名称：萘-1-基(9-戊基-9*H*-咔唑-3-基)甲酮

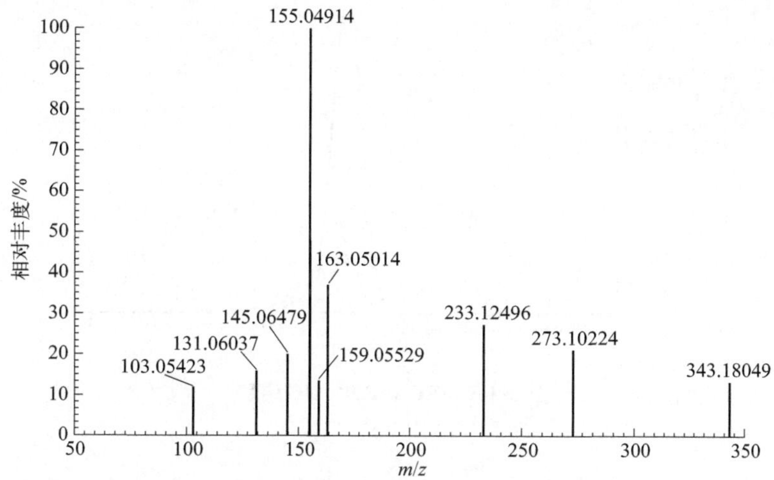

图 3-408 BIM-018 的 LC-HRMS 图

CAS 号：2219320-91-7

分子式：$C_{28}H_{25}NO$

分子量：391.51

结构式：

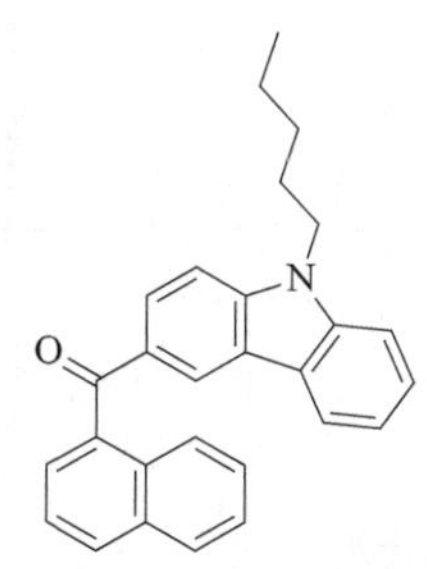

3.5.3.1 GC-MS 离子对/色谱图

EG-018 的 GC-MS 参考保留时间和质谱特征离子质荷比，见表 3-205。

表 3-205 EG-018 的参考保留时间和质谱特征离子质荷比

化合物名称	保留时间/min	质谱特征离子质荷比(m/z)
EG-018	16.89	334*,391,127

注：* 表示基峰。

EG-018 的 EIC 谱图，见图 3-409。

3.5.3.2 GC-HRMS 图

EG-018 的 GC-HRMS 图，见图 3-410。

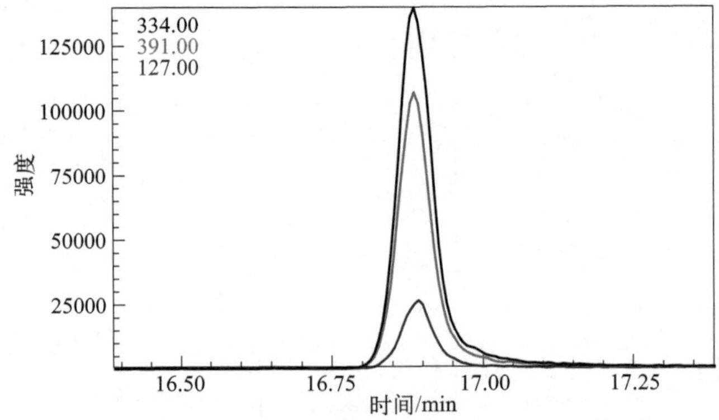

图 3-409 EG-018 的 EIC 谱图

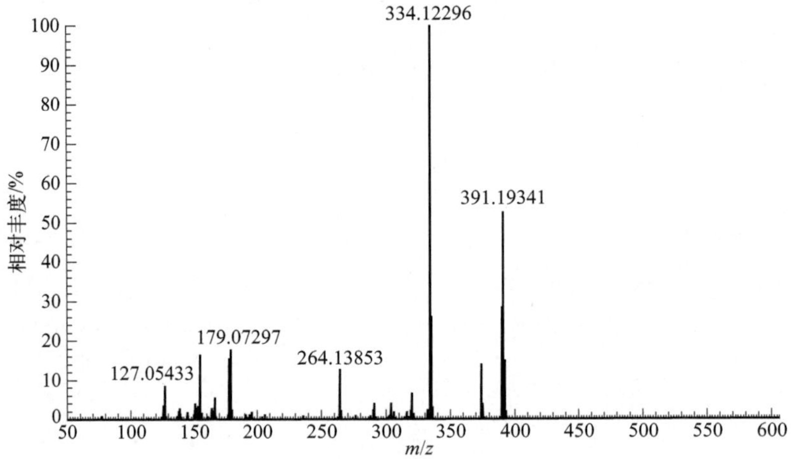

图 3-410 EG-018 的 GC-HRMS 图

3.5.3.3 LC-MS/MS 离子对/色谱图

EG-018 的 LC-MS/MS 采集参数，见表 3-206。

表 3-206 EG-018 的 LC-MS/MS 采集参数

化合物名称	保留时间/min	母离子质荷比(m/z)	子离子质荷比(m/z)(碰撞能量/eV)
EG-018	12.49	392.2	155.0(−26)
EG-018	12.49	392.2	264.1(−26)
EG-018	12.49	392.2	179.1(−46)

EG-018 的 MRM 谱图，见图 3-411。

3.5.3.4 LC-HRMS 图

EG-018 的 LC-HRMS 图，见图 3-412。

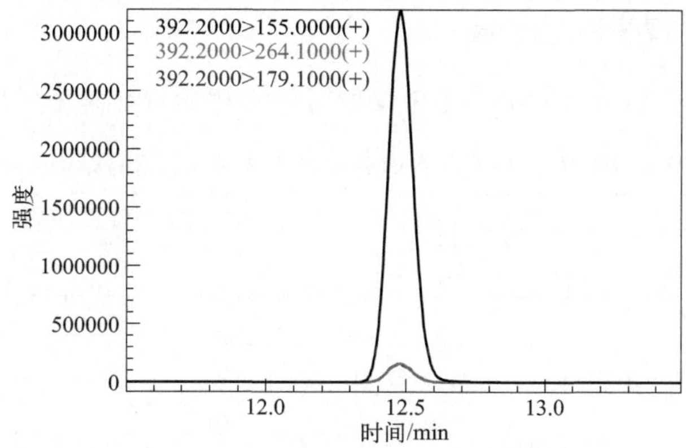

图 3-411　EG-018 的 MRM 谱图

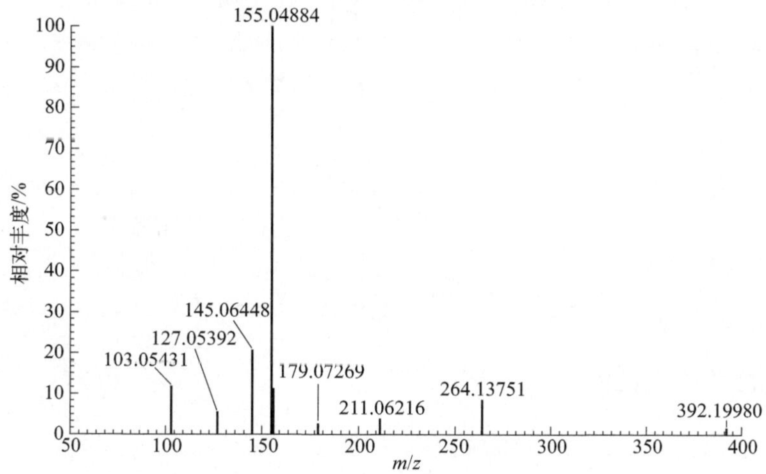

图 3-412　EG-018 的 LC-HRMS 图

3.5.4　MDMB-CHMCZCA

中文名称：*N*-[9-(环己基甲基)-9*H*-咔唑-3-甲酰氨基]-3,3-二甲基丁酸甲酯

CAS 号：2219324-32-8

分子式：$C_{27}H_{34}N_2O_3$

分子量：434.58

结构式：

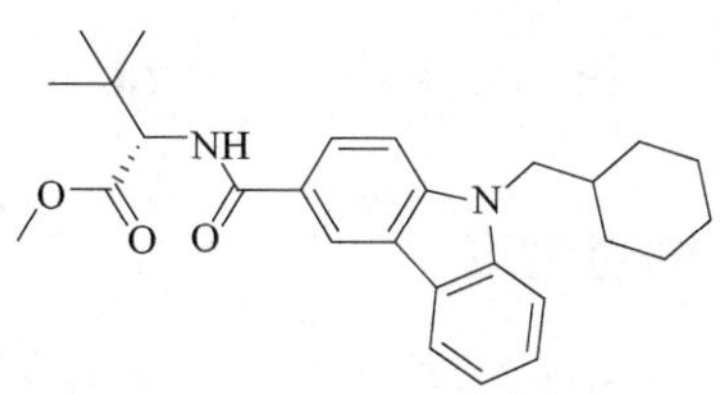

3.5.4.1 GC-MS 离子对/色谱图

MDMB-CHMCZCA 的 GC-MS 参考保留时间和质谱特征离子质荷比，见表 3-207。

表 3-207 MDMB-CHMCZCA 的参考保留时间和质谱特征离子质荷比

化合物名称	保留时间/min	质谱特征离子质荷比(m/z)
MDMB-CHMCZCA	15.64	290*,434,346,179

注：* 表示基峰。

MDMB-CHMCZCA 的 EIC 谱图，见图 3-413。

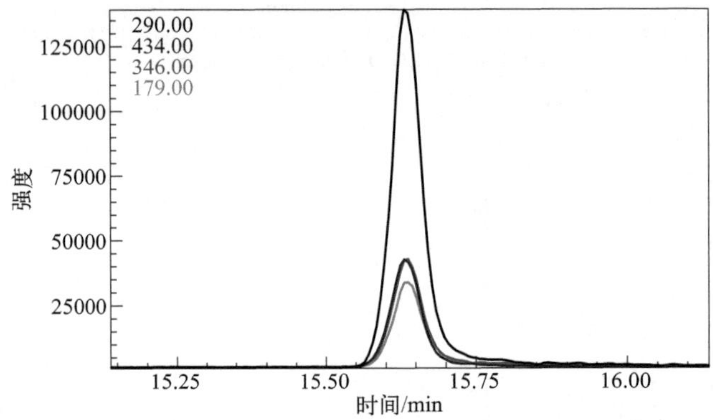

图 3-413 MDMB-CHMCZCA 的 EIC 谱图

3.5.4.2 GC-HRMS 图

MDMB-CHMCZCA 的 GC-HRMS 图，见图 3-414。

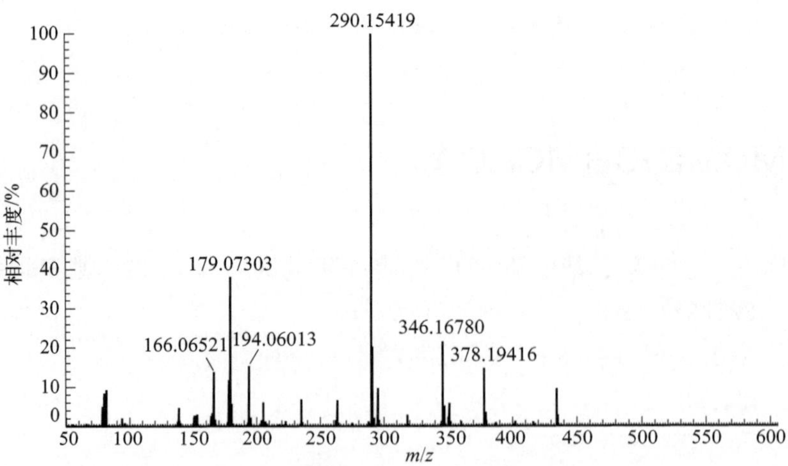

图 3-414 MDMB-CHMCZCA 的 GC-HRMS 图

3.5.4.3 LC-MS/MS 离子对/色谱图

MDMB-CHMCZCA 的 LC-MS/MS 采集参数，见表 3-208。

表 3-208　MDMB-CHMCZCA 的 LC-MS/MS 采集参数

化合物名称	保留时间/min	母离子质荷比(m/z)	子离子质荷比(m/z)(碰撞能量/eV)
MDMB-CHMCZCA	10.31	435.3	290.2(−21)
MDMB-CHMCZCA	10.31	435.3	194.1(−44)
MDMB-CHMCZCA	10.31	435.3	179.1(−50)

MDMB-CHMCZCA 的 MRM 谱图，见图 3-415。

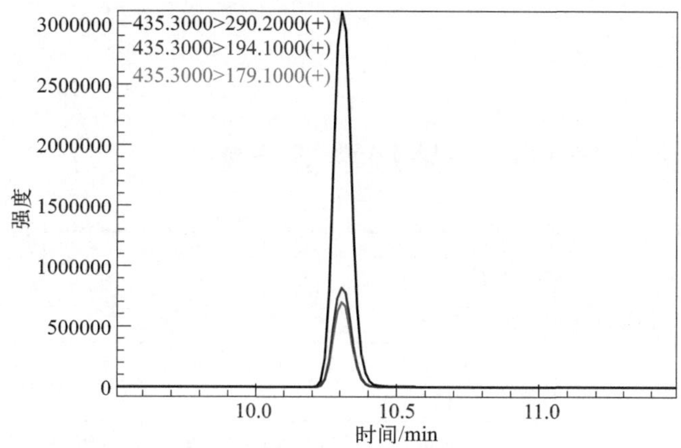

图 3-415　MDMB-CHMCZCA 的 MRM 谱图

3.5.4.4　LC-HRMS 图

MDMB-CHMCZCA 的 LC-HRMS 图，见图 3-416。

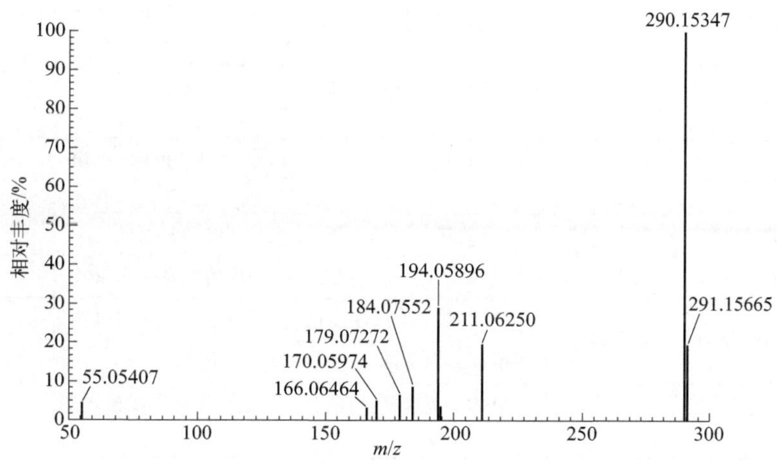

图 3-416　MDMB-CHMCZCA 的 LC-HRMS 图

附 录

附录 1 合成大麻素类物质依赖性折算表

序号	英文名称	中文名称	折算标准（1g 该物质相当于海洛因的质量）/g
1	5F-ABICA	N-(1-氨甲酰基-2-甲基丙基)-1-(5-氟戊基)吲哚-3-甲酰胺	1.44
2	5F-AB-PINACA	N-(1-氨甲酰基-2-甲基丙基)-1-(5-氟戊基)吲唑-3-甲酰胺	1.44
3	5F-ADBICA	N-(1-氨甲酰基-2,2-二甲基丙基)-1-(5-氟戊基)吲哚-3-甲酰胺	1.44
4	5F-APINACA	N-(1-金刚烷基)-1-(5-氟戊基)吲唑-3-甲酰胺	3.48
5	5F-PB-22	1-(5-氟戊基)吲哚-3-甲酸-8-喹啉酯	21.8
6	A-796260	1-[2-(N-吗啉基)乙基]-3-(2,2,3,3-四甲基环丙甲酰基)吲哚	1.43
7	AB-CHMINACA	N-(1-氨甲酰基-2-甲基丙基)-1-(环己基甲基)吲唑-3-甲酰胺	14.79
8	AB-FUBINACA	N-(1-氨甲酰基-2-甲基丙基)-1-(4-氟苄基)吲唑-3-甲酰胺	4.7
9	AB-PINACA	N-(1-氨甲酰基-2-甲基丙基)-1-戊基吲唑-3-甲酰胺	1.5
10	ADBICA	N-(1-氨甲酰基-2,2-二甲基丙基)-1-戊基吲哚-3-甲酰胺	10.5
11	ADB-PINACA	N-(1-氨甲酰基-2,2-二甲基丙基)-1-戊基吲唑-3-甲酰胺	2
12	AM-1220	1-[(N-甲基-2-哌啶基)甲基]-3-(1-萘甲酰基)吲哚	1.43
13	AM-1248	1-[(N-甲基-2-哌啶基)甲基]-3-(1-金刚烷基甲酰基)吲哚	1.43
14	AM-2233	1-[(N-甲基-2-哌啶基)甲基]-3-(2-碘苯甲酰基)吲哚	2
15	APICA	N-(1-金刚烷基)-1-戊基吲哚-3-甲酰胺	1.7
16	APINACA	N-(1-金刚烷基)-1-戊基吲唑-3-甲酰胺	4
17	CB-13	1-(1-萘甲酰基)-4-戊氧基萘	23.6
18	CUMYL-THPINACA	N-(1-甲基-1-苯基乙基)-1-(4-四氢吡喃基甲基)吲唑-3-甲酰胺	4

续表

序号	英文名称	中文名称	折算标准（1g 该物质相当于海洛因的质量）/g
19	EAM-2201	1-(5-氟戊基)-3-(4-乙基-1-萘甲酰基)吲哚	10
20	FUB-JWH-018	1-(4-氟苄基)-3-(1-萘甲酰基)吲哚	4
21	FUB-PB-22	1-(4-氟苄基)吲哚-3-甲酸-8-喹啉酯	2
22	JWH-007	2-甲基-1-戊基-3-(1-萘甲酰基)吲哚	4
23	JWH-015	2-甲基-1-丙基-3-(1-萘甲酰基)吲哚	4
24	JWH-019	1-己基-3-(1-萘甲酰基)吲哚	4
25	JWH-081	1-戊基-3-(4-甲氧基-1-萘甲酰基)吲哚	34
26	JWH-122	1-戊基-3-(4-甲基-1-萘甲酰基)吲哚	3.7
27	JWH-203	1-戊基-3-(2-氯苯乙酰基)吲哚	0.37
28	JWH-210	1-戊基-3-(4-乙基-1-萘甲酰基)吲哚	10
29	JWH-370	1-戊基-2-(2-甲基苯基)-4-(1-萘甲酰基)吡咯	10
30	MAM-2201	1-(5-氟戊基)-3-(4-甲基-1-萘甲酰基)吲哚	10
31	MDMB-CHMICA	*N*-(1-甲氧基羰基-2,2-二甲基丙基)-1-(环己基甲基)吲哚-3-甲酰胺	10.5
32	MDMB-FUBINACA	*N*-(1-甲氧基羰基-2,2-二甲基丙基)-1-(4-氟苄基)吲唑-3-甲酰胺	4.7
33	PX-2	*N*-(1-氨甲酰基-2-苯基乙基)-1-(5-氟戊基)吲唑-3-甲酰胺	1.44
34	RCS-4	1-戊基-3-(4-甲氧基苯甲酰基)吲哚	0.03
35	STS-135	*N*-(1-金刚烷基)-1-(5-氟戊基)吲哚-3-甲酰胺	19
36	UR-144	1-戊基-3-(2,2,3,3-四甲基环丙甲酰基)吲哚	0.714
37	ADB-4en-PINACA	*N*-(1-氨甲酰基-2,2-二甲基丙基)-1-(4-戊烯基)吲唑-3-甲酰胺	0.2
38	MDMB-4en-PINACA	2-[1-(戊-4-烯-1-基)-1*H*-吲唑-3-甲酰氨基]-3,3-二甲基丁酸甲酯	0.2
39	ADB-BUTINACA	*N*-(1-氨甲酰基-2,2-二甲丙基)-1-丁基吲唑-3-甲酰胺	0.5
40	4CN-CUMYL-BUTINACA	*N*-(1-甲基-1-苯基乙基)-1-(4-氰基丁基)吲唑-3-甲酰胺	0.5
41	5F-EMB-PICA	*N*-(1-乙氧基羰基-2-甲基丙基)-1-(5-氟戊基)吲哚-3-甲酰胺	0.5
42	5F-MDMB-PICA	2-[1-(5-氟戊基)-1*H*-吲哚-3-甲酰氨基]-3,3-二甲基丁酸甲酯	0.5
43	4F-MDMB-BUTICA	2-[1-(4-氟丁基)吲哚-3-甲酰氨基]-3,3-二甲基丁酸甲酯	5
44	AMB-FUBINACA	2-[1-(4-氟苄基)吲唑-3-甲酰氨基]-3-甲基-丁酸甲酯	5.5
45	ADB-FUBINACA	*N*-(1-氨甲酰基-2,2-二甲基丙基)-1-(4-氟苄基)吲唑-3-甲酰胺	2.5

续表

序号	英文名称	中文名称	折算标准（1g该物质相当于海洛因的质量）/g
46	5F-ADB	2-[1-(5-氟戊基)吲唑-3-甲酰胺基]-3,3-二甲基丁酸甲酯	14
47	4F-ABUTINACA	*N*-(1-金刚烷基)-1-(4-氟丁基)吲唑-3-甲酰胺	6.4
48	CUMYL-PEGACLONE	5-戊基-2-(2-苯基丙-2-基)-2,5-二氢-1*H*-吡啶[4,3-*b*]吲哚-1-酮	4.6
49	5F-EDMB-PICA	2-[1-(5-氟戊基)-1*H*-吲哚-3-甲酰氨基]-3,3-二甲基丁酸乙酯	2
50	JWH-018	1-戊基-3-(1-萘甲酰基)吲哚	1

附录 2　合成大麻素类物质中英文对照表

序号	英文缩写	中文名
1	HU-210	1,1-二甲基庚基-11-羟基四氢大麻酚
2	JWH-018	1-戊基-3-(1-萘甲酰基)吲哚
3	JWH-073	1-丁基-3-(1-萘甲酰基)吲哚
4	JWH-210	1-戊基-3-(4-乙基-1-萘甲酰基)吲哚
5	CP-47497	顺式 5-(1,1-二甲基庚基)-2-[(1*R*,3*S*)-3-羟基环己基]苯酚
6	CP-47497-C8	顺式 5-(1,1-二甲基辛基)-2-[(1*R*,3*S*)-3-羟基环己基]苯酚
7	THJ	1-戊基-*N*-(喹啉-8-基)-1*H*-吲唑-3-甲酰胺
8	5F-THJ	1-(5-氟戊基)-*N*-(喹啉-8-基)-1*H*-吲唑-3-甲酰胺
9	ADB-BUTINACA	*N*-(1-氨甲酰基-2,2-二甲基丙基)-1-丁基吲唑-3-甲酰胺
10	MDMB-4en-PINACA	2-[1-(4-戊烯-1-基)-1*H*-吲唑-3-甲酰氨基]-3,3-二甲基丁酸甲酯
11	5F-MDMB-PICA	2-[1-(5-氟戊基)-1*H*-吲哚-3-甲酰氨基]-3,3-二甲基丁酸甲酯
12	4F-MDMB-BUTICA	2-[1-(4-氟丁基)吲哚-3-甲酰氨基]-3,3-二甲基丁酸甲酯
13	AB-CHMINACA	*N*-(1-氨甲酰基-2-甲基丙基)-1-(环己基甲基)吲唑-3-甲酰胺
14	AB-PINACA	*N*-(1-氨甲酰基-2-甲基丙基)-1-戊基吲唑-3-甲酰胺
15	MDMB-FUBINACA	*N*-(1-甲氧基羰基-2,2-二甲基丙基)-1-(4-氟苄基)吲唑-3-甲酰胺
16	MDMB-CHMICA	*N*-(1-甲氧基羰基-2,2-二甲基丙基)-1-(环己基甲基)吲哚-3-甲酰胺
17	5F-ADB	2-[1-(5-氟戊基)吲唑-3-甲酰氨基]-3,3-二甲基丁酸甲酯
18	APINACA/AKB-48	*N*-(1-金刚烷基)-1-戊基吲唑-3-甲酰胺
19	APICA/2NE1	*N*-(1-金刚烷基)-1-戊基吲哚-3-甲酰胺
20	ADB-P-5Br-INACA	*N*-(1-氨基甲酰基-2,2-二甲基丙基)-1-戊基-5-溴-吲唑-3-甲酰胺
21	ADB-4en-P-5Br-INACA	*N*-(1-氨基甲酰基-2,2-二甲基丙基)-1-(4-戊烯基)-5-溴-吲唑-3-甲酰胺
22	JWH-200	1-[2-(4-吗啉基)乙基]-3-(1-萘甲酰基)吲哚
23	JWH-030	1-戊基-3-(1-萘甲酰基)吡咯

续表

序号	英文缩写	中文名
24	JWH-368	5-(3-氟苯基)-1-戊基-3-(1-萘甲酰基)吡咯
25	JWH-371	5-(4-丁基苯基)-1-戊基-3-(1-萘甲酰基)吡咯
26	AB-FUBINACA	*N*-(1-氨甲酰基-2-甲基丙基)-1-(4-氟苄基)吲唑-3-甲酰胺
27	JWH-250	2-(2-甲氧基苯基)-1-(1-戊基-1*H*-吲哚-3-基)乙酮
28	AM-2201	1-(5-氟戊基)-3-(1-萘甲酰基)-1*H*-吲哚
29	CUMYL-PeGACLONE	5-戊基-2-(2-苯基丙-2-基)-2,5-二氢-1*H*-吡啶[4,3-*b*]吲哚-1-酮
30	JWH-018*N*-(5-hydroxypentyl) metabolite	1-(5-戊醇)-3-(1-萘甲酰基)吲哚
31	JWH-018*N*-pentanoic acid metabolite	1-(5-戊酸)-3-(1-萘甲酰基)吲哚
32	JWH-073*N*-(4-hydroxybutyl) metabolite	1-(4-丁醇)-3-(1-萘甲酰基)吲哚
33	JWH-122*N*-(5-hydroxypentyl) metabolite	1-(5-戊醇)-3-(4-甲基-1-萘甲酰基)吲哚
34	JWH-081	1-戊基-3-(4-甲氧基-1-萘甲酰基)吲哚
35	JWH-122	1-戊基-3-(4-甲基-1-萘甲酰基)吲哚
36	AM-694	[1-(5-氟戊基)-1*H*-吲哚-3-基](2-碘苯基)甲酮
37	UR-144	1-戊基-3-(2,2,3,3-四甲基环丙甲酰基)吲哚
38	UR-144*N*-(5-hydroxypentyl) metabolite	1-(5-戊醇)-3-(2,2,3,3-四甲基环丙甲酰基)吲哚
39	MAB-CHMINACA/ADB-CHMINACA	*N*-(1-氨甲酰基-2,2-二甲基丙基)-1-(环己基甲基)吲唑-3-甲酰胺
40	5F-APINACA	*N*-(1-金刚烷基)-1-(5-氟戊基)吲唑-3-甲酰胺
41	5F-PB-22	1-(5-氟戊基)吲哚-3-甲酸-8-喹啉酯
42	MAM-2201	1-(5-氟戊基)-3-(4-甲基-1-萘甲酰基)吲哚
43	JWH-203	1-戊基-3-(2-氯苯乙酰基)吲哚
44	5F-CUMYL-PINACA	1-(5-氟戊基)-*N*-(2-苯基丙-2-基)-1*H*-吲唑-3-甲酰胺
45	ADB-4en-PINACA	*N*-(1-氨甲酰基-2,2-二甲基丙基)-1-(4-戊烯基)吲唑-3-甲酰胺
46	4CN-CUMYL-BUTINACA	*N*-(1-甲基-1-苯基乙基)-1-(4-氰基丁基)吲唑-3-甲酰胺
47	4F-MDMB-BUTINACA	2-[1-(4-氟丁基)-1*H*-吲唑-3-甲酰氨基]-3,3-二甲基丁酸甲酯
48	ADB-FUBINACA	*N*-(1-氨甲酰基-2,2-二甲基丙基)-1-(4-氟苄基)吲唑-3-甲酰胺
49	AMB-FUBINACA	2-[1-(4-氟苄基)吲唑-3-甲酰氨基]-3-甲基丁酸甲酯
50	ADB-BINACA	*N*-(1-氨基-3,3-二甲基-1-氧代丁-2-基)-1-苄基-1*H*-吲唑-3-甲酰胺
51	ACHMINACA	*N*-(金刚烷-1-基)-1-(环己基甲基)-1*H*-吲唑-3-甲酰胺
52	4F-MMB-BUTINACA	2-[1-(4-氟丁基)吲唑-3-甲酰氨基]-3-甲基丁酸甲酯
53	5F-EMB-PINACA	*N*-(1-乙氧基羰基-2-甲基丙基)-1-(5-氟戊基)吲唑-3-甲酰胺
54	AMB-4en-PICA	2-[1-(4-戊烯-1-基)-1*H*-吲哚-3-甲酰胺基]-3-甲基丁酸甲酯
55	5F-EMB-PICA	*N*-(1-乙氧基羰基-2-甲基丙基)-1-(5-氟戊基)吲哚-3-甲酰胺

续表

序号	英文缩写	中文名
56	5F-EDMB-PICA	2-[1-(5-氟戊基)-1*H*-吲哚-3-甲酰氨基]-3,3-二甲基丁酸乙酯
57	AMB-FUBICA	2-[1-(4-氟苄基)-1*H*-吲哚-3-甲酰氨基]-3-甲基丁酸甲酯
58	MDMB-FUBICA	2-[1-(4-氟苄基)-1*H*-吲哚-3-甲酰氨基]-3,3-二甲基丁酸甲酯
59	4F-ABUTINACA	*N*-(1-金刚烷基)-1-(4-氟丁基)吲唑-3-甲酰胺
60	SC-0862	*N*-(1-氨甲酰基-2,2-二甲基丙基)-吲唑-3-甲酰胺
61	ADB-BUTINACA *N*-butanoic acid metabolite	*N*-(1-氨基-3,3-二甲基-1-氧代丁-2-基)-1-(4-丁酸)-1*H*-吲唑-3-甲酰胺
62	5F-ADBICA	*N*-(1-氨甲酰基-2,2-二甲基丙基)-1-(5-氟戊基)吲哚-3-甲酰胺
63	A-796260	1-[2-(*N*-吗啉基)乙基]-3-(2,2,3,3-四甲基环丙甲酰基)吲哚
64	AM-1248	1-[(*N*-甲基-2-哌啶基)甲基]-3-(1-金刚烷基甲酰基)吲哚
65	FUB-JWH-018	1-(4-氟苄基)-3-(1-萘甲酰基)吲哚
66	JWH-007	2-甲基-1-戊基-3-(1-萘甲酰基)吲哚
67	JWH-019	1-己基-3-(1-萘甲酰基)吲哚
68	AMB-CHMICA	2-[1-(环己基甲基)吲哚-3-甲酰氨基]-3-甲基丁酸甲酯
69	MEP-FUBICA	2-[1-(4-氟苄基)-1*H*-吲哚-3-甲酰氨基]戊酸甲酯
70	AB-4en-PICA	*N*-(1-氨甲酰基-2-甲基丙基)-1-(4-戊烯基)吲哚-3-甲酰胺
71	A-4en-PICA	*N*-(1-金刚烷基)-1-(4-戊烯基)吲哚-3-甲酰胺
72	5F-MPP-PICA	2-[1-(5-氟戊基)-1*H*-吲哚-3-甲酰氨基]-3-苯丙酸甲酯
73	SDB-006	*N*-苄基-1-戊基-1*H*-吲哚-3-甲酰胺
74	AB-FUBICA	*N*-(1-氨基-3-甲基-1-氧代丁-2-基)-1-(4-氟苄基)-1*H*-吲哚-3-甲酰胺
75	JWH-182	1-戊基-3-(4-丙基-1-萘甲酰基)吲哚
76	JWH-180	1-丙基-3-(4-丙基-1-萘甲酰基)吲哚
77	JWH-251	1-戊基-3-(2-甲基苯乙酰基)吲哚
78	FUB-144	[1-(4-氟苄基)-1*H*-吲哚-3-基](2,2,3,3-四甲基环丙基)甲酮
79	5F-ABICA	*N*-(1-氨甲酰基-2-甲基丙基)-1-(5-氟戊基)吲哚-3-甲酰胺
80	5F-AMB-PICA	2-[1-(5-氟戊基)-1*H*-吲哚-3-甲酰氨基]-3-甲基丁酸甲酯
81	ADB-CHMICA	*N*-(1-氨基-3,3-二甲基-1-氧代丁-2-基)-1-环己基甲基-1*H*-吲哚-3-甲酰胺
82	JWH-201	1-戊基-3-(4-甲氧基苯乙酰基)吲哚
83	5F-MN-24/5F-NNEI	1-(5-氟戊基)-*N*-(萘-1-基)-1*H*-吲哚-3-甲酰胺
84	ADBICA	*N*-(1-氨甲酰基-2,2-二甲基丙基)-1-戊基吲哚-3-甲酰胺
85	AM-1220	1-[(*N*-甲基-2-哌啶基)甲基]-3-(1-萘甲酰基)吲哚
86	AM-2233	1-[(*N*-甲基-2-哌啶基)甲基]-3-(2-碘苯甲酰基)吲哚
87	EAM-2201	1-(5-氟戊基)-3-(4-乙基-1-萘甲酰基)吲哚
88	FUB-PB-22	1-(4-氟苄基)吲哚-3-甲酸-8-喹啉酯
89	JWH-015	2-甲基-1-丙基-3-(1-萘甲酰基)吲哚

续表

序号	英文缩写	中文名
90	RCS-4	1-戊基-3-(4-甲氧基苯甲酰基)吲哚
91	STS-135	*N*-(1-金刚烷基)-1-(5-氟戊基)吲哚-3-甲酰胺
92	5F-CUMYL-PICA	1-(5-氟戊基)-*N*-(2-苯基丙-2-基)-1*H*-吲哚-3-甲酰胺
93	EDMB-CHMICA	2-[1-(环己基甲基)-1*H*-吲哚-3-甲酰氨基]-3,3-二甲基丁酸乙酯
94	JWH-184	1-戊基-3-(4-甲基萘)甲基吲哚
95	JWH-249	1-戊基-3-(2-溴苯乙酰基)吲哚
96	5F-PD-PIMO	[1-(5-氟戊基)-1*H*-吲哚-3-基](吡啶-3-基)甲酮
97	ADB-FUBICA	*N*-(1-氨基-3,3-二甲基-1-氧代丁-2-基)-1-(4-氟苄基)-1*H*-吲哚-3-甲酰胺
98	5F-BEPIRAPIM	(4-苄基哌嗪-1-基)[1-(5-氟戊基)-1*H*-吲哚-3-基]甲酮
99	JWH-193	1-[2-(*N*-吗啉基)乙基]-3-(4-甲基-1-萘甲酰基)吲哚
100	JWH-098	2-甲基-1-戊基-3-(4-甲氧基-1-萘甲酰基)吲哚
101	ADB-FUBIATA/ AD-18/FUB-ACADB	*N*-(1-氨甲酰基-2,2-二甲基丙基)-1-(4-氟苄基)吲哚-3-乙酰胺
102	ADB-PINACA	*N*-(1-氨甲酰基-2,2-二甲基丙基)-1-戊基吲唑-3-甲酰胺
103	PX-2	*N*-(1-氨甲酰基-2-苯基乙基)-1-(5-氟戊基)吲唑-3-甲酰胺
104	4F-AB-BUTINACA	*N*-(1-氨甲酰基-2-甲基丙基)-1-(4-氟丁基)吲唑-3-甲酰胺
105	5Cl-APINACA	*N*-(金刚烷-1-基)-1-(5-氯戊基)-1*H*-吲唑-3-甲酰胺
106	5Cl-AB-PINACA	*N*-(1-氨基-3-甲基-1-氧代丁-2-基)-1-(5-氯戊基)-1*H*-吲唑-3-甲酰胺
107	4CN-MDMB-BUTINACA	2-[1-(4-氰基丁基)吲唑-3-甲酰氨基]-3,3-二甲基丁酸甲酯
108	5Cl-ADB	2-[1-(5-氯戊基)吲唑-3-甲酰氨基]-3,3-二甲基丁酸甲酯
109	4F-CUMYL-BUTINACA	*N*-(1-甲基-1-苯基乙基)-1-(4-氟丁基)吲唑-3-甲酰胺
110	5F-MN-18	1-(5-氟戊基)-N-(萘-1-基)-1*H*-吲唑-3-甲酰胺
111	MN-18	*N*-(萘-1-基)-1-戊基-1*H*-吲唑-3-甲酰胺
112	EDMB-PINACA	2-(1-戊基-1*H*-吲唑-3-甲酰氨基)-3,3-二甲基丁酸乙酯
113	5Cl-CUMYL-PINACA	*N*-(1-甲基-1-苯基乙基)-1-(5-氯戊基)吲唑-3-甲酰胺
114	5F-ADB-PINACA	*N*-(1-氨基-3,3-二甲基-1-氧代丁-2-基)-1-(5-氟戊基)-1*H*-吲唑-3-甲酰胺
115	4CN-AB-BUTINACA	*N*-(1-氨甲酰基-2-甲基丙基)-1-(4-氰基丁基)吲唑-3-甲酰胺
116	5F-AB-PINACA	*N*-(1-氨甲酰基-2-甲基丙基)-1-(5-氟戊基)吲唑-3-甲酰胺
117	CUMYL-THPINACA	*N*-(1-甲基-1-苯基乙基)-1-(4-四氢吡喃基甲基)吲唑-3-甲酰胺
118	FUB-APINACA	1-(4-氟苄基)-*N*-(1-金刚烷基)吲唑-3-甲酰胺
119	5F-CUMYL-P7AICA	1-(5-氟戊基)-*N*-(2-苯基丙-2-基)-1*H*-吡咯[2,3-*b*]吡啶-3-甲酰胺
120	5F-AMP-P7AICA	*N*-(1-氨基-1-氧代丁-2-基)-1-(5-氟戊基)-1*H*-吡咯[2,3-*b*]吡啶-3-甲酰胺
121	AMPPPCA	*N*-(金刚烷-1-基)-4-甲基-1-戊基-5-苯基-1*H*-吡唑-3-甲酰胺
122	5F-AMPPPCA	*N*-(金刚烷-1-基)-1-(5-氟戊基)-4-甲基-5-苯基-1*H*-吡唑-3-甲酰胺

续表

序号	英文缩写	中文名
123	JWH-307	[5-(2-氟苯基)-1-戊基-1*H*-吡咯-3-基](萘-1-基)甲酮
124	JWH-370	1-戊基-2-(2-甲基苯基)-4-(1-萘甲酰基)吡咯
125	5F-QUP7AIC	1-(5-氟戊基)-1*H*-吡咯并[2,3-*b*]吡啶-3-甲酸-8-喹啉酯
126	5F-MDMB-P7AICA	2-[1-(5-氟戊基)-1*H*-吡咯并[2,3-*b*]吡啶-3-甲酰氨基]-3,3-二甲基丁酸甲酯
127	5F-BTP7AIC	1-(5-氟戊基)-1*H*-吡咯并[2,3-*b*]吡啶-3-甲酸(1*H*-苯并[*d*][1,2,3]三唑-1-基)酯
128	CB-13	1-(1-萘甲酰基)-4-戊氧基萘
129	BIM-018	萘-1-基(1-戊基-1*H*-苯并[*d*]咪唑-2-基)甲酮
130	EG-018	萘-1-基(9-戊基-9*H*-咔唑-3-基)甲酮
131	MDMB-CHMCZCA	2-[9-(环己基甲基)-9*H*-咔唑-3-甲酰氨基]-3,3-二甲基丁酸甲酯